第1章	心不全治療薬・昇圧薬	第6章	狭心症治療薬
第2章	抗不整脈薬	第7章	脂質異常症治療薬
第3章	利尿薬	第8章	抗凝固薬
第4章	降圧薬	第9章	抗血小板薬
第5章	血管拡張薬	第10章	血栓溶解薬

処方変更で迷わない！

循環器治療薬 の使い分けと代替薬の選び方

編／澤田康文

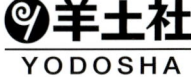

※薬剤名は使用頻度の高いものを中心に掲載しています．

謹告

　本書に記載されている診断法・治療法に関しては，発行時点における最新の情報に基づき，正確を期するよう，執筆者，監修・編者ならびに出版社はそれぞれ最善の努力を払っております．しかし，医学，医療の進歩により，記載された内容が正確かつ完全ではなくなる場合もございます．

　したがって，実際の診断・治療の際，熟知していない医薬品の使用，検査の実施および判読にあたっては，まず医薬品添付文書や機器および試薬の説明書で確認され，また診療技術に関しては十分考慮されたうえで，常に細心の注意を払われるようお願いいたします．

　本書記載の診断法・治療法・医薬品・検査法・疾患への適応などが，その後の医学研究ならびに医療の進歩により本書発行後に変更された場合，その診断法・治療法・医薬品・検査法・疾患への適応などに伴う不測の事故に対して，著者，編者ならびに出版社はその責を負いかねますのでご了承ください．

序

　循環器用薬の使い方をまとめた書籍は多く出版されています．専門医，一般医，研修医，薬剤師，看護師などさまざまな職種向けにレベルを合わせてまとめられており，それぞれには特徴があって有用です．さらに最近は，一般の方向けの本まであります．これらの本は，医薬品適正使用を目標に，医療用医薬品添付文書に準拠した医薬品情報に加え，臨床エビデンス・経験などが基盤となっています．特に医薬品情報においては，警告，特定の疾患や生理的状態に対する禁忌・慎重投与，併用禁忌・注意，副作用のチェックといった「使用上の注意」によって，薬剤の選択や用法用量などがきめ細かく制限されています．しかし，「ではどのように相互作用や副作用を回避したらよいのか？」「用法用量はどのように変更したらよいのか？」「代替薬としては何があるのか？」などの対処法や代替法に関する情報はほとんど記載されていません．そのような要望に可能な限り答えるようにと企図されたのが本書です．

　しかし，今回の執筆陣は医薬品情報の達人の先生方ですが，大変にご苦労されたと思います．というのも，循環器用薬は，ある1つの薬剤を取り上げても，多種類の疾患に適応をもっていますし，また特定の疾患には，多種類の薬剤が使用されます．このようなことから，代替薬や代替法をそれぞれの薬剤，それぞれの疾患で対応するように工夫してまとめ上げることは至難の業といえます．したがって，本書では，対応策に関してエビデンスの不足から代表的な情報に限定せざるを得なかったり，対応不可能とせざるを得なかった場合があります．この点，ご容赦いただきたいと思います．

　各薬剤について，前半部分は，医療用添付文書に準拠した情報をわかりやすくまとめました．後半部分は，本書の特徴である同効薬の種類，他の同効薬と比べた特徴，最適な症例，適さない症例，用法用量の調節，代替薬の選び方と処方変更時のポイント，治療効果がみられなかった患者や副作用が発現した患者への対処法などをまとめました．十分な情報が得られず，まとめることが困難な場合もあります．今後は，新たに見出される医薬品情報を付加していくことによって，さらに有用な本へとブラッシュアップしていくものと考えています．

　以上，編者の意図するところをまとめました．皆様の日々の診療，薬剤業務にいくらかでもお役に立てれば望外の喜びです．

2012年8月

澤田康文

処方変更で迷わない！循環器治療薬の使い分けと代替薬の選び方

CONTENTS

序　文 ...... 澤田康文

第1章　心不全治療薬・昇圧薬
大谷壽一

❶ ジギタリス製剤
- ジゴキシン（ジゴシン®）...... 16
- メチルジゴキシン（ラニラピッド®）...... 20

❷ カテコラミン製剤
- ドパミン塩酸塩（イノバン®）...... 23
- ドブタミン塩酸塩（ドブトレックス®）...... 26
- イソプレナリン塩酸塩（プロタノール®）...... 29
- アドレナリン（エピネフリン）（アドレナリン，ボスミン®）...... 33
- ノルアドレナリン（ノルアドリナリン®）...... 36

❸ カテコラミン系製剤
- ミドドリン塩酸塩（メトリジン®）...... 39
- アメジニウムメチル硫酸塩（リズミック®）...... 42

❹ PDE3阻害薬

- オルプリノン塩酸塩水和物（コアテック®） ……………………………………… 45
- ミルリノン（ミルリーラ®） ……………………………………………………… 49
- ピモベンダン（アカルディ®） …………………………………………………… 52

❺ 血管拡張・利尿薬

- カルペリチド（遺伝子組換え）（ハンプ®） ……………………………………… 55

第2章　抗不整脈薬

本間真人，幸田幸直

❶ Ⅰa群抗不整脈薬（Naチャネル遮断薬）

- ジソピラミド／ジソピラミドリン酸塩（リスモダン®） ………………………… 58
- シベンゾリンコハク酸塩（シベノール®） ……………………………………… 63

❷ Ⅰb群抗不整脈薬（Naチャネル遮断薬）

- アプリンジン塩酸塩（アスペノン®） …………………………………………… 67
- リドカイン（キシロカイン®） …………………………………………………… 71
- メキシレチン塩酸塩（メキシチール®） ………………………………………… 75

❸ Ⅰc群抗不整脈薬（Naチャネル遮断薬）

- フレカイニド酢酸塩（タンボコール®） ………………………………………… 79
- プロパフェノン塩酸塩（プロノン®） …………………………………………… 83
- ピルシカイニド塩酸塩水和物（サンリズム®） ………………………………… 86

❹ Ⅱ群抗不整脈薬（短時間作用型$β_1$選択的遮断薬）

- ランジオロール塩酸塩（オノアクト®） ………………………………………… 90

❺ Ⅲ群抗不整脈薬（Kチャネル遮断薬）

- アミオダロン塩酸塩（アンカロン®） …………………………………………… 94
- ニフェカラント塩酸塩（シンビット®） ………………………………………… 102

CONTENTS

❻ Ⅳ群抗不整脈薬（マルチチャネル遮断薬）

- ベプリジル塩酸塩水和物（ベプリコール®） ……………………………………………… 106
- ベラパミル塩酸塩（ワソラン®） …………………………………………………………… 110

第3章　利尿薬

堀　里子，澤田康文

❶ ループ利尿薬

- フロセミド（ラシックス®，オイテンシン®） …………………………………………… 115
- アゾセミド（ダイアート®） ………………………………………………………………… 120
- トラセミド（ルプラック®） ………………………………………………………………… 123

❷ サイアザイド系利尿薬

- ヒドロクロロチアジド（ニュートライド） ……………………………………………… 126
- トリクロルメチアジド（フルイトラン®） ……………………………………………… 130

❸ サイアザイド系類似（非サイアザイド系）利尿薬

- インダパミド（ナトリックス®，テナキシル®） ………………………………………… 134

❹ K保持性利尿薬

- スピロノラクトン（アルダクトン®） ……………………………………………………… 138

❺ バソプレシン拮抗薬

- トルバプタン（サムスカ®） ………………………………………………………………… 142

第4章　降圧薬

❶ ACE阻害薬

金田亜季子，山本康次郎

- カプトプリル（カプトリル®） ……………………………………………………………… 146

CONTENTS

- エナラプリルマレイン酸塩（レニベース®） ……………………………………………… 151
- リシノプリル水和物（ロンゲス®，ゼストリル®） ……………………………………… 156
- イミダプリル塩酸塩（タナトリル®） ……………………………………………………… 160
- テモカプリル塩酸塩（エースコール®） …………………………………………………… 164
- ペリンドプリルエルブミン（コバシル®） ………………………………………………… 168

❷ ARB
金田亜季子，山本康次郎

ⓐ ARB
- ロサルタンカリウム（ニューロタン®） …………………………………………………… 172
- カンデサルタン シレキセチル（ブロプレス®） ………………………………………… 176
- バルサルタン（ディオバン®） ……………………………………………………………… 180
- テルミサルタン（ミカルディス®） ………………………………………………………… 184
- オルメサルタン メドキソミル（オルメテック®） ……………………………………… 188
- イルベサルタン（イルベタン®，アバプロ®） …………………………………………… 192

ⓑ ARB・利尿薬配合剤
- ロサルタンカリウム・ヒドロクロロチアジド（プレミネント®） …………………… 196

❸ Ca拮抗薬
澤田康文

ⓐ ジヒドロピリジン系
- アムロジピンベシル酸塩（アムロジン®，ノルバスク®） ……………………………… 200
- アゼルニジピン（カルブロック®） ………………………………………………………… 204
- シルニジピン（アテレック®） ……………………………………………………………… 208
- ニフェジピン徐放剤（アダラート®L，アダラート®CR） ……………………………… 211
- ベニジピン塩酸塩（コニール®） …………………………………………………………… 216

ⓑ ベンゾチアゼピン系
- ジルチアゼム塩酸塩（ヘルベッサー®） …………………………………………………… 219

❹ β遮断薬
澤田康文

ⓐ $β_1$選択性 ISA（－）
- アテノロール（テノーミン®） ……………………………………………………………… 225
- ビソプロロールフマル酸塩（メインテート®） …………………………………………… 230
- メトプロロール酒石酸塩（ロプレソール®，セロケン®） ……………………………… 235

ⓑ αβ遮断薬
- アロチノロール塩酸塩（アロチノロール塩酸塩） ……………………………………… 240
- カルベジロール（アーチスト®） …………………………………………………………… 244
- ラベタロール塩酸塩（トランデート®） …………………………………………………… 250

❺ α遮断薬
堀 里子，澤田康文

- ドキサゾシンメシル酸塩（カルデナリン®） ……………………………………………… 254
- プラゾシン塩酸塩（ミニプレス®） ………………………………………………………… 257

❻ その他
大野能之，鈴木洋史

ⓐ レニン阻害薬
- アリスキレンフマル酸塩（ラジレス®） …………………………………………………… 260

ⓑ アルドステロン阻害薬
- エプレレノン（セララ®） …………………………………………………………………… 264

ⓒ 中枢性交感神経抑制薬
- クロニジン塩酸塩（カタプレス®） ………………………………………………………… 267
- グアナベンズ酢酸塩（ワイテンス®） ……………………………………………………… 269
- メチルドパ水和物（アルドメット） ……………………………………………………… 271

ⓓ 血管拡張薬
- ヒドララジン塩酸塩（アプレゾリン®） …………………………………………………… 274

CONTENTS

第5章 血管拡張薬
大野能之，鈴木洋史

❶ プロスタグランジン製剤
- アルプロスタジル（パルクス®，リプル®，プリンク®）……277
- リマプロスト アルファデクス（オパルモン®，プロレナール®）……281
- エポプロステノールナトリウム（フローラン®）……283

❷ エンドセリン受容体拮抗薬
- ボセンタン水和物（トラクリア®）……286

❸ PDE5阻害薬
- シルデナフィルクエン酸塩（レバチオ®）……290

第6章 狭心症治療薬
佐藤宏樹，澤田康文

❶ 硝酸薬
- ニトログリセリン（ニトロペン®，ミオコール®，ミリステープ®，ニトロダーム®，バソレーター®，ミリスロール®）……293
- 硝酸イソソルビド（ニトロール®，フランドル®）……298
- 一硝酸イソソルビド（アイトロール®）……302

❷ その他の冠血管拡張薬
- ジピリダモール（ペルサンチン®，アンギナール®）……305
- ニコランジル（シグマート®）……308

第7章 脂質異常症治療薬
鈴木理恵，鈴木洋史

❶ スタチン（HMG-CoA還元酵素阻害薬）
- プラバスタチンナトリウム（メバロチン®）……312

CONTENTS

- シンバスタチン（リポバス®） ……………………………………………… 316
- フルバスタチンナトリウム（ローコール®） ……………………………… 320
- アトルバスタチンカルシウム（リピトール®） …………………………… 323
- ピタバスタチンカルシウム（リバロ®） …………………………………… 327
- ロスバスタチンカルシウム（クレストール®） …………………………… 330

❷ フィブラート系薬
- ベザフィブラート（ベザトール®，ベザリップ®） ……………………… 333

❸ 陰イオン交換樹脂
- コレスチミド（コレバイン®） ……………………………………………… 336

❹ 多価不飽和脂肪酸
- イコサペント酸エチル（エパデール） …………………………………… 339

❺ 小腸コレステロールトランスポーター阻害薬
- エゼチミブ（ゼチーア®） …………………………………………………… 342

第8章 抗凝固薬
佐藤宏樹，澤田康文

❶ 経口抗凝固薬
- ワルファリンカリウム（ワーファリン） ………………………………… 345

❷ ヘパリン
- ヘパリンナトリウム（ノボ・ヘパリン，ヘパリンナトリウム） ……… 349

❸ 抗トロンビン薬
- ダビガトランエテキシラートメタンスルホン酸塩（プラザキサ®） … 353

❹ 第Ⅹa因子阻害薬

- リバーロキサバン（イグザレルト®）……………………………………………………357

第9章 抗血小板薬
三木晶子，澤田康文

- チクロピジン塩酸塩（パナルジン®）……………………………………………………361
- クロピドグレル硫酸塩（プラビックス®）………………………………………………366
- シロスタゾール（プレタール®）…………………………………………………………370
- ベラプロストナトリウム徐放錠（ケアロード®，ベラサス®）………………………374
- ベラプロストナトリウム錠（ドルナー®，プロサイリン®）…………………………377
- サルポグレラート塩酸塩（アンプラーグ®）……………………………………………380
- アスピリン（バイアスピリン®，バファリン）…………………………………………383

第10章 血栓溶解薬
三木晶子，澤田康文

- ウロキナーゼ（6万単位）（ウロキナーゼ，ウロナーゼ）……………………………389
- ウロキナーゼ（12万単位・24万単位）（ウロキナーゼ，ウロナーゼ）……………393
- アルテプラーゼ（遺伝子組換え）（アクチバシン®，グルトパ®）…………………396
- モンテプラーゼ（遺伝子組換え）（クリアクター®）…………………………………401

■ 索引

医薬品索引（医薬品名，医薬品分類名）………………………………………………………404

事項索引（疾患名，重要語）……………………………………………………………………412

本書の利用にあたって

- 本書では，循環器治療薬のうち代表的な102種について，薬剤ごとに特徴や類似薬との使い分け方・代替薬の選び方を解説しています．
- 各薬剤の解説は，「薬剤基本情報」と「使い分け・処方変更のポイント」から構成されています．

薬剤基本情報

効能効果・用法用量・副作用・他薬との相互作用などを簡潔にまとめています．各薬剤の基本的性質を知りたいときにご覧ください．

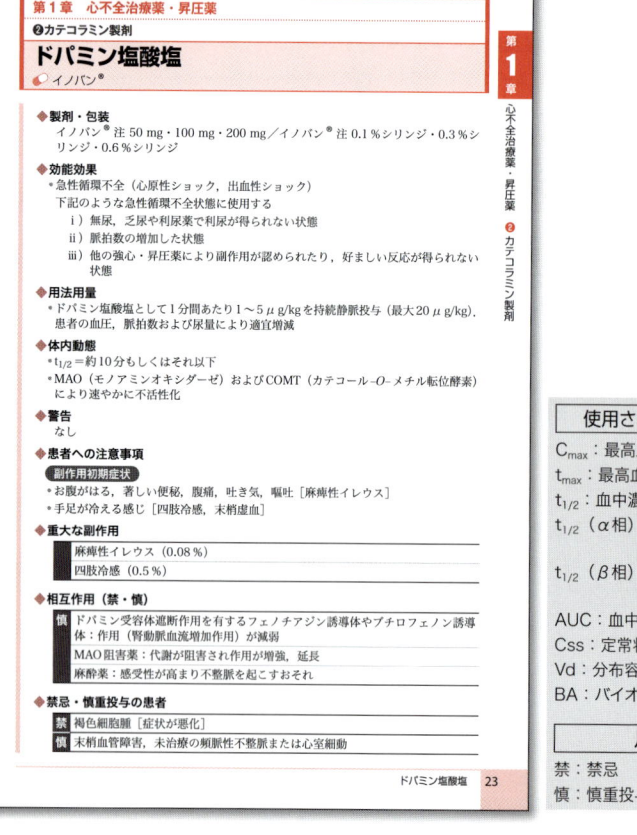

使用されている略語

C_{max}：最高血中濃度
t_{max}：最高血中濃度到達時間
$t_{1/2}$：血中濃度半減期
$t_{1/2}(α相)$：α相の血中濃度半減期
$t_{1/2}(β相)$：β相の血中濃度半減期
AUC：血中濃度曲線下面積
Css：定常状態血中濃度
Vd：分布容積
BA：バイオアベイラビリティー

凡例

禁：禁忌
慎：慎重投与

使い分け・処方変更のポイント

類似薬との違いや代替薬の選び方を解説しています．
各薬剤の特徴を知りたいとき，薬剤選択や処方変更に迷ったときにご覧ください．

使い分け・処方変更のポイント

同効薬
- ドブタミン塩酸塩*（ドブトレックス®）
- イソプレナリン塩酸塩（プロタノール®）
- アドレナリン*（エピネフリン）（ボスミン®，アドレナリン）
- ノルアドレナリン*（ノルアドレナリン®）　　　（＊：本書に該当項目あり）

他の同効薬と比べた本薬の特徴は？
- ドブタミンやイソプレナリンとは異なり，内因性のカテコラミン（ノルアドレナリンの前駆物質）である．
- **低用量**（2〜3μg/kg/分以下で）用による**利尿作用**を呈する．こ濾過量を増加するとともに，腎
- **中等度の用量**（2〜10μg/kg/刺激作用，ノルアドレナリン放ただし，ドブタミンと比較して程度からはα₁受容体刺激作用
- **高用量**（10〜20μg/kg/分）管抵抗が増大する．

こんな症例に最適！[1, 2]
- 一般にカテコラミン製剤は，収血や低灌流がありCI（心係数量の補正にも抵抗性の場合に使ン製剤の第一選択薬．
- ドブミンは，血圧の維持が必られる．特に収縮期血圧が70改善がみられない場合には，される．
- 低〜中等量のドブミンは，特にして適する．
- **必要なときはできる限り速やかすべき薬剤である（短時間の血**

剤であるドブタミンにおいて，長期的予後を悪化させるリスクが示されている）．

本薬が適さない症例と対策（用法用量の調節，代替薬の選び方と処方変更時のポイント）

■ 収縮期血圧が高い
- 収縮期血圧が100 mmHg以上であれば，カテコラミン製剤の投与は原則として適当ではなく，利尿薬や，ニトログリセリン，ニトロプルシドなどの血管拡張薬を使用する．
- 収縮期血圧が90〜100 mmHgで強心作用を必要とする場合は，ドブタミンやPDE阻害薬などを使用する．

■ 末梢血管障害
- 血圧を十分に観察しながら投与するか，可能であれば末梢血管収縮作用が弱いドブタミンを選択．

■ 未治療の頻脈性不整脈または心室細動
- 不整脈の治療（抗不整脈薬の投与など）を行う．
- 心拍数や心電図を観察しながら投与．また，可能であれば，用量を減量するか，用量によっては，ドブタミンの使用を考慮．

治療効果がみられなかった患者には？
- 単独では症状の改善がみられない場合には，ノルアドレナリン（0.03〜0.3μg/kg/分）の併用を考慮．
- 長時間投与すると耐性がみられることがある．この場合は，必要に応じて増量．

副作用が発現した患者には？
- 不整脈が発現した場合には，投与を中止するか，抗不整脈薬を投与．
- 血管収縮に伴う副作用（四肢冷感，末梢虚血）が生じた場合で，副作用が遷延するなど，必要な場合にはα遮断薬を投与．

◆ 文 献
1) Dickstein, K., et al.：Eur Heart J, 29：2388-2442, 2008
2) 循環器病の診断と治療に関するガイドライン，急性心不全治療ガイドライン（2006年改訂版）<http://www.j-circ.or.jp/guideline/pdf/JCS2006_maruyama_h.pdf>

［大谷壽一］

執筆者一覧

■ 編　集

澤田康文　　（東京大学大学院薬学系研究科医薬品情報学講座）

■ 執筆者（掲載順）

大谷壽一　　（慶應義塾大学薬学部臨床薬学講座）

本間真人　　（筑波大学附属病院薬剤部）

幸田幸直　　（筑波大学附属病院薬剤部）

堀　里子　　（東京大学大学院情報学環/薬学系研究科医薬品情報学講座）

澤田康文　　（東京大学大学院薬学系研究科医薬品情報学講座）

金田亜季子　（群馬大学医学部附属病院薬剤部）

山本康次郎　（群馬大学医学部附属病院薬剤部）

大野能之　　（東京大学医学部附属病院薬剤部）

鈴木洋史　　（東京大学医学部附属病院薬剤部）

佐藤宏樹　　（東京大学大学院薬学系研究科医薬品情報学講座）

鈴木理恵　　（東京大学医学部附属病院薬剤部）

三木晶子　　（東京大学大学院薬学系研究科医薬品情報学講座）

処方変更で迷わない!
循環器治療薬
の使い分けと代替薬の選び方

第1章 心不全治療薬・昇圧薬

❶ジギタリス製剤

ジゴキシン

◯ ジゴシン®

◆製剤・包装
ジゴシン®錠 0.125 mg・0.25 mg／ジゴシン®散 0.1％／ジゴシン®エリキシル 0.05 mg/mL／ジゴシン®注 0.25 mg

◆効能効果
- 次の疾患に基づくうっ血性心不全（肺水腫，心臓喘息等を含む）
    先天性心疾患，弁膜疾患，高血圧症，虚血性心疾患，肺性心，その他の心疾患，腎疾患，甲状腺機能亢進症ならびに低下症等
- 心房細動・粗動による頻脈
- 発作性上室性頻拍
- 次の際における心不全および各種頻脈の予防と治療
    手術，急性熱性疾患，出産，ショック，急性中毒

◆用法用量
【経口投与】
［成人］
- 急速飽和（飽和量：1.0～4.0 mg）：初回 0.5～1.0 mg，以後 0.5 mg を 6～8時間ごと
- 維持療法：1日 0.25～0.5 mg

［小児］
- 急速飽和：1日 0.06～0.08 mg/kg（2歳以下）または 0.04～0.06 mg/kg（2歳以上）を 3～4回に分割投与
- 維持療法：飽和量の 1/5～1/3 量

【注射】
［成人］
- 急速飽和（飽和量：1.0～2.0 mg）：1回 0.25～0.5 mg を 2～4時間ごとに静注
- 維持療法：1日 0.25 mg を静注

［小児］
- 急速飽和：以下の1日量を 3～4回に分割，静注または筋注
    新生児，未熟児：0.03～0.05 mg/kg/日
    2歳以下：0.04～0.06 mg/kg/日
    2歳以上：0.02～0.04 mg/kg/日
- 維持療法：飽和量の 1/10～1/5 量を静注または筋注

◆体内動態
- 内服：$t_{1/2}$ ＝ 35～48時間（腎障害で延長），t_{max}（錠）＝ 1.6時間，t_{max}（散）＝ 0.75時間，t_{max}（エリキシル）＝ 0.56時間
- 消失は主として腎排泄だが，20～30％は代謝を受ける
- P糖蛋白質の基質である
- 心筋組織に高濃度に分布し（血漿中濃度の 20～50倍），骨格筋にも比較的高濃度で

分布
- 分布容積は9.51 L/kgと大きく,透析で除去されにくい

◆ **警告**
なし

◆ **患者への注意事項**

副作用初期症状
- めまい,動悸,胸の痛みや不快感,意識消失,失神など [不整脈,重篤な房室ブロック,心室性頻拍症,心房細動]

生活との関係,食・OTCとの相互作用
- CaやビタミンDを含むOTC薬や健康食品と併用すると,血中Ca値が上昇し,ジギタリス中毒のリスクが高まる可能性がある
- セイヨウオトギリソウ含有健康食品の併用により,血中濃度低下のおそれ

◆ **重大な副作用**

ジギタリス中毒(高度の徐脈,二段脈,多源性心室性期外収縮,発作性心房性頻拍等の不整脈,重篤な房室ブロック,心室性頻拍症,心室細動)

◆ **相互作用(禁・慎)**

原則禁	Ca注射剤:ジゴキシン中毒
	スキサメトニウム:不整脈
慎	一部の抗生物質や抗不整脈薬,スピロノラクトン,シクロスポリンなど:本薬の血中濃度上昇
	K排泄型利尿薬や副腎皮質ホルモンなどの低K血症を引き起こすおそれのある薬物,Ca経口剤やビタミンD製剤などの血中Ca濃度を上昇させるおそれのある薬物:電解質異常により副作用が増強
	抗不整脈薬やβ遮断薬など:薬力学的相互作用による徐脈

◆ **禁忌・慎重投与の患者**

禁	房室/洞房ブロック,ジギタリス中毒,閉塞性心筋疾患,ジギタリス製剤過敏症
慎	急性心筋梗塞,心室性期外収縮,心膜炎,肺心,WPW症候群,電解質異常,腎疾患,血液透析,甲状腺機能低下/亢進症,高齢者

使い分け・処方変更のポイント

同効薬

▶ ジギタリス製剤:メチルジゴキシン*(ラニラピッド®)

▶ PDE3阻害薬:オルプリノン塩酸塩水和物*(コアテック®),ミルリノン*(ミルリーラ®),ピモベンダン*(アカルディ®)

▶ 血管拡張・利尿薬:カルペリチド*(ハンプ®)　　(*:本書に該当項目あり)

他の同効薬と比べた本薬の特徴は?

- Na^+/K^+-ATPaseを阻害することにより、心室筋細胞内のCa濃度を高め、心筋の収縮力を上昇させる。
- **副交感神経刺激**(ムスカリン性アセチルコリン受容体刺激)作用を有し、徐脈、刺激伝導抑制をもたらす。
- **慢性心不全**、**急性心不全**いずれにも適応を有する。
- 注射剤、錠剤、散剤、エリキシル剤などさまざまな剤形が使用可能。
- 主に腎臓から排泄されるため、腎障害患者や高齢者では消失が遅延し、血中濃度が上昇しやすい。
- 血中濃度測定により投与量を調節すること〔血中濃度モニタリング(TDM)〕が望ましい薬物である。
- 特徴的な副作用として、**消化器障害**(悪心嘔吐)や**視覚異常**がある。
- 電解質異常(特に低K血症、高Ca血症)は、副作用のリスクを高める。

こんな症例に最適!

- 副交感神経刺激作用を有することから、**心房細動を伴う左室駆出率(LVEF)40%以下の慢性心不全患者**に対して第一選択薬となる。
- 洞調律の(心房細動を有しない)LVEFが40%以下の慢性心不全患者に対しても、利尿薬・ACE阻害薬との併用により、(死亡率こそ低下させないものの)入院率を低下させることから、積極的に使用できると考えられている。
- 心房細動を伴う急性心不全患者に対しても適していると考えられる。

本薬が適さない症例と対策 (用法用量の調節, 代替薬の選び方と処方変更時のポイント)

■ 房室ブロックや洞房ブロック、洞不全症候群などの上室性不整脈
- ジギタリス製剤やβ遮断薬は投与不可。慢性心不全においては、ACE阻害薬(またはARB)と利尿薬による治療が基本となる。急性心不全においては、病態に応じて他の種類の強心薬、血管拡張薬、利尿薬などを用いる。

■ 低K血症、高Ca血症
- 低K血症に対しては、K保持性利尿薬やK製剤の投与などを行う。高Ca血症に関しては、その原因を同定し処処。

■ 急性心筋梗塞による急性心不全
- ドブタミンなどの他の強心薬を選択。可能であれば、基礎疾患の治療(血栓溶解

療法，経皮的冠動脈形成術）を実施．

治療効果がみられなかった患者には？

▶ TDMを行い，治療濃度域（従来は0.8～2.0 ng/mL程度が推奨されていたが，近年では0.5～1.0 ng/mL程度が推奨されている）を参考に投与量を増減．

副作用が発現した患者には？

▶ ジギタリス中毒（不整脈など）がみられた場合は，直ちにいったん投与を中止し，血中濃度の測定，電解質の測定などを行う．また，消化器症状や視覚障害がみられた場合も，速やかに血中濃度の測定，電解質の測定などを行い，投与をいったん中止するか，減量する．

▶ 血中濃度の測定結果と治療効果をもとに投与量を調節し，電解質補正を行う．

◆ 文 献

1) Dickstein, K., et al.：Eur Heart J, 29：2388-2442, 2008
2) The digitalis investigation group：New Engl J Med, 336：525-533, 1997

［大谷壽一］

第1章　心不全治療薬・昇圧薬

❶ジギタリス製剤

メチルジゴキシン

🔹 ラニラピッド®

◆ 製剤・包装
ラニラピッド®錠 0.05 mg・0.1 mg

◆ 効能効果
- 次の疾患に基づくうっ血性心不全
    先天性心疾患，弁膜疾患，高血圧症，虚血性心疾患（心筋梗塞，狭心症など）
- 心房細動・粗動による頻脈，発作性上室性頻拍

◆ 用法用量
- 急速飽和（飽和量：0.6〜1.8 mg）：初回 0.2〜0.3 mg，以後，0.2 mg を1日3回
- 維持療法：1日 0.1〜0.2 mg

◆ 体内動態
- $t_{max} = 0.5〜1$ 時間，$t_{1/2} = 40〜60$ 時間
- 消化管吸収は良好でほぼ100％である．
- 一部はCYP3Aを介してジゴキシンに代謝される．尿中に未変化体と代謝物（ジゴキシン）の両方がおおむね同量排泄されるほか，投与量の30〜40％は糞中にも排泄される

◆ 警告
なし

◆ 患者への注意事項

副作用初期症状
- めまい，動悸，胸の痛みや不快感，意識消失，失神など［不整脈，重篤な房室ブロック，心室性頻拍症，心房細動］

生活との関係，食・OTCとの相互作用
- CaやビタミンDを含むOTC薬や健康食品と併用すると，血中Ca値が上昇し，ジギタリス中毒のリスクが高まる可能性がある
- セイヨウオトギリソウ含有健康食品の併用により，血中濃度低下のおそれ

◆ 重大な副作用

> ジギタリス中毒（高度の徐脈，二段脈，多源性心室性期外収縮，発作性心房性頻拍等の不整脈，重篤な房室ブロック，心室性頻拍症，心室細動）

◆ 相互作用（禁・慎）

原則禁	Ca注射剤：ジゴキシン中毒
	スキサメトニウム：不整脈
慎	一部の抗生物質や抗不整脈薬，スピロノラクトン，シクロスポリンなど：本薬の血中濃度上昇

	K排泄型利尿薬や副腎皮質ホルモンなどの低K血症を引き起こすおそれのある薬物，Ca経口剤やビタミンD製剤などの血中Ca濃度を上昇させるおそれのある薬物：電解質異常により副作用が増強
	抗不整脈薬やβ遮断薬など：薬力学的相互作用による徐脈

◆ **禁忌・慎重投与の患者**

禁	房室/洞房ブロック，ジギタリス中毒，閉塞性心筋疾患，ジギタリス製剤過敏症
慎	急性心筋梗塞，心室性期外収縮，心膜炎，肺性心，WPW症候群，電解質異常，腎疾患，血液透析，甲状腺機能低下/亢進症，高齢者

使い分け・処方変更のポイント

同効薬

- ジギタリス製剤：ジゴキシン*（ジゴシン®）
- PDE3阻害薬：オルプリノン塩酸塩水和物*（コアテック®），ミルリノン*（ミルリーラ®），ピモベンダン*（アカルディ®）
- 血管拡張・利尿薬：カルペリチド*（ハンプ®） （＊：本書に該当項目あり）

他の同効薬と比べた本薬の特徴は？

- Na^+/K^+-ATPaseを阻害することにより，心室筋細胞内のCa濃度を高め，心筋の収縮力を上昇させる．
- 副交感神経刺激（ムスカリン性アセチルコリン受容体刺激）作用を有し，徐脈，刺激伝導抑制をもたらす．
- ジゴキシンとほぼ同様の薬理活性を示すとともに，一部がCYP3Aを介した代謝を受け，ジゴキシンに変換される．
- ジゴキシン同様，血中濃度測定により投与量を調節すること〔血中濃度モニタリング（TDM）〕が望ましい薬物である．一般には，免疫化学的測定法により代謝物のジゴキシンも含めた濃度として測定される．
- 腎障害患者では軽度腎障害（CCrが50 mL/分/1.48 m^2以上）であれば投与量を調整する必要はないが，腎障害が進んだ場合は減量が必要とされる[1]．
- 臨床的に使用されている量はジゴキシンと比較して少なく，エビデンスは少ない．

こんな症例に最適！

- ジゴキシン同様，心房細動を伴う慢性心不全患者に対して適する．

メチルジゴキシン

本薬が適さない症例と対策（用法用量の調節，代替薬の選び方と処方変更時のポイント）

■ 房室ブロックや洞房ブロック，洞不全症候群などの上室性不整脈
- ジギタリス製剤やβ遮断薬は投与不可．ACE阻害薬（またはARB）と利尿薬による治療が基本となる．

■ 低K血症，高Ca血症
- 低K血症に対しては，K保持性利尿薬やK製剤の投与などを行う．高Ca血症に関しては，その原因を同定し対処する．

治療効果がみられなかった患者には？

- TDMを行い，治療濃度域（0.6〜1.2 ng/mL程度）を参考に投与量を増減．

副作用が発現した患者には？

- ジギタリス中毒（不整脈など）がみられた場合は，直ちにいったん投与を中止し，血中濃度の測定，電解質の測定などを行う．また，消化器症状や視覚障害がみられた場合も，速やかに血中濃度の測定，電解質の測定などを行い，投与をいったん中止するか，減量する．
- 血中濃度の測定結果と治療効果をもとに投与量を調節し，電解質補正を行う．

◆ 文 献
1) Tsutsumi, K., et al.：J Clin Pharmacol, 33：154-160, 1993

［大谷壽一］

第1章 心不全治療薬・昇圧薬

❷カテコラミン製剤

ドパミン塩酸塩

💊 イノバン®

◆製剤・包装
イノバン®注 50 mg・100 mg・200 mg／イノバン®注 0.1％シリンジ・0.3％シリンジ・0.6％シリンジ

◆効能効果
- 急性循環不全（心原性ショック，出血性ショック）
  下記のような急性循環不全状態に使用する
  ⅰ）無尿，乏尿や利尿薬で利尿が得られない状態
  ⅱ）脈拍数の増加した状態
  ⅲ）他の強心・昇圧薬により副作用が認められたり，好ましい反応が得られない状態

◆用法用量
- ドパミン塩酸塩として1分間あたり1〜5 μg/kgを持続静脈投与（最大20 μg/kg），患者の血圧，脈拍数および尿量により適宜増減

◆体内動態
- $t_{1/2}$＝約10分もしくはそれ以下
- MAO（モノアミンオキシダーゼ）およびCOMT（カテコール-O-メチル転位酵素）により速やかに不活性化

◆警告
なし

◆患者への注意事項

副作用初期症状
- お腹がはる，著しい便秘，腹痛，吐き気，嘔吐［麻痺性イレウス］
- 手足が冷える感じ［四肢冷感，末梢虚血］

◆重大な副作用

麻痺性イレウス（0.08％）
四肢冷感（0.5％）

◆相互作用（禁・慎）

慎	ドパミン受容体遮断作用を有するフェノチアジン誘導体やブチロフェノン誘導体：作用（腎動脈血流増加作用）が減弱
	MAO阻害薬：代謝が阻害され作用が増強，延長
	麻酔薬：感受性が高まり不整脈を起こすおそれ

◆禁忌・慎重投与の患者

禁	褐色細胞腫［症状が悪化］
慎	末梢血管障害，未治療の頻脈性不整脈または心室細動

使い分け・処方変更のポイント

同効薬

- ▶ ドブタミン塩酸塩*（ドブトレックス®）
- ▶ イソプレナリン塩酸塩（プロタノール®）
- ▶ アドレナリン*（エピネフリン）（ボスミン®，アドレナリン）
- ▶ ノルアドレナリン*（ノルアドリナリン®）　　　　　　（＊：本書に該当項目あり）

他の同効薬と比べた本薬の特徴は？

- ▶ ドブタミンやイソプレナリンとは異なり，内因性のカテコラミン（ノルアドレナリンの前駆物質）である．

- ▶ **低用量**（2〜3μg/kg/分以下）では，主にドパミン受容体（D_1受容体）刺激作用による**利尿作用**を呈する．これは，腎動脈を拡張し，有効腎血漿流量と糸球体濾過量を増加するとともに，腎尿細管へも直接作用するためと考えられている．

- ▶ **中等度の用量**（2〜10μg/kg/分）では，D_1受容体刺激作用に加えて$β_1$受容体刺激作用，ノルアドレナリン放出により，**陽性変力作用，陽性変時作用**を呈する．ただし，ドブタミンと比較して，心収縮力増加作用は弱い．また，5μg/kg/分程度からは$α_1$受容体刺激作用による血管収縮がみられる．

- ▶ **高用量**（10〜20μg/kg/分）では$α_1$受容体刺激作用が優位となり，血圧，血管抵抗が増大する．

こんな症例に最適！[1, 2]

- ▶ 一般にカテコラミン製剤は，収縮期血圧が低い（90 mmHg未満），あるいはうっ血や低灌流がありCI（心係数）が低下した患者に用いられる．特に，循環血液量の補正にも抵抗性の場合に使用．ドパミンは，**ドブタミンと並んでカテコラミン製剤の第一選択薬**．

- ▶ ドパミンは，血圧の維持が必要な，**収縮期血圧が90 mmHg未満の場合**に用いられる．特に収縮期血圧が70 mmHg未満の場合や，ドパミン単独では症状の改善がみられない場合には，ノルアドレナリン（0.03〜0.3μg/kg/分）が併用される．

- ▶ 低〜中等量のドパミンは，特に血圧が低く，利尿の悪いうっ血性の循環不全に対して適する．

- ▶ **必要なときはできる限り速やかに投与を開始し，症状が改善したら速やかに中止**すべき薬剤である（短期的な血行動態の改善には有効だが，同じカテコラミン製

剤であるドブタミンにおいて，長期的予後を悪化させるリスクが示されている）．

本薬が適さない症例と対策（用法用量の調節，代替薬の選び方と処方変更時のポイント）

■ 収縮期血圧が高い
- 収縮期血圧が100 mmHg以上であれば，カテコラミン製剤の投与は原則として適当ではなく，利尿薬や，ニトログリセリン，ニトロプルシドなどの血管拡張薬を使用する．
- 収縮期血圧が90〜100 mmHgで強心作用を必要とする場合は，ドブタミンやPDE阻害薬などを使用する．

■ 末梢血管障害
- 血圧を十分に観察しながら投与するか，可能であれば末梢血管収縮作用が弱いドブタミンを選択．

■ 未治療の頻脈性不整脈または心室細動
- 不整脈の治療（抗不整脈薬の投与など）を行う．
- 心拍数や心電図を観察しながら投与．また，可能であれば，用量を減量するか，用量によっては，ドブタミンの使用を考慮．

治療効果がみられなかった患者には？

- 単独では症状の改善がみられない場合には，ノルアドレナリン（0.03〜0.3μg/kg/分）の併用を考慮．
- 長時間投与すると耐性がみられることがある．この場合は，必要に応じて増量．

副作用が発現した患者には？

- 不整脈が発現した場合には，投与を中止するか，抗不整脈薬を投与．
- 血管収縮に伴う副作用（四肢冷感，末梢虚血）が生じた場合で，副作用が遷延するなど，必要な場合にはα遮断薬を投与．

◆ 文　献
1) Dickstein, K., et al.: Eur Heart J, 29: 2388-2442, 2008
2) 循環器病の診断と治療に関するガイドライン．急性心不全治療ガイドライン（2006年改訂版）<http://www.j-circ.or.jp/guideline/pdf/JCS2006_maruyama_h.pdf>

［大谷壽一］

第1章 心不全治療薬・昇圧薬

❷カテコラミン製剤

ドブタミン塩酸塩

- ドブトレックス®

◆製剤・包装
ドブトレックス®注射液 100 mg／ドブトレックス®キット点滴静注用 200 mg・600 mg

◆効能効果
- 急性循環不全における心収縮力増強

◆用法用量
- 通常 1〜5 μg/kg/分を点滴静注．病態に応じて適宜増減可（20 μg/kg/分まで）
- ドブトレックス®注射液 100 mg は，用時 5％ブドウ糖注射液または「日局」生理食塩液で希釈

◆体内動態
- $t_{1/2} = 3〜4$ 分
- COMT（カテコール-O-メチル転位酵素）により速やかに 3-O-メチルドブタミンに不活性化

◆警告
なし

◆患者への注意事項

> 副作用初期症状

- めまい，動悸，胸が痛む，胸部の不快感［不整脈（頻脈，期外収縮等）］

◆重大な副作用
なし

◆相互作用（禁・慎）

| 慎 | β遮断薬：効果が減弱，またはα受容体刺激作用が優位となり末梢血管抵抗の上昇 |

◆禁忌・慎重投与の患者

禁	肥大型閉塞性心筋症［症状が悪化］
慎	［ドブトレックス®注射液］重篤な冠動脈疾患，心房細動，高血圧症
慎	［ドブトレックス®キット点滴静注用］前記および境界型糖尿病，糖尿病

使い分け・処方変更のポイント

> 同効薬

▶ ドパミン塩酸塩*（イノバン®）

▶ イソプレナリン塩酸塩*（プロタノール®）

- アドレナリン*（エピネフリン）（ボスミン®，アドレナリン）
- ノルアドレナリン*（ノルアドリナリン®）　　　（＊：本書に該当項目あり）

他の同効薬と比べた本薬の特徴は？

- ドパミンなどと異なり，合成カテコラミン製剤．
- $β_1$受容体に対する選択性が高く，**用量依存的な陽性変力作用と陽性変時作用**（心拍数増加作用）を示すが，$α_1$受容体および$β_2$受容体に対する刺激作用も有する．
- **5μg/kg/分以下**では，$β_2$受容体刺激を介した軽度の血管拡張作用による全身末梢血管抵抗低下と肺毛細管圧の低下をもたらす．
- **10μg/kg/分以下**では心拍数の上昇も軽度であり，心筋酸素消費量の増加は少なく，**虚血性心疾患にも使用しやすい**．
- ドパミンと比較して**心収縮力増加作用が強い**一方で，血管収縮作用や心拍数増加作用が弱く，**直接利尿作用を示さない**．
- ドパミンと比較して，肺動脈拡張期圧，肺毛細管圧の低下作用が強いため，**肺うっ血の軽減に有効**である．
- 血圧維持や利尿作用が不十分な場合には，ドパミンまたはノルアドレナリンを併用．中等量のドブタミンと低用量のドパミンはしばしば併用される．

こんな症例に最適！[1, 2)]

- 一般にカテコラミン製剤は，収縮期血圧が低い（90 mmHg未満），あるいはうっ血や低灌流がありCI（心係数）が低下した患者に用いられる．特に，循環血液量の補正にも抵抗性の場合に使用．ドブタミンは，**ドパミンと並んでカテコラミン製剤の第一選択薬**．
- ドブタミンは，特に，**肺うっ血がある場合や，収縮期血圧が90 mmHg以上あるものの血圧低下が危惧される症例**などに適する．
- 急性心筋梗塞などの虚血性心疾患におけるポンプ機能の低下に対しても適する．
- **必要なときはできる限り速やかに投与を開始し，症状が改善したら速やかに中止**すべき薬剤である（短期的な血行動態の改善には有効だが，長期的には予後を悪化させるリスクがある）．

本薬が適さない症例と対策 （用法用量の調節，代替薬の選び方と処方変更時のポイント）[1, 2]

■ 過度の血圧低下を伴う急性循環不全
▶ ドパミン（高用量）またはドパミン（高用量）とノルアドレナリンの併用など，末梢血管収縮作用を有する薬剤を投与．

■ β遮断薬の投与を受けている（または最近投与を受けていた）患者
▶ β受容体を介さずに強心作用を示すPDE3阻害薬（ミルリノン）などを考慮．

■ 心房細動
▶ ジゴキシンの使用・併用を考慮．

■ 高血圧症
▶ 血圧を十分に観察しながら投与．

▶ 現に血圧が高い場合（収縮期血圧が 100 mmHg 以上）には，カテコラミン製剤の投与は適当ではなく，ニトログリセリンやニトロプルシドなどの血管拡張薬を使用．

治療効果がみられなかった患者には？

▶ 72時間以上投与すると耐性がみられることがある．必要に応じて増量．

副作用が発現した患者には？

▶ 副作用として過度の心拍数増加・収縮期血圧上昇があらわれた場合には，減量などの対応を取る（半減期が短いため，通常は減量または中止により回復するが，回復がみられない場合には短時間型α遮断薬，プロプラノロール，リドカインなどの投与も考慮する）．

◆ 文 献
1) Dickstein, K., et al. : Eur Heart J, 29 : 2388-2442, 2008
2) 循環器病の診断と治療に関するガイドライン．急性心不全治療ガイドライン（2006年改訂版）<http://www.j-circ.or.jp/guideline/pdf/JCS2006_maruyama_h.pdf>
3) O'Connr, C. M., et al. : Am Heart J, 138 : 78-86, 1999

［大谷壽一］

❷カテコラミン製剤

イソプレナリン塩酸塩

💊 プロタノール®

◆ 製剤・包装
プロタノール®L注 0.2 mg・1 mg／プロタノール®S錠 15 mg

◆ 効能効果
【錠】
- 各種の高度の徐脈，殊にアダムス・ストークス症候群における発作防止

【注射】
- アダムス・ストークス症候群（徐脈型）の発作時（高度の徐脈，心停止を含む），あるいは発作反復時
- 心筋梗塞や細菌内毒素等による急性心不全
- 手術後の低心拍出量症候群
- 気管支喘息の重症発作時

◆ 用法用量
【錠】
- dl-イソプレナリン塩酸塩として，通常成人1回15 mg（1錠）を1日3〜4回経口投与（年齢，症状により投与回数を適宜増減）

【点滴静注】
- l-イソプレナリン塩酸塩として0.2〜1.0 mgを等張溶液200〜500 mLに溶解し，心拍数または心電図をモニターしながら注入．徐脈型アダムス・ストークス症候群においては，心拍数を原則として毎分50〜60に保つ

【緊急時】
- 急速な効果発現を必要とするときには，l-イソプレナリン塩酸塩として0.2 mgを等張溶液20 mLに溶解し，その2〜20 mLを静脈内（徐々に），筋肉内または皮下注射．心臓がまさに停止せんとするときには，l-イソプレナリン塩酸塩として0.02〜0.2 mgを心内に与えてもよい（症状により適宜増量）

◆ 体内動態
- 一部は肝，肺，その他臓器においてCOMT（カテコール-O-メチル転位酵素）によって代謝され，さらに硫酸抱合を受けて不活性化される
- 経口投与時には，硫酸抱合酵素（SULT）による初回通過代謝を受ける
- MAO（モノアミンオキシダーゼ）によってはあまり分解されない
- アドレナリン（エピネフリン）やノルアドレナリンと違ってニューロンに取り込まれることも少ない
- 錠：t_{max}，$t_{1/2}$ 不明
- 注：$t_{1/2}=1〜3$ 分

◆ 警告
なし

◆患者への注意事項

副作用初期症状

- 手足に力が入らない，しびれる，むくみ，尿が多い，口が渇く，眠くなる，意識が遠くなる［重篤な血清K値の低下］
- 胸が痛い［心筋虚血］（注射）

製剤・包装の問題

【錠】
- 徐放性製剤なので噛まずに服用
- マトリックス基剤が糞便中に錠剤の形として認められることがあるが，有効成分は放出されている

◆重大な副作用

重篤な血清K値の低下
（注射のみ）心筋虚血（異型狭心症，非Q波梗塞等）

◆相互作用（禁・慎）

禁	カテコラミン（アドレナリン等），エフェドリン，メチルエフェドリン，メチルエフェドリンサッカリネート，オルシプレナリン，フェノテロール，ドロキシドパ：交感神経興奮作用が増強され，重篤ないしは致死的な不整脈を起こしたり，心停止を起こすおそれ
慎	他のβ刺激薬：相加的な交感神経興奮
	キサンチン誘導体（テオフィリン，アミノフィリン）：心刺激作用などにより，循環器系の副作用や低K血症
	ステロイド，利尿薬：低K血症の相加的な増強
	強心配糖体：不整脈のリスクが増大．また，低K血症は強心配糖体によるジギタリス中毒を増強
	アセチルコリン：拮抗的に作用するため，互いに作用を弱め合う
	マオウ：交感神経刺激作用が相加的にあらわれ，不眠，動悸，頻脈などの副作用が増強

◆禁忌・慎重投与の患者

禁	特発性肥大性大動脈弁下狭窄症［症状が悪化］
	ジギタリス中毒［重篤な不整脈］
慎	冠動脈疾患，甲状腺機能亢進症，高血圧，うっ血性心不全，糖尿病，高齢者（少量から投与），妊婦・産婦・授乳婦（有益性が上回る場合のみ）

使い分け・処方変更のポイント

同効薬

▶ ドパミン塩酸塩＊（イノバン®）

▶ ドブタミン塩酸塩＊（ドブトレックス®）

▶ アドレナリン*（エピネフリン）（ボスミン®，アドレナリン）
▶ ノルアドレナリン*（ノルアドリナリン®） （*：本書に該当項目あり）

他の同効薬と比べた本薬の特徴は？

- ▶ α受容体刺激作用を有しない，**純粋なβ刺激薬**．
- ▶ 陽性変力作用および陽性変時作用（心拍数上昇作用），末梢血流量の増大作用を有する一方で，**酸素消費量を増大**させる．
- ▶ 心筋の酸素消費量が増大するため，心筋における酸素の需給バランスに対しては不利であり，一般には，急性心不全などにおける強心薬としては用いられていない．
- ▶ 内服可能であり，内用剤はもっぱら高度徐脈（特にアダムス・ストークス症候群における発作）に対して用いられる．
- ▶ 強い気管支拡張作用を有する．
- ▶ 催不整脈作用が強いため，心電図をモニターするなど，**不整脈に特に注意が必要**．

こんな症例に最適！

- ▶ 高度徐脈．
- ▶ アダムス・ストークス症候群における発作．

本薬が適さない症例と対策（用法用量の調節，代替薬の選び方と処方変更時のポイント）

■ 特発性肥大性大動脈弁下狭窄症
- ▶ 投与しない．必要であれば，他のカテコラミンを選択．

■ ジギタリス中毒
- ▶ 投与しない．必要であれば，他のカテコラミンを選択．

■ 他のカテコラミン製剤等の使用中
- ▶ 投与しない．通常の急性心不全，ショックにおいて，あえてイソプレナリンを使用しなければならないケースはほとんどなく，第一選択薬には位置づけられていない．なおイソプレナリンは，前述のように，心筋における酸素の需給バランスに関しては不利であり，特に虚血性心疾患に用いるには不適切である．

治療効果がみられなかった患者には？

- ▶ 緊急性に応じて増量．
- ▶ 心臓がまさに停止せんとするときには，0.02〜0.2 mgを心内に投与することも可能．

副作用が発現した患者には？

- ▶ 心筋虚血の徴候（胸痛，心電図ST上昇など）がみられた場合は，速やかにニトログリセリンなどを投与．
- ▶ 血清K値の低下が認められた場合には，Kを補充．

［大谷壽一］

第1章 心不全治療薬・昇圧薬

❷カテコラミン製剤

アドレナリン（エピネフリン）

💊 アドレナリン，ボスミン®

◆ 製剤・包装
ボスミン®注1 mg／アドレナリン注0.1％シリンジ「テルモ」

◆ 効能効果
- 下記疾患に基づく気管支痙攣の緩解
   気管支喘息，百日咳
- 各種疾患もしくは状態に伴う急性低血圧またはショック時の補助治療
- 心停止の補助治療

（なお，ボスミン®には上記以外に，手術時の局所出血の予防と治療，局所麻酔薬の作用延長，虹彩毛様体炎時における虹彩癒着の防止などの効能効果がある）

◆ 用法用量
- 通常成人1回0.2～1 mg（0.2～1 mL）を皮下注または筋注．年齢，症状により適宜増減
- 蘇生などの緊急時には，通常成人1回0.25 mg（0.25 mL）を超えない量を生理食塩液などで希釈し，できるだけゆっくりと静注．必要があれば，5～15分ごとにくり返す

◆ 体内動態
- MAO（モノアミンオキシダーゼ）およびCOMT（カテコール-O-メチル転位酵素）により速やかに不活性化

◆ 警告
なし

◆ 患者への注意事項

副作用初期症状

- 血圧が異常に上昇する，胸が苦しい，胸がゼーゼーする，咳・痰が出る，呼吸が速くなる，脈が速くなる，息苦しい［肺水腫，呼吸困難］
- 脈が速くなる，胸部の不快感，動悸，胸が痛む［心停止］

◆ 重大な副作用

肺水腫，呼吸困難，心停止

◆ 相互作用（禁・慎）

禁	抗精神病薬（ブチロフェノン系薬剤，フェノチアジン系薬剤，イミノジベンジル系薬剤，ゾテピン，リスペリドン），α遮断薬：α遮断作用によりβ刺激作用が優位となり，血圧低下
	カテコラミン製剤，アドレナリン作動薬等：β刺激作用により交感神経興奮作用が増強し，不整脈や心停止のおそれ
慎	ハロゲン含有吸入麻酔薬：心筋のカテコラミン感受性が亢進し，頻脈や心室細動のリスク増大

	MAO阻害薬：代謝が阻害され血圧が異常に上昇
	三環系抗うつ薬，SNRI，その他の抗うつ薬，メチルフェニデートなど：神経終末でのノルアドレナリン取り込みを阻害するため，本薬の作用が増強し血圧上昇
	分娩促進薬や麦角アルカロイド製剤：血管収縮作用を有するので，血圧が異常に上昇
	ジギタリス製剤：相加的に異所性不整脈があらわれるおそれ
	キニジン：心室細動のおそれ
	甲状腺製剤：心筋のβ受容体の量を増加させるため，カテコラミンに対する感受性が高まり，本薬との併用により冠不全発作のおそれ
	非選択的β遮断薬：α刺激作用が優位となり，血圧上昇や徐脈
	血糖降下薬：本薬は血糖上昇作用を有するため，血糖降下薬の作用を減弱
	ブロモクリプチン：血圧上昇，頭痛，痙攣
	利尿薬：血管反応性が低下し，作用が減弱

◆ 禁忌・慎重投与の患者

原則禁	交感神経作動薬に対し過敏な反応を示す患者［高い感受性のため］
	動脈硬化症［閉塞性血管障害の促進］
	甲状腺機能亢進症［頻脈，心房細動の悪化］
	糖尿病［高血糖］
	心室性頻拍等の重症不整脈［β刺激作用により不整脈を悪化］
	精神神経症［精神症状を悪化］
	コカイン中毒［コカインの中枢作用，交感神経刺激作用を増強］
慎	ハロゲン含有吸入麻酔薬の投与中，高血圧，肺気腫，高齢者，心疾患のある患者，脊椎麻酔を行う患者，小児

使い分け・処方変更のポイント

同効薬

- ▶ ドパミン塩酸塩*（イノバン®）
- ▶ ドブタミン塩酸塩*（ドブトレックス®）
- ▶ イソプレナリン塩酸塩*（プロタノール®）
- ▶ ノルアドレナリン*（ノルアドリナリン®）　　　　　　（＊：本書に該当項目あり）

他の同効薬と比べた本薬の特徴は？

- ▶ アドレナリンα_1，α_2，β_1，β_2いずれの受容体に対しても刺激作用を有する**内因性のカテコラミン**である．
- ▶ β_1受容体刺激による強心作用とともに，β_2受容体刺激による気管支拡張作用

を有するため、気管支の攣縮に対しても有効である.

- 血管収縮により昇圧をきたす$α_1$受容体刺激作用と、血管弛緩により降圧をきたす$β_2$受容体刺激作用を併せもっており、通常は$α_1$刺激作用が優位なため昇圧をもたらす.ただし、α受容体が遮断されていると、$β_2$受容体刺激作用が顕在化して血圧降下作用を呈する(**アドレナリン反転**).
- **骨格筋血流量や酸素消費量を増大させる.**

こんな症例に最適!

- 昇圧作用とともに、咽頭浮腫や気管支攣縮を軽快消失させる作用があるため、**アナフィラキシーショックに対する第一選択薬**.
- 気管支喘息、気道の閉塞を伴う症例に対して有用.

本薬が適さない症例と対策（用法用量の調節,代替薬の選び方と処方変更時のポイント）

■ α受容体遮断作用を有する薬剤の使用中

- α遮断薬、ブチロフェノン系抗精神病薬、フェノチアジン系抗精神病薬などを使用している患者においては、$β_2$受容体刺激作用による血圧降下（アドレナリン反転）が生じるため、$β_2$受容体刺激作用を有しないノルアドレナリンを用いる.

■ 心室性頻拍

- 原則として使用しない.

■ 心原性ショック,出血性・外傷性ショック

- 心筋酸素消費の増大、末梢血管の収縮に伴う全身の臓器血流量の低下を招くため、原則として使用しない.ドパミンまたはドブタミンを選択.
- 低体液状態の場合は速やかに体液を補充.

治療効果がみられなかった患者には？

- 適宜増量を行う.

副作用が発現した患者には？

- 体内からの消失は速やかであり、過量投与に伴う副作用は、通常は減量または中止により比較的速やかに回復する.
- 不整脈が発現した場合には、投与を中止するか、プロプラノロールなどのβ遮断薬を投与.

［大谷壽一］

第1章 心不全治療薬・昇圧薬

❷カテコラミン製剤

ノルアドレナリン

💊 ノルアドリナリン®

◆ 製剤・包装
- ノルアドリナリン® 注 1 mg

◆ 効能効果
- 各種疾患もしくは状態に伴う急性低血圧またはショック時の補助治療（心筋梗塞によるショック，敗血症によるショック，アナフィラキシーショック，循環血液量低下を伴う急性低血圧ないしショック，全身麻酔時の急性低血圧など）

◆ 用法用量
【点滴静注】
- 通常，成人1回1 mgを250 mLの生理食塩液，5％ブドウ糖液，血漿または全血などに溶解して点滴静注．一般に点滴の速度は1分間につき0.5〜1.0 mLであるが，血圧を絶えず観察して適宜調節

【皮下注】
- 通常，成人1回0.1〜1 mgを皮下注．年齢，症状により適宜増減

◆ 体内動態
- 主に肝臓において，MAO（モノアミンオキシダーゼ）およびCOMT（カテコール-O-メチル転位酵素）により速やかに不活性化

◆ 警告
なし

◆ 患者への注意事項
副作用初期症状
- 脈が遅くなる，胸が苦しい［徐脈］

◆ 重大な副作用

徐脈

◆ 相互作用（禁・慎）

禁	ハロゲン含有吸入麻酔薬：カテコラミン感受性の増大により，頻脈や心室細動
	他のカテコラミン製剤の併用：交感神経興奮作用の増強により，不整脈，場合によっては心停止
慎	MAO阻害薬：代謝が阻害され作用が増強，延長
	三環系抗うつ薬，SNRI，その他の抗うつ薬，メチルフェニデートなど：神経終末でのノルアドレナリン取り込みを阻害するため，本薬の作用増強により血圧上昇など
	分娩促進薬やエルゴタミン製剤：血管収縮作用により，血圧が異常に上昇
	抗ヒスタミン薬：毛細血管拡張が抑制され，血圧が異常に上昇
	甲状腺製剤：心筋のβ受容体の量を増加させるため，カテコラミンに対する感受性が高まり，冠不全発作のおそれ

	利尿薬:血管反応性が低下し,作用が減弱
	アメジニウムメチル硫酸塩:神経終末におけるノルアドレナリンの再取り込みと不活性化が抑制され,血圧が異常に上昇

◆ **禁忌・慎重投与の患者**

原則禁	コカイン中毒[コカインの中枢作用,交感神経刺激作用を増強]
	心室性頻拍[心拍出量・脳血流量の減少により症状悪化]
慎	高血圧,動脈硬化症,甲状腺機能亢進症,高齢者,心疾患,徐脈

使い分け・処方変更のポイント

同効薬

- ドパミン塩酸塩*(イノバン®)
- ドブタミン塩酸塩*(ドブトレックス®)
- イソプレナリン塩酸塩*(プロタノール®)
- アドレナリン*(エピネフリン)(ボスミン®,アドレナリン)

(*:本書に該当項目あり)

他の同効薬と比べた本薬の特徴は?

- $β_1$ 刺激作用による陽性変力作用と陽性変時作用(心拍数上昇)をもたらす.また,$α_1$ 受容体を介して末梢血管を強力に収縮させ,平均動脈圧の上昇をもたらす.

- 内因性のカテコラミンであり,主に昇圧薬として用いる.

- **強心薬のなかでは最も昇圧作用が強いが,心筋酸素消費量を増大させる**.また他のカテコラミンと異なり,全身のほとんどの臓器の血流量を減少させるため,**強心薬として単独で使用されることはほとんどない**.

- アドレナリン(エピネフリン)と異なり,$β_2$ 刺激作用を有しないため,α受容体が遮断されている条件下での血圧低下(アドレナリン反転)をもたらさない.

こんな症例に最適![1]

- 比較的高用量のドパミンを使用する場合で,収縮期血圧が70 mmHg未満の場合や,収縮期血圧が70〜90 mmHgであってもドパミンを投与しただけでは血圧の維持が得られない場合.

- 通常,心原性ショックには用いないが,循環血流量の低下と著しい低血圧を伴う急性左室不全などには用いられる.

▶ アナフィラキシーショックなどに伴う急性低血圧時の昇圧．特にα遮断作用を有する薬剤を使用しておりアドレナリン（エピネフリン）が使用できない場合．

本薬が適さない症例と対策（用法用量の調節，代替薬の選び方と処方変更時のポイント）

■ ハロゲン含有吸入麻酔薬の使用中
▶ 投与しない．アナフィラキシーショックなど，やむを得ない場合にはアドレナリン（エピネフリン）を使用．

■ 心室性頻拍
▶ 原則として使用しない．

■ 妊婦または妊娠している可能性のある患者
▶ 子宮血管が収縮し，胎児が仮死状態となることがあるため投与しない．アナフィラキシーショックなど，緊急時やむを得ない場合は，アドレナリン（エピネフリン）を選択．

■ 高血圧
▶ 血圧を十分に観察しながら投与．

▶ 現に血圧が高い場合（収縮期血圧が100 mmHg以上）には，カテコラミン製剤の投与は適当ではなく，ニトログリセリンやニトロプルシドなどの血管拡張薬を使用．

治療効果がみられなかった患者には？

▶ 適宜増量．

副作用が発現した患者には？

▶ 徐脈がみられることがある．アトロピンの投与により対処が可能．

▶ 過度の血圧上昇を生じた場合には，α遮断薬（フェントラミンメシル酸塩など）を使用．

◆ 文　献
1) 循環器病の診断と治療に関するガイドライン．急性心不全治療ガイドライン（2006年改訂版）<http://www.j-circ.or.jp/guideline/pdf/JCS2006_maruyama_h.pdf>

［大谷壽一］

第1章 心不全治療薬・昇圧薬

❸カテコラミン系製剤

ミドドリン塩酸塩

🔴 メトリジン®

◆製剤・包装
- メトリジン®錠2 mg／メトリジン®D錠2 mg

◆効能効果
- 本態性低血圧,起立性低血圧

◆用法用量
- 成人:1日4 mg（分2,症状により適宜増減可.最大1日8 mgまで）
- 小児:1日4 mg（分2,症状により適宜増減可.最大1日6 mgまで）

◆体内動態
- 未変化体はほとんど薬理活性を有しないが,経口投与後（初回通過過程および全身循環移行後）に,活性本体であるDMAE（脱グリシン体）に代謝される
- t_{max} = 1.5時間,$t_{1/2}$ = 2.4時間（いずれも活性本体について）
- C_{max} = 5.3 ng/mL,AUC = 19.1 ng・時/mL（いずれも2 mg単回経口投与時の活性本体のパラメータ）
- 経口投与時の吸収は良好で,食事の影響を受けず,未変化体とDMAEを併せたバイオアベイラビリティはほぼ100％
- 未変化体の消失は代謝（尿中未変化体排泄率は約3.0～4.4％）.活性本体のDMAEの消失には,腎排泄の寄与がある（投与量の31.8～42.8％がDMAEとして尿中に排泄.重度腎障害患者ではAUC,$t_{1/2}$が1.5倍程度に上昇）
- メトリジン®錠とメトリジン®D錠は,生物学的に同等
- 透析により比較的効率的に除去される

◆警告
なし

◆患者への注意事項

副作用初期症状
- 皮膚の痒み,発赤,ぶつぶつなど［皮膚障害/過敏症］

生活との関係,食・OTCとの相互作用
- 授乳婦では,授乳を避けるように指導
- 吸収は食事による影響を受けない

製剤・包装の問題
- メトリジン®D錠は口腔内で崩壊するが,口腔粘膜から吸収されることはないため,唾液または水で飲み込むように指導する

◆重大な副作用
なし

◆相互作用（禁・慎）
なし

◆ 禁忌・慎重投与の患者

禁	甲状腺機能亢進症［過度な反応］
	褐色細胞腫［症状が悪化］
慎	重篤な心臓障害，重篤な血液障害，重篤な腎障害，高血圧，前立腺肥大に伴う排尿困難

使い分け・処方変更のポイント

同効薬

- カテコラミン系製剤：アメジニウムメチル硫酸塩*（リズミック®），エチレフリン塩酸塩（エホチール®），ドロキシドパ（ドプス®）
- 各種カテコラミン製剤
- エルゴタミン製剤：ジヒドロエルゴタミンメシル酸塩（ジヒデルゴット®）

（*：本書に該当項目あり）

他の同効薬と比べた本薬の特徴は？

- β 受容体に対する刺激・遮断作用をもたない選択的な α_1 刺激薬であり，末梢の血管を収縮させ，血管抵抗を増大させることで血圧を上昇させる．
- 活性本体はDMAEであるが，これをプロドラッグ化することで，初回通過効果が抑制されバイオアベイラビリティが上昇しているほか，効果の発現が緩徐かつ持続的になっている．
- **心臓直接刺激作用や中枢への作用を有しない．**
- 口腔内崩壊錠が市販されている．
- 適応外使用として，透析施行時の血圧低下の改善を目的に使用されることがある〔同効薬であるアメジニウムメチル硫酸塩（リズミック®）には適応があるため，こちらを使用することが望ましい〕．
- 尿道括約筋の収縮作用があるため，**適応外使用として腹圧性尿失禁に対して用いられることがある．**

こんな症例に最適！

- 起立性低血圧症．特に，アメジニウムメチル硫酸塩が使用できない患者．

本薬が適さない症例と対策（用法用量の調節，代替薬の選び方と処方変更時のポイント）

■ 甲状腺機能亢進症，褐色細胞腫

- 投与禁忌であるが，通常，これらの疾患は高血圧をもたらすため，本薬による治

療が必要となるケースはほとんどないと考えられる．

■ 重篤な腎障害
- 投与間隔を延長し，臨床効果を十分に観察しながら投与．
- 同効薬で，腎障害患者に対して慎重投与とされていないアメジニウムメチル硫酸塩への変更も考えられるが，アメジニウムメチル硫酸塩も腎排泄を受けるため，同様に減量などの対処が必要．

治療効果がみられなかった患者には？

- 起立性低血圧の場合は，急激な起立を回避するよう指導する．脱水，過食，飲酒を控えるなどの指導や，誘因となる薬剤の中止・減量も重要．ガイドライン[1]では循環血漿量を増加させる薬剤としてエリスロポエチン（エポエチン）や鉱質コルチコイド（フルドロコルチゾン）の投与があげられているが，いずれも適応外である．
- α，β刺激作用を有するエチレフリン（エホチール®）や，交感神経刺激薬であるアメジニウムメチル硫酸塩（リズミック®），血管収縮薬であるジヒドロエルゴタミンメシル酸塩（ジヒデルゴット®）などへの変更も考慮．

副作用が発現した患者には？

- 必要に応じて用量を調節．
- 皮膚症状（皮疹，蕁麻疹，発赤など）がみられた場合には投与を中止．
- 臥位血圧の上昇（動悸，頭痛などにつながることがある）の場合には，減量や，頭部を高くして寝るよう指導するなどの対処をとり，臥位高血圧が続く場合には投与を中止する．

◆ 文　献
1) 循環器病の診断と治療に関するガイドライン．失神の診断・治療ガイドライン，Circulation Journal, 71, Sup.4：1049-1101, 2007<http://www.j-circ.or.jp/guideline/pdf/JCS2007_inoue_h.pdf>

［大谷壽一］

第1章 心不全治療薬・昇圧薬

❸カテコラミン系製剤

アメジニウムメチル硫酸塩

💊 リズミック®

◆製剤・包装
　リズミック®錠 10 mg

◆効能効果
- 本態性低血圧，起立性低血圧，透析施行時の血圧低下の改善

◆用法用量
- 本態性低血圧，起立性低血圧：アメジニウムメチル硫酸塩として1日20 mgを1日2回に分割経口投与（年齢，症状により適宜増減可）
- 透析施行時の血圧低下の改善（透析中に血圧が低下したために透析の継続が困難となることが確認されている慢性腎不全患者に限る）：アメジニウムメチル硫酸塩として1日10 mgを透析開始時に経口投与（年齢，症状により適宜増減可）

◆体内動態
- t_{max} = 2.7時間，$t_{1/2}$ = 13.6時間
- 透析患者では，$t_{1/2}$ = 19.2時間（透析日），25.9時間（非透析日）
- C_{max} = 25.3 ng/mL，AUC = 346.6 ng・時/mL（いずれも10 mg単回経口投与時のパラメータ）
- 主に未変化体として尿中に排泄

◆警告
　なし

◆患者への注意事項

副作用初期症状
- 皮膚の痒み，発赤，ぶつぶつなど［過敏症］

生活との関係，食・OTCとの相互作用
- 授乳婦では，授乳を避けるように指導

◆重大な副作用
　なし

◆相互作用（禁・慎）

| 慎 | ドロキシドパ，ノルアドレナリン：ノルアドレナリンの再取り込みや不活性化の抑制により，血圧の異常上昇 |

◆禁忌・慎重投与の患者

| 禁 | 高血圧症［症状が悪化］，甲状腺機能亢進症［症状が悪化］，褐色細胞腫［急激な昇圧発作］，狭隅角緑内障［急激な眼圧上昇］，残尿を伴う前立腺肥大［尿閉］ |
| 慎 | 重篤な心臓障害 |

使い分け・処方変更のポイント

同効薬

- カテコラミン系製剤：ミドドリン塩酸塩*（メトリジン®），エチレフリン塩酸塩（エホチール®），ドロキシドパ（ドプス®）
- 各種カテコラミン製剤
- エルゴタミン製剤：ジヒドロエルゴタミンメシル酸塩（ジヒデルゴット®）

（*：本書に該当項目あり）

他の同効薬と比べた本薬の特徴は？

- 末梢神経終末に取り込まれ，ノルアドレナリンの再取り込みを抑制すると同時に神経終末においてノルアドレナリンの不活性化を抑制することで，間接的に交感神経機能を亢進させる．
- ノルアドレナリン様作用を示すことから，α刺激作用だけではなく，β刺激作用も有するため，狭隅角緑内障を有する患者などでは使用不可．
- **カテコラミン製剤と比較して効果が持続的**であり，中枢移行性も低い．
- 本態性低血圧や起立性低血圧の患者に対して，エチレフリンよりも優れた治療効果を示すとされている．
- **透析施行時の血圧低下の改善に対しても適応**がある．

こんな症例に最適！

- 透析中に血圧が低下したために，透析の継続が困難な慢性腎不全患者に用いる．
- 起立性低血圧症にも用いられる．

本薬が適さない症例と対策（用法用量の調節，代替薬の選び方と処方変更時のポイント）

■ 狭隅角緑内障
- 眼房水の産生増大をもたらすβ刺激作用を有しないミドドリン塩酸塩（メトリジン®）に変更．

■ 残尿を伴う前立腺肥大
- β刺激作用を有しないミドドリン塩酸塩（メトリジン®）に変更．ただし，ミドドリン塩酸塩もα_1刺激による尿道括約筋収縮作用があるため前立腺肥大に伴う排尿困難のある患者に対しては慎重投与であり，依然として注意が必要．

■ 高血圧患者における起立性低血圧
- 投与禁忌であるため，やむを得ずカテコラミン系製剤を使用するのであれば，ミドドリン塩酸塩（メトリジン®）に変更．ただしミドドリン塩酸塩も，基礎疾患

アメジニウムメチル硫酸塩

として高血圧がある起立性低血圧患者に使用する場合，過度の血圧上昇が起こるおそれがあるため，慎重に投与する必要がある．

■ 甲状腺機能亢進症，褐色細胞腫
- 投与禁忌であるが，通常，これらの疾患は高血圧をもたらすため，本薬による治療が必要となるケースはほとんどないと考えられる．

治療効果がみられなかった患者には？

- 起立性低血圧の場合は，急激な起立を回避するよう指導する．脱水，過食，飲酒を控えるなどの指導や，誘因となる薬剤の中止・減量も重要．ガイドライン[1]では循環血漿量を増加させる薬剤としてエリスロポエチン（エポエチン）や鉱質コルチコイド（フルドロコルチゾン）の投与があげられているが，いずれも適応外である．
- 直接的なα，β受容体刺激作用を有するエチレフリン（エホチール®）や血管収縮薬であるジヒドロエルゴタミンメシル酸塩（ジヒデルゴット®）などへの変更も考慮する．

副作用が発現した患者には？

- 必要に応じて用量を調節．なお，過敏症（皮疹，湿疹，蕁麻疹など）がみられた場合には投与を中止．

◆ 文 献

1) 循環器病の診断と治療に関するガイドライン．失神の診断・治療ガイドライン，Circulation Journal, 71, Sup.4：1049-1101, 2007<http://www.j-circ.or.jp/guideline/pdf/JCS2007_inoue_h.pdf>

［大谷壽一］

第1章 心不全治療薬・昇圧薬

❹ PDE3阻害薬

オルプリノン塩酸塩水和物

💊 コアテック®

◆製剤・包装
コアテック®注 5 mg／コアテック®注 SB 9 mg

◆効能効果
- 急性心不全（他薬で効果不十分な場合）

◆用法用量
- 体重1 kgあたり10μgを5分間かけて緩徐に静脈内投与（すなわち2μg/kg/分）し，引き続き1分間あたり0.1〜0.3μg/kgを点滴静注（1分間あたり0.4μg/kgまで増量可）

◆体内動態
- $t_{1/2}$（α相）＝7分，$t_{1/2}$（β相）＝57分
- ほとんどが腎臓から未変化体として尿中に排泄．代謝物（グルクロン酸抱合体）としての排泄や，未変化体の糞中排泄はいずれも5％またはそれ未満

◆警告
なし

◆患者への注意事項

副作用初期症状
- めまい，動悸，胸の痛みや不快感，意識消失，失神など［心室細動，心室頻拍（Torsades de pointesを含む），血圧低下］
- むくみ，体がだるい，尿量が少なくなる［腎機能障害］

◆重大な副作用

心室細動（0.21％）
心室頻拍（Torsades de pointesを含む）（0.57％）
血圧低下（4.21％）
腎機能障害（0.12％）

◆相互作用（禁・慎）

慎	ドパミン，ドブタミンなどのカテコラミン系の強心薬，アデニル酸シクラーゼ活性化薬：不整脈の発現が助長
	ジソピラミド：過度の血圧低下

◆禁忌・慎重投与の患者

禁	肥大型閉塞性心筋症［左室流出路狭窄を増悪］
	妊婦または妊娠している可能性のある婦人［ラットで胎仔体重の増加抑制，化骨遅延が報告］
慎	重篤な頻脈性不整脈，重篤な冠動脈疾患，腎機能障害，著しい低血圧，高齢者

使い分け・処方変更のポイント

同効薬

- PDE3阻害薬：ピモベンダン*（アカルディ®），ミルリノン*（ミルリーラ®）
- カテコラミン製剤：ドブタミン塩酸塩*（ドブトレックス®）など

（＊：本書に該当項目あり）

他の同効薬と比べた本薬の特徴は？

- 強心配糖体やカテコラミンおよびキサンチン誘導体等の強心薬とは異なり，PDE3を選択的に阻害することで強心効果を示す．
- β受容体を介さずに細胞内のcAMP量を選択的に増加させ，カテコラミン製剤（ドブタミン）に類似した薬理効果を得ることが可能．このため**β遮断薬を使用中の患者においても薬効が減弱しない**．
- 血管拡張作用による**前負荷，後負荷の軽減**や，**冠血管拡張作用**も期待できる（次ページ図のOLPを参照）．
- カテコラミンと比較して，**心筋酸素消費量を増大させにくい**．
- 硝酸薬と比べて**耐性を生じにくい**．

こんな症例に最適！

- 慢性心不全の急性増悪例で，他薬の効果が不十分な場合．特にβ遮断薬が投与されている例，カテコラミン類に抵抗性を示す例，収縮期血圧が90 mmHg以上の例，肺うっ血と心拍出量の低下があり血管拡張作用が望ましい場合など．
- 急性心原性肺水腫で，非虚血性の場合．

本薬が適さない症例と対策（用法用量の調節，代替薬の選び方と処方変更時のポイント）

■ すでに本薬を長時間以上投与されている患者

- 長時間投与の使用経験は少ない．3時間を超える投与では副作用に特に注意が必要．

■ 本薬の投与により臨床症状が改善し急性期を脱した患者

- 状態が安定した場合は他療法へ切り替える．

■ 腎機能が低下している患者（高齢者を含む）

- 負荷量（loading dose）を半量にするか最初から点滴静注とする．点滴静注の際には0.1 μg/kg/分から開始する，など過量投与に注意．
- 薬理作用を十分にモニターしながら，慎重に投与．

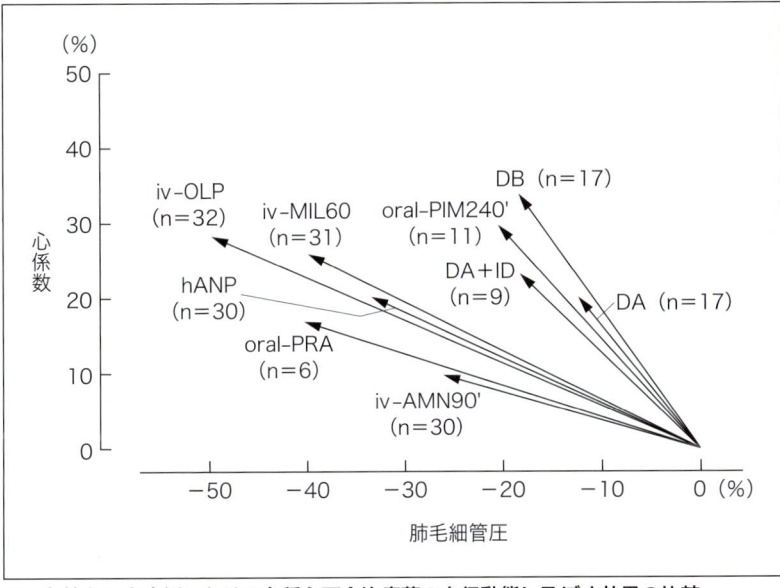

図 急性心不全症例における各種心不全治療薬の血行動態に及ぼす効果の比較

DA：ドパミン（2～5μg/kg/分持続静注時），DB：ドブタミン（2～5μg/kg/分持続静注時），PIM240'：ピモベンダン（0.25 mg投与後240分），DA+ID：ドパミンとISDN（それぞれ3～5 g/kg/分，2 mg/時持続静注時），MIL60：ミルリノン（50μg/kg負荷投与後0.5μg/kg/分持続静注60分後），OLP：オルプリノン（10μg/kg負荷投与後0.3μg/kg/分持続静注時），hANP：カルペリチド（0.1μg/kg/分持続静注時），PRA：プラゾシン（1 mg経口投与最大効果），AMN90'：アムリノン（1 mg/kg負荷投与後10μg/kg/分持続静注90分後）
（文献1より転載）

▶腎機能のさらなる悪化に注意．

■ 重篤な頻脈性不整脈

▶不整脈の増悪，誘起に注意し，必要に応じて減量．

■ 著しい低血圧

▶血圧管理を厳重に行う．

▶カテコラミン類への変更やカテコラミン類の併用，補助循環の併用などを考慮．

■ 低K血症

▶電解質の管理に注意し，低K状態であれば是正．また，ループ利尿薬の併用による低K血症にも注意．

■ 急性心原性肺水腫で，基礎疾患が虚血性の場合

▶ カテコラミンや酸素投与に加えて，血行動態の改善のためには硝酸薬やループ利尿薬による血管拡張と利尿が第一選択となるが，効果不十分な場合もPDE3阻害薬は使用しない．代替薬としてはカルペリチド（ハンプ®）の使用を考慮．

治療効果がみられなかった患者には？

▶ 投与開始後120分間で臨床症状の改善がみられない場合，投与を中止（臨床効果は通常投与後数十分以内に発現する）．

副作用が発現した患者には？

▶ 過度の心拍数増加，血圧低下があらわれた場合には，過量投与の可能性があるので，減量または中止．

◆ 文　献

1) 循環器病の診断と治療に関するガイドライン．急性心不全治療ガイドライン（2006年改訂版）<http://www.j-circ.or.jp/guideline/pdf/JCS2006_maruyama_h.pdf>

[大谷壽一]

第1章 心不全治療薬・昇圧薬

❹ PDE3阻害薬

ミルリノン

- ミルリーラ®

◆ 製剤・包装
　ミルリーラ®注射液 10 mg，ミルリーラ®K注射液 22.5 mg

◆ 効能効果
- 急性心不全（他薬で効果不十分な場合）

◆ 用法用量
- 体重1 kgあたり50 μgを10分間かけて静脈内投与し，引き続き1分間あたり0.5 μg/kgを点滴静注（1分間あたり0.25～0.75 μg/kgの範囲で適宜増減可．点滴静注から開始してもよい）

◆ 体内動態
- $t_{1/2}$（α相）＝4.7分，$t_{1/2}$（β相）＝47分
- 腎排泄型であり，90％以上が腎臓から未変化体として尿中に排泄．代謝物（グルクロン酸抱合体）としての排泄は5％未満

◆ 警告
　なし

◆ 患者への注意事項

副作用初期症状

- めまい，動悸，胸の痛みや不快感，意識消失，失神など［心室頻拍（Torsades de pointesを含む），心室細動，血圧低下］
- むくみ，体がだるい，尿量が少なくなる［腎機能の悪化］

◆ 重大な副作用

心室頻拍（Torsades de pointesを含む）（0.66％）
心室細動（0.39％）
血圧低下（2.10％）
腎機能の悪化（0.27％）

◆ 相互作用（禁・慎）

慎	ドパミン，ドブタミンなどのカテコラミン系の強心薬：不整脈の発現が助長

◆ 禁忌・慎重投与の患者

禁	肥大型閉塞性心筋症［左室流出路狭窄を増悪］
	本薬過敏症
慎	重篤な頻脈性不整脈，腎機能の低下している患者，著しい低血圧，高齢者，血清K低下のある患者

使い分け・処方変更のポイント

同効薬
- PDE3阻害薬：オルプリノン塩酸塩水和物＊（コアテック®），ピモベンダン＊（アカルディ®）
- カテコラミン製剤：ドブタミン塩酸塩＊（ドブトレックス®）など

（＊：本書に該当項目あり）

他の同効薬と比べた本薬の特徴は？

- 強心配糖体やカテコラミンおよびキサンチン誘導体等の強心薬とは異なり，PDE3を選択的に阻害することで強心効果を示す．
- β受容体を介さずに細胞内のcAMP量を選択的に増加させ，カテコラミン製剤（ドブタミン）に類似した薬理効果を得ることが可能．このため**β遮断薬を使用中の患者においても薬効が減弱しない**．
- 血管拡張作用による**前負荷，後負荷の軽減**や，**冠血管拡張作用**も期待できる〔オルプリノン塩酸塩水和物の項（47ページ）の図のMIL60を参照〕．
- カテコラミンと比較して，**心筋酸素消費量を増大させにくい**．
- 硝酸薬と比べて**耐性を生じにくい**．

こんな症例に最適！

- 慢性心不全の急性増悪例で，他薬の効果が不十分な場合．特にβ遮断薬が投与されている例，カテコラミン類に抵抗性を示す例，収縮期血圧が90 mmHg以上の例，肺うっ血と心拍出量の低下があり血管拡張作用が望ましい場合など．
- 急性心原性肺水腫で，非虚血性の場合．

本薬が適さない症例と対策（用法用量の調節，代替薬の選び方と処方変更時のポイント）

■ すでに本薬を48時間以上投与されている患者
- 48時間を超えて投与する必要が生じた場合には，血行動態および全身状態等を十分管理しながら慎重に投与（短期的な血行動態の改善には有効だが，長期的には予後を悪化させるリスクがある）．

■ 腎機能が低下している患者（高齢者を含む）
- 負荷量（loading dose）を半量にするか最初から点滴静注とする，点滴静脈内投与の際には$0.25\,\mu\mathrm{g/kg/}$分から開始する，など過量投与に注意．
- 薬理作用を十分にモニターしながら，慎重に投与．

▶ 腎機能のさらなる悪化に注意．

■ 重篤な頻脈性不整脈
▶ 必要に応じて負荷量（loading dose）を半量にするか最初から点滴静注とする．

■ 著しい低血圧
▶ 血圧管理を厳重に行う．

▶ カテコラミン類への変更やカテコラミン類の併用，補助循環の併用などを考慮．

■ 低K血症
▶ 電解質の管理に注意し，低K状態であれば是正．また，ループ利尿薬の併用による低K血症にも注意．

■ 急性心原性肺水腫で，基礎疾患が虚血性の場合
▶ カテコラミンや酸素投与に加えて，血行動態の改善のためには硝酸薬やループ利尿薬による血管拡張と利尿が第一選択となるが，効果不十分な場合もPDE3阻害薬は使用しない．代替薬としてはカルペリチド（ハンプ®）の使用を考慮．

治療効果がみられなかった患者には？

▶ 期待された改善がみられない場合には他の治療法を併用し，それでも本薬の効果が認められない場合は投与を中止し，他薬に切り替えるなどの必要な処置をとる．

副作用が発現した患者には？

▶ 過度の心拍数増加，血圧低下があらわれた場合には，過量投与の可能性があるので，減量または中止．

◆ 文 献
1) 循環器病の診断と治療に関するガイドライン．急性心不全治療ガイドライン（2006年改訂版）<http://www.j-circ.or.jp/guideline/pdf/JCS2006_maruyama_h.pdf>

［大谷壽一］

第1章 心不全治療薬・昇圧薬

❹ PDE3阻害薬

ピモベンダン

アカルディ®

◆製剤・包装
- アカルディ® カプセル 1.25・2.5（mg）

◆効能効果
- 急性心不全（利尿薬等を投与しても十分な心機能改善が得られない場合）
- 慢性心不全（軽症～中等症）（ジギタリス製剤，利尿薬等の基礎治療薬を投与しても十分な効果が得られない場合）

◆用法用量
- 急性心不全：1回2.5 mg（病態に応じて1日2回まで）経口投与．必要に応じてジギタリス製剤などと併用
- 慢性心不全（軽症～中等症）：1回2.5 mg，1日2回食後経口投与．年齢，症状に応じて適宜増減．ジギタリス製剤，利尿薬等と併用

◆体内動態
- CYP1A2およびCYP3A4を介して，活性代謝物である脱メチル体に代謝される．脱メチル体の陽性変力作用およびPDE活性抑制作用（モルモット）はそれぞれ未変化体の34倍，12.6倍と強い
- 2.5 mgを単回経口投与後の脱メチル体の薬物動態パラメータは下記のとおり．ただし，脱メチル体のC_{max}，AUCには約3倍の個体差が認められている．
    健常人：$t_{max}=1.3$時間，$t_{1/2}=2.0$時間，$C_{max}=3.5$ ng/mL，AUC＝15.4 ng・時/mL
    急性心不全患者：$t_{max}=2.8$時間，$t_{1/2}=3.2$時間，$C_{max}=12.7$ ng/mL，AUC＝56.7 ng・時/mL
- 活性体である脱メチル体は，一部がそのまま尿中に排泄されるが，一部はさらに抱合代謝を受けた後に尿中に排泄される
- 血液脳関門は透過しにくい

◆警告
なし

◆患者への注意事項

副作用初期症状
- めまい，動悸，胸が痛む，胸部の不快感，意識消失，失神，痙攣［心室頻拍，心室細動］
- 倦怠感，食欲不振，発熱，白目が黄色くなる，皮疹，吐き気・嘔吐，痒み［肝機能障害，黄疸］

製剤・包装の問題
- 吸湿性があるので，服用直前にPTPシートから取り出すよう指導

◆重大な副作用
- 心室細動（0.1％）

	心室頻拍（0.4％）
	肝機能障害，黄疸

◆ **相互作用（禁・慎）**
　なし

◆ **禁忌・慎重投与の患者**

慎	肥大型閉塞性心筋症，閉塞性弁疾患，急性心筋梗塞，重篤な不整脈のある患者，高度の房室ブロック，重篤な脳血管障害，重篤な肝・腎障害

使い分け・処方変更のポイント

同効薬

▶ PDE3阻害薬：オルプリノン塩酸塩水和物*（コアテック®），ミルリノン*（ミルリーラ®）
　　　　　　　　　　　　　　　　　　　　　（*：本書に該当項目あり）

他の同効薬と比べた本薬の特徴は？

▶ ミルリノンやオルプリノンと同様のPDE3阻害作用を有するが，血管拡張作用はやや弱い．

▶ 一方でカルシウムイオンに対する感受性を高める「**カルシウムセンシタイザー**」としての作用を併せもつ，本邦では唯一の薬剤である．

▶ **心筋酸素消費量を増大させない**．

▶ PDE3阻害作用を有する強心薬のなかで，唯一，**経口投与が可能**．

▶ 長期投与による慢性心不全の予後改善効果が示されている（ただし，これに反する結果も報告されている）．

こんな症例に最適！

▶ 非経口強心薬からの離脱が必要だが，他の経口強心薬で効果が不十分な例（カテコラミン類に抵抗性を示す例など）．

本薬が適さない症例と対策 （用法用量の調節，代替薬の選び方と処方変更時のポイント）

■ **重篤な肝・腎障害**
▶ 低用量より開始し，副作用や薬理効果をモニターしながら慎重に投与．

■ **腎障害があり，利尿薬を使用している患者**
▶ 脱水に注意し，必要に応じて利尿薬を減量するとともに，腎機能を注意深くモニターする．

ピモベンダン

■ 重篤な頻脈性不整脈

- ▶ 患者の状態を注意深くモニターし，心室性期外収縮，心室頻拍等の不整脈が発現した場合には，減量（1回1.25 mgなど）または休薬．

■ 重度の慢性心不全

- ▶ 有用性が未確立．重症度に応じて，ACE阻害薬，ARB，β遮断薬，利尿薬，ジギタリス製剤，抗アルドステロン薬などを本薬と併用．

治療効果がみられなかった患者には？

- ▶ 漫然と投与せず，投与を中止．慢性心不全については，重症度に応じて，ACE阻害薬，ARB，β遮断薬，利尿薬，ジギタリス製剤，抗アルドステロン薬などの多剤併用を行う．

副作用が発現した患者には？

- ▶ 心室性期外収縮，心室頻拍等の不整脈が発現した場合には，減量（例えば1回1.25 mg）または休薬するなどの処置．
- ▶ 過敏症（皮疹など）や血液障害が発現した場合には，減量，休薬または中止などの処置．

［大谷壽一］

第1章 心不全治療薬・昇圧薬

❺血管拡張・利尿薬

カルペリチド（遺伝子組換え）

ハンプ®

◆製剤・包装
- ハンプ®注射用 1000（μg）

◆効能効果
- 急性心不全（慢性心不全の急性増悪期を含む）

◆用法用量
- 1分間あたり 0.1 μg/kg を持続静脈内投与．血行動態をモニターしながら適宜調節（1分間あたり 0.2 μg/kg まで）

◆体内動態
- 定常状態到達時間=約 10～20 分，$t_{1/2}$＝25.3～45.7 分
- AUC＝239 ng・分/mL，Css＝3.95 ng/mL（12 μg/kg を 1 時間かけて静注時）

◆警告
なし

◆患者への注意事項

副作用初期症状

- めまい，ふらつき，失神など［血圧低下，低血圧性ショック，徐脈など］
- 尿量の著しい増加，めまい，動悸，胸が痛む，胸部の不快感，意識消失，失神，痙攣［過剰利尿による電解質異常，心室性不整脈（心室頻拍，心室細動等），赤血球増加，血小板増加］
- 倦怠感，食欲不振，発熱，黄疸，皮疹，吐き気・嘔吐，痒みなど［重篤な肝障害］
- 手足に点状出血，青あざができやすい，出血しやすい（歯ぐきの出血・鼻血・生理が止まりにくい）［重篤な血小板減少］

生活との関係，食・OTCとの相互作用

- 投与中は授乳を避けさせる

◆重大な副作用

血圧低下（8.6％）
低血圧性ショック（0.2％）
徐脈（0.2％）
電解質異常（1.8％）
心室性不整脈（心室頻拍，心室細動等）（0.3％）
赤血球増加（0.1％），血小板増加（0.1％）
重篤な肝機能障害
重篤な血小板減少（0.1％）

◆相互作用（禁・慎）

慎	フロセミド：過剰の利尿
	PDE5阻害薬（シルデナフィルクエン酸塩等）：過度の血圧低下

◆禁忌・慎重投与の患者

禁	重篤な低血圧または心原性ショック［降圧作用による病態悪化］，右室梗塞［静脈灌流が減少し，低心拍状態が増悪］，脱水症状［利尿作用により，病態が悪化］
慎	低血圧，右房圧が正常域にある患者，利尿薬が投与されている患者，脱水傾向，ネフローゼ症候群，ヘマトクリット値が著しく高い患者，重篤な肝障害・腎障害，PDE5阻害薬投与中

使い分け・処方変更のポイント

同効薬

- バソプレシン拮抗薬：トルバプタン*（サムスカ®）
- ループ利尿薬：フロセミド*（ラシックス®，オイテンシン®），ブメタニド（ルネトロン®），ピレタニド（アレリックス®），アゾセミド*（ダイアート®），トラセミド*（ルプラック®） （*：本書に該当項目あり）

他の同効薬と比べた本薬の特徴は？

- 本邦で唯一，ヒトナトリウム利尿ポリペプチド（ANP）を遺伝子組換えにより製造した製剤であり，他の利尿薬と異なる作用機序を有する．ANPは，心臓から分泌される内因性のポリペプチドであり，主に血管平滑筋などに分布するANP受容体を介して作用を発現する．
- 動・静脈血管拡張作用と**Na利尿作用**を有し，うっ血の改善，後負荷軽減による心拍出の増加，肺うっ血に伴う呼吸困難の改善をもたらす．
- レニン・アンジオテンシン系を抑制し，交感神経の活動亢進を抑制する．
- 心拍数や心筋酸素消費量を増加させず，**心筋保護作用**を有する．
- 注射製剤としてのみ使用可能．
- 発症12時間以内のST上昇型の心筋梗塞患者にPCI（経皮的冠インターベンション）を行う場合の再灌流補助において，保険適用外で用いられる．

こんな症例に最適！[1, 2]

- 急性心原性肺水腫で，特に著明な高血圧を伴う症例．
- 急性心不全の患者で，利尿薬などで十分な尿量が得られない場合．
- 難治性の急性心不全におけるカテコラミンなどの強心薬との併用．
- 心筋症，高血圧性心疾患，弁膜症などによる非代償性の急性心不全．
- ST上昇型の心筋梗塞患者で，収縮期血圧が高い（>100 mmHg）症例．

本薬が適さない症例と対策（用法用量の調節，代替薬の選び方と処方変更時のポイント）[1, 2]

■ 低血圧（心原性ショックを含む）
▶ 心原性ショック患者や，急性心原性肺水腫であっても血圧が低い患者には，ドパミン（イノバン®）などのカテコラミン製剤を使用し，必要に応じてその他の強心薬を併用する．

■ 腎機能障害
▶ 投与は可能だが，エビデンスが少ない（腎保護作用があるとされているが，一方で海外においては類薬のBNPが腎障害をむしろ悪化させるとの報告もある）．まずは第一選択薬であるフロセミド（ラシックス®）などのループ利尿薬を使用する．フロセミドの単回静脈内投与で十分な効果が得られない場合は，持続静注を行う．腎機能障害例では，通常より高用量が必要となると考えられる．ループ利尿薬単独では十分な効果が得られない場合には，チアジド系利尿薬などの併用も考慮．

■ 急性右室梗塞
▶ 通常，急速大量輸液とともに必要に応じてドブタミン（ドブトレックス®）などのカテコラミン製剤を用いる．本薬やニトログリセリンなどの血管拡張薬は用いない．

■ 脱水症
▶ 前負荷不十分であれば補液を行う．脱水傾向がありながらも投与が必要な場合は，急激な血圧低下に注意しながら少量より開始．

■ 急性期を脱している患者
▶ 経口製剤などに変更．多くの場合，カルペリチドの投与期間は1週間程度までである．

治療効果がみられなかった患者には？

▶ 投与開始後60分経過しても血行動態，臨床症状に改善の傾向がみられない場合には，他の治療方法を施す．

副作用が発現した患者には？

▶ 過度の血圧の低下や徐脈がみられた場合には，減量または投与を中止．この際，血圧等の回復が不十分な場合あるいは徐脈を伴う場合には，輸液，アトロピンの静注などを行う．

◆ 文 献
1) 循環器病の診断と治療に関するガイドライン．急性心不全治療ガイドライン（2006年改訂版）<http://www.j-circ.or.jp/guideline/pdf/JCS2006_maruyama_h.pdf>
2) 循環器病の診断と治療に関するガイドライン．急性心筋梗塞（ST上昇型）の診療に関するガイドライン<http://www.j-circ.or.jp/guideline/pdf/JCS2008_takano_h.pdf>

［大谷壽一］

第2章　抗不整脈薬

❶Ⅰa群抗不整脈薬（Naチャネル遮断薬）

ジソピラミド／ジソピラミドリン酸塩

● リスモダン®

◆ 製剤・包装
リスモダン® カプセル 50 mg・100 mg／リスモダン® R錠 150 mg／リスモダン® P静注 50 mg

◆ 効能効果
- 内服：他の抗不整脈薬が使用不可か無効の不整脈（カプセル：期外収縮，発作性上室性頻脈，心房細動，錠：頻脈性不整脈）
- 注射：緊急治療下での期外収縮（上室性，心室性），発作性頻拍（上室性，心室性），発作性心房細動・粗動

◆ 用法用量
- 内服：1回100 mg，1日3回（カプセル）．1回150 mg，1日2回（錠）
- 注射：1回1～2アンプル（50～100 mg，1～2 mg/kg）をブドウ糖液などに溶解し，5分以上かけ緩徐に静注．年齢，症状により適宜増減

◆ 体内動態
- 内服：カプセルは $t_{max}=3.3$ 時間，$t_{1/2}=6.1$ 時間，錠は $t_{max}=5.0$ 時間，$t_{1/2}=7.8$ 時間
- 注射：$t_{1/2}(\alpha 相)=3.8$ 時間，$t_{1/2}(\beta 相)=4.4$ 時間
- 肝代謝型薬物（45～65％）．主にCYP3A4で代謝
- 有効血中濃度（不整脈減少率約50％）：1 μg/mL付近

◆ 警告
なし

◆ 患者への注意事項

副作用初期症状
- 失神，脈が速くなる，脈がとぶ，脈が乱れる，息切れ，胸痛［心室細動，心室頻拍，心室粗動，心房粗動，房室ブロック，心室性期外収縮］
- 脱力感，倦怠感，高度の空腹感，発汗，冷感，意識障害，錯乱［低血糖］
- 発熱，風邪様症状［無顆粒球症］
- 嘔吐，腹部膨満感，腹痛，便が出にくい［麻痺性イレウス］
- 視力低下，見えにくい［緑内障・緑内障悪化］

生活との関係，食・OTCとの相互作用
- 高所作業や運転に注意（めまいや低血糖のおそれ）
- セイヨウオトギリソウ含有食品を摂取しない（本薬の効果減弱のため）

◆ 重大な副作用

心停止，心室細動，心室頻拍（Torsades de pointesを含む），心室粗動，心房粗動，房室ブロック，洞停止，失神，心不全悪化等の循環器障害（［カプセル］0.72％，［錠］0.56％，［静注］3.22％）
低血糖（［カプセル］0.09％，［錠，静注］頻度不明）

	肝機能障害，黄疸（[カプセル] 0.14％，[錠] 頻度不明）
	無顆粒球症，麻痺性イレウス，緑内障悪化，痙攣（[カプセル，錠] 頻度不明）
	ショック（[静注] 頻度不明）

◆相互作用（禁・慎）

禁	スパルフロキサシン，モキシフロキサシン，アミオダロン（注射），トレミフェン：心室頻拍（Torsades de pointesを含む），QT延長［併用によりQT延長作用が相加的に増強］
慎	エリスロマイシン，クラリスロマイシン：本薬の作用が増強する［CYP3A阻害］
	β遮断薬のアテノロール：両薬の作用が増強
	フェニトイン，リファンピシン：本薬の作用が減弱する［本薬の代謝が促進し，代謝物による抗コリン作用が増強］
	糖尿病用薬（インスリン，スルホニル尿素系薬剤等）：低血糖［動物実験］
	バルデナフィル：心室頻拍（Torsades de pointesを含む），QT延長［両薬はいずれもQT間隔を延長］

◆禁忌・慎重投与の患者

禁	高度の房室ブロック，高度の洞房ブロック［刺激伝導障害が悪化し，完全房室ブロック，心停止］
	重篤なうっ血性心不全［催不整脈作用により心室頻拍，心室細動］
	緑内障，尿貯留傾向［抗コリン作用により症状を悪化］
慎	心筋症，心筋炎，高度の心拡大［心不全のおそれ］
	房室ブロック，洞房ブロック，脚ブロック等の刺激伝導障害［刺激伝導障害が悪化］
	心房粗動［房室内伝導を促進］
	うっ血性心不全［心不全を悪化］
	腎機能障害［本薬の排泄が遅延］
	肝機能障害［肝機能障害が悪化］
	治療中の糖尿病［低血糖］
	重症筋無力症［重症筋無力症を悪化］
	血清K低下［催不整脈作用の誘因］
	高齢者

使い分け・処方変更のポイント

同効薬

▶ キニジン硫酸塩水和物（硫酸キニジン）

▶ プロカインアミド塩酸塩（アミサリン®）

▶ シベンゾリンコハク酸塩*（シベノール®）

- ▶ ピルメノール塩酸塩水和物（ピメノール®）
- ▶ アプリンジン塩酸塩*（アスペノン®）
- ▶ リドカイン*（キシロカイン®）
- ▶ メキシレチン塩酸塩*（メキシチール®）
- ▶ フレカイニド酢酸塩*（タンボコール®）
- ▶ ピルシカイニド塩酸塩水和物*（サンリズム®）
- ▶ プロパフェノン塩酸塩*（プロノン®）　　　　　　（＊：本書に該当項目あり）

他の同効薬と比べた本薬の特徴は？

- ▶ 心筋への直接作用により，活動電位のphase 0立ち上がり速度を低下させる（作用はキニジンより弱い）．プルキンエ線維においてphase 4の脱分極を抑制する．本薬の陰性変力作用，キニジン様作用に十分注意．
- ▶ カプセル剤は用量調節が容易な2剤形（100 mg・50 mg），錠剤は1日2回投与の徐放性製剤である．注射剤は緊急治療を要する期外収縮（上室性，心室性），発作性頻拍（上室性，心室性），発作性心房細・粗動の治療が可能である．
- ▶ ムスカリンM_1，M_2，M_3受容体拮抗作用があり，さらに代謝物のN-デアルキルジソピラミドにもほぼ同等の活性があるため**抗コリン作用が強い**．
- ▶ 高齢男性は，抗コリン作用による**排尿障害**に注意．
- ▶ 妊婦または妊娠している可能性のある婦人には投与しないことが望ましい（子宮収縮の報告がある）．
- ▶ 授乳中の婦人にやむを得ず投与する場合には，授乳を避ける（動物において乳汁中移行が報告されている）．
- ▶ 高齢者，糖尿病，肝障害，透析患者を含む腎障害，栄養状態不良で**低血糖**が発現．

こんな症例に最適！

- ▶ 孤立性心房細動（他にピルシカイニド，プロパフェノン，シベンゾリン，フレカイニドも第一選択薬）．
- ▶ 迷走神経の活性化に伴う夜間や食後の心房細動（Naチャネル遮断作用のほかに，心臓に分布するムスカリンM_2受容体を遮断する作用もある）．

本薬が適さない症例と対策 （用法用量の調節，代替薬の選び方と処方変更時のポイント）

血中濃度を測定し，内服（カプセル）では1μg/mLを，注射では2〜3μg/mLを目安に用量調節を行う．

■ **高度の房室ブロック，高度の洞房ブロック（刺激伝導障害が悪化し，心停止のおそれ）**
> 可逆性の原因がなく，ペースメーカーの適応がある場合はペースメーカーの植込み，適応がない場合はアトロピンやイソプロテレノールを使用．アトロピンでは抗コリン作用による口渇感など，イソプロテレノールでは心収縮増強による動悸，胸部不快感などに注意．

■ **うっ血性心不全**
> 内服は禁忌であり，注射は重篤なうっ血性心不全の患者に対して禁忌である．心機能抑制の少ないリドカイン，アミオダロン，ニフェカラント，メキシレチン，アプリンジンなどへ変更．

■ **スパルフロキサシン，モキシフロキサシン，バルデナフィルまたはアミオダロン（注射）の投与中**
> Ⅰa群抗不整脈薬はQT間隔を延長させるため，他群の抗不整脈薬を検討する．

■ **緑内障，尿貯留傾向**
> 抗コリン作用のない他薬（Ⅰa群抗不整脈薬ではキニジンやプロカインアミドなど）に変更．

■ **透析患者を含む重篤な腎機能障害（錠のみ）**
> ［徐放剤］半減期延長のため不適．

> ［カプセルおよびR錠］CCrに応じて投与量や投与間隔を調節．軽度腎機能障害（CCr＞50 mL/分）：常用量，中等度腎機能障害（CCr：20〜50 mL/分）：常用量の2/3〜1/2，高度腎機能障害（CCr＜20 mL/分）：常用量の1/3以下．投与間隔はCCr＞50 mL/分：6〜8時間ごと，CCrが20〜50 mL/分：10時間ごと，CCrが5〜20 mL/分：15〜20時間ごと，CCr＜5 mL/分：25〜30時間ごと．

■ **高度な肝機能障害のある患者（錠のみ）**
> 半減期が延長するため，徐放剤の投与は不適（本薬は主に肝臓で代謝されるため）．

治療効果がみられなかった患者には？

> 心房細動・粗動，発作性頻拍の除去を目的とする場合，2〜3日の投与で効果がない場合は中止．血中濃度が治療有効域よりも低い場合は増量を検討．

副作用が発現した患者には？

> PQ延長，QRS幅増大，QT延長，徐脈，血圧低下，新たな伝導障害等の異常時

は，減量あるいは投与を中止．

▶ 心室細動や心室頻拍（Torsades de pointesを含む）の場合は，電気的通電，胸部叩打，ペーシング等のほか，イソプロテレノールの点滴静注，硫酸マグネシウムの静注等を行う．

▶ 低血糖の場合はブドウ糖を，排尿障害等には，ベタネコール，プラゾシン等を投与．

［本間真人，幸田幸直］

第2章 抗不整脈薬

❶ Ⅰa群抗不整脈薬（Naチャネル遮断薬）

シベンゾリンコハク酸塩

● シベノール®

◆ 製剤・包装
シベノール® 錠 50 mg・100 mg ／シベノール® 静注 70 mg

◆ 効能効果
- 内服：他の抗不整脈薬が使用不可か無効の頻脈性不整脈
- 注射：頻脈性不整脈

◆ 用法用量
- 内服：1日300 mgを1日3回に分けて投与．効果が不十分な場合には1日450 mgまで増量（1日用量が450 mgを超えると，副作用の頻度が増加）．年齢，症状により適宜増減
- 注射：1回0.1 mL/kgを必要に応じて生理食塩液またはブドウ糖液で希釈し，血圧および心電図監視下で2～5分間かけて静注．年齢，症状により適宜減量

◆ 体内動態
- 内服：$t_{max} = 1.5$時間，$t_{1/2} = 5.5$時間
- 注射：$t_{1/2} = 7$時間
- 腎排泄型薬物（50～60％）．CYP2D6およびCYP3A4で代謝

【有効血中濃度】
- 内服：70～250 ng/mL（トラフ値）
- 注射：250～350 ng/mL

◆ 警告
なし

◆ 患者への注意事項

副作用初期症状
- めまい，胸痛，動悸，息切れ，浮腫，咳［心室細動，心室頻拍，上室性不整脈，心不全］
- 冷や汗，呼吸困難，血圧低下，浮腫［ショック］
- 食欲不振，全身がだるい，皮膚や白目が黄色くなる［重篤な肝障害］
- 脱力感，倦怠感，高度の空腹感，発汗，冷感，意識障害，錯乱［低血糖］
- 発熱，咳嗽，呼吸困難［間質性肺炎］

生活との関係，食・OTCとの相互作用
- 運転等危険を伴う機械の操作に注意（めまい，ふらつき，低血糖のおそれ）

◆ 重大な副作用

心室頻拍（Torsades de pointesを含む），上室性不整脈（0.1～5％未満）
心房細動，ショック，重篤な肝障害（0.1％未満）
心不全（［錠］0.1～5％未満，［静注］0.1％未満）
低血糖（［錠］0.1～5％未満，［静注］頻度不明）

	顆粒球減少, 貧血, 白血球減少, 血小板減少（[錠] 0.1％未満）
	間質性肺炎（[錠] 頻度不明）

◆相互作用（禁・慎）

禁	バルデナフィル, モキシフロキサシン, トレミフェン：心室頻拍（Torsades de pointesを含む）, QT延長［本薬およびこれらの薬剤はQT間隔を延長させる］
慎	プロプラノロール（β遮断薬）：作用が増強される可能性がある［動物実験］
	糖尿病用薬（インスリン, スルホニル尿素系薬剤, スルホンアミド系薬剤, ビグアナイド薬, インスリン抵抗性改善薬, 速効型インスリン分泌促進薬）：低血糖のおそれ［動物実験］

◆禁忌・慎重投与の患者

禁	高度の房室ブロック, 洞房ブロック［心停止］
	うっ血性心不全の患者［心機能抑制および催不整脈作用による心不全悪化や循環不全による肝・腎障害］
	透析中の患者［本薬は透析ではほとんど除去されないため, 急激な血中濃度上昇により意識障害を伴う低血糖などを起こしやすい］
	緑内障, 尿貯留傾向［抗コリン作用により症状を悪化］
慎	心筋梗塞, 弁膜症, 心筋症等の基礎心疾患［心不全の発症を促進］
	房室ブロック, 洞房ブロック, 脚ブロック等の刺激伝導障害［増悪］
	著明な洞性徐脈［増悪］
	重篤な肝機能障害［循環不全による肝障害が報告されている］
	腎機能障害［腎機能の低下に伴い, 消失半減期が延長し, AUC増大のおそれ］
	高齢者［肝・腎機能が低下し, また, 体重が少ない傾向があり副作用が発現しやすい］
	治療中の糖尿病［低血糖］
	血清K低下［催不整脈作用を誘発］

使い分け・処方変更のポイント

同効薬

▶ ジソピラミドリン酸塩*（リスモダン®）
▶ ピルシカイニド塩酸塩水和物*（サンリズム®）
▶ アプリンジン塩酸塩*（アスペノン®）　　　　　　　（*：本書に該当項目あり）

他の同効薬と比べた本薬の特徴は？

▶ 上室性および心室性不整脈の両疾患に有用.

▶ Naチャネルを強力に抑制するほか, KチャネルやCaチャネル, ムスカリンM_2

受容体などに抑制作用．M₂受容体に対する選択性は高く（ジソピラミドと比較して）抗コリン作用による副作用は出現しにくい．

- 主に腎臓から排泄されるため，**腎機能障害患者では用量調節が必要**．透析によってほとんど除去されないため，透析患者には投与しない．
- 注射製剤は短時間投与（2～5分）が可能であり，緊急を要する不整脈治療に有用．また，有用性が認められた後は，経口投与に切り替えることが可能．

こんな症例に最適！

- 迷走神経の活性化に伴う夜間や食後の心房細動（Naチャネル遮断作用のほかに，主に心臓に分布するムスカリン M₂ 受容体を遮断する作用もあるため）．
- 発作性不整脈に対し，抗不整脈薬単回経口投与法（pill in the pocket）を実施する場合．1回につき100 mgを投与する（年齢や腎機能を考慮し，適宜減量）．

本薬が適さない症例と対策（用法用量の調節，代替薬の選び方と処方変更時のポイント）

血中濃度を測定し，内服では70～250 ng/mLを目安に用量調節を行う．

■ 高度の房室・洞房ブロック

- 本薬投与により刺激伝導障害が悪化し，心停止のおそれ．可逆性の原因がなく，ペースメーカーの適応がある場合はペースメーカーの植込みを，適応がない場合はアトロピンやイソプロテレノールを使用．アトロピンでは抗コリン作用による口渇感など，イソプロテレノールでは心収縮増強による動悸，胸部不快感などの副作用に注意．

■ うっ血性心不全

- 比較的心機能抑制の少ない他薬（リドカイン，アミオダロン，ニフェカラント，メキシレチン，アプリンジンなど）への変更を検討する．

■ 透析中の患者

- 本薬は透析ではほとんど除去されないため，透析患者には投与不可．他薬への変更を検討．Ⅰa群抗不整脈薬では，プロカインアミド，ピルメノール（ただしいずれも慎重投与）またはキニジンが透析中の患者にも投与可能．

■ 緑内障，尿貯留傾向

- 抗コリン作用のない他薬（Ⅰa群ではキニジンやプロカインアミドなど）へ変更．

■ バルデナフィル，モキシフロキサシンまたはトレミフェンの投与中

- Ⅰa群薬はQT間隔を延長させるため，他群の抗不整脈薬を検討．

■ 重篤な肝機能障害
- 本薬の心機能抑制作用および催不整脈作用に起因する循環不全によると考えられる肝障害が報告されていることから，慎重に投与．

■ 腎機能障害
- 軽〜中等度障害（SCr：1.3〜2.9 mg/dL）では，半減期が腎機能正常者の約1.5倍に，高度障害（SCr：3.0 mg/dL以上）では約3倍に延長（内服）．腎機能障害の程度に応じて減量など用法用量を調整する．

■ 高齢者
- 内服は1日150 mg，注射は0.05 mL/kgから投与を開始するなど，少量から慎重に投与．

■ 治療中の糖尿病
- 本薬の最も重要な心外副作用は，インスリン分泌刺激作用に基づく**低血糖**．血糖降下薬の作用を増強するおそれ．

■ 血清K低下
- 催不整脈作用が誘発されやすいので，心電図，脈拍，血圧等を定期的に調べながら慎重に投与．

治療効果がみられなかった患者には？

- 血中濃度が治療有効域内（0.25〜0.35 μg/mL）であるか確認．治療有効域よりも低い場合は増量を検討．他の抗不整脈薬への変更や非薬物療法について検討．

副作用が発現した患者には？

- PQの延長，QRS幅の増大，QTの延長，徐脈，血圧低下等の場合には，直ちに減量または投与を中止．過量投与時には，QRS幅の著しい延長と心原性ショック等の心抑制症状の併発を認める．過量投与に対しては，血中濃度を確認するとともに，乳酸ナトリウムを必要に応じカリウムと一緒に投与する．心抑制症状に対しては，ドパミン，ドブタミン，イソプレナリン等の投与を行う．薬剤で効果がみられない場合には，ペースメーカーの装着や電気的除細動などの処置を行う．

- 低血糖や，循環不全による肝・腎機能障害，抗コリン作用による排尿障害および視調節障害等の場合には，減量または投与を中止．循環不全による重篤な肝障害（トランスアミナーゼ，LDHの急激な上昇を特徴とするショック肝）の場合には，早急にドパミンの投与等心機能改善のための処置と必要に応じ肝庇護療法を行う．

[本間真人，幸田幸直]

第2章 抗不整脈薬

❷Ⅰb群抗不整脈薬（Naチャネル遮断薬）

アプリンジン塩酸塩

● アスペノン®

◆製剤・包装
アスペノン® カプセル 10・20（mg）／アスペノン® 静注用 100（mg）

◆効能効果
- 内服：頻脈性不整脈で他の抗不整脈薬が使用不可か無効の場合
- 注射：頻脈性不整脈

◆用法用量
- 内服：1日40 mgより開始．1日2～3回に分割投与．効果が不十分な場合は60 mgまで増量．年齢，症状により適宜増減
- 注射：必ず5％ブドウ糖液等で10倍に希釈（局所障害性が強いため原液のまま使用しない）し，血圧ならびに心電図監視下に，希釈液として1回1.5～2.0 mL/kg（1.5～2.0 mg/kg）を5～10 mL/分の速度で静注．注入総量は希釈液として1回100 mL（100 mg）まで

◆体内動態
- 内服：t_{max}＝2～4時間，$t_{1/2}$＝8～16時間（単回投与），$t_{1/2}$＝23.8時間（反復投与）
- 有効血中濃度：0.25～1.25 μg/mL，中毒域は2.0 μg/mL以上
- 肝代謝型薬物．主にCYP2D6により代謝．肝代謝酵素の飽和により非線形の薬物動態を示す

◆警告
なし

◆患者への注意事項

副作用初期症状
- 心電図異常［催不整脈］
- 発熱，咽頭痛，全身倦怠感［無顆粒球症］
- 咳嗽，息切れ，呼吸困難，発熱［間質性肺炎］
- 倦怠感，食欲不振，皮膚や白目が黄色くなる［肝機能障害，黄疸］

生活との関係，食・OTCとの相互作用
- 運転や高所での作業，危険な作業は避ける（手指のふるえ，めまい・ふらつきなどのおそれ）

◆重大な副作用

痙攣（［注射］0.1％未満）
催不整脈〔心室頻拍（Torsades de pointesを含む）〕（［内服］0.1％未満，［注射］0.2％未満）
肝機能障害
黄疸（0.2％未満）

	無顆粒球症（0.1％未満）
	間質性肺炎（0.1％未満）

◆相互作用（禁・慎）

慎	ジソピラミド，キニジン，メキシレチン：刺激伝導系の抑制作用を相加的または相乗的に増強
	ジルチアゼム：肝代謝酵素に影響を及ぼし合い，両薬の血中濃度が上昇するため，併用する場合には両薬とも減量
	アミオダロン，ベラパミル：本薬の血中濃度が上昇することがある［CYP3A4に対する競合的阻害作用］
	局所麻酔薬（メピバカイン）：両薬の中枢神経系および心臓に対する副作用が増強される可能性がある

◆禁忌・慎重投与の患者

禁	重篤な刺激伝導障害（完全房室ブロック等）［刺激伝導障害を増悪］
	重篤なうっ血性心不全［心筋収縮力低下により，心不全を悪化］
	妊婦または妊娠している可能性のある女性［ラットまたはウサギにおいて胎仔の発育抑制，生存胎仔数の減少および胎仔死亡数の増加が報告］
慎	基礎心疾患（心筋梗塞，弁膜症，心筋症等），軽度の刺激伝導障害（不完全房室ブロック，脚ブロック等），著明な洞性徐脈，うっ血性心不全，パーキンソン症候群
	重篤な肝・腎機能障害，血清K低下，高齢者

使い分け・処方変更のポイント

同効薬

- ▶ ジソピラミドリン酸塩*（リスモダン®）
- ▶ キニジン硫酸塩水和物（硫酸キニジン）
- ▶ プロカインアミド塩酸塩（アミサリン®）
- ▶ リドカイン*（キシロカイン®）
- ▶ メキシレチン塩酸塩*（メキシチール®）
- ▶ プロパフェノン塩酸塩*（プロノン®）　　　　　（*：本書に該当項目あり）

他の同効薬と比べた本薬の特徴は？

- ▶ Naチャネル遮断において不活化ゲートを中程度遮断．他のⅠb群薬に比べ心機能抑制効果が弱い．上室性・心室性不整脈の両方に適応．

- ▶ 本薬は**非線形の薬物動態を示す**ため，増量の際は注意．

- ▶ 主に肝臓で代謝．腎からの未変化体尿中排泄率は1％以下．

▶ 心機能抑制効果が弱く，腎機能障害の影響を受けにくいことから高齢者にも処方される．

こんな症例に最適！

▶ 腎不全，心不全，呼吸不全などでも比較的安全に投与可能．
▶ 器質的心疾患．

本薬が適さない症例と対策（用法用量の調節，代替薬の選び方と処方変更時のポイント）

■ 肝機能障害
▶ 肝代謝型の薬剤であるため，血中アプリンジン濃度が上昇することがあり，投与量の調節が必要．

■ 重篤なうっ血性心不全
▶ 心筋収縮力低下により，心不全を悪化させるおそれがあるため，心機能抑制の少ない薬剤に変更．

■ 妊婦または妊娠している可能性のある女性，授乳婦
▶ 投与しない．胎仔の発育抑制（ラット），生存胎仔数の減少および胎仔死亡数の増加（ウサギ）がみられている．授乳婦へ投与する場合は授乳を避けさせる．乳汁移行が報告されている（ラット）．

■ パーキンソン症候群
▶ パーキンソン様症状を増悪させるおそれ．

治療効果がみられなかった患者には？

▶ 血中濃度 $0.25 \sim 1.25 \mu g/mL$ を目安に用量調節．肝代謝酵素の飽和により非線形の薬物動態を示すため，増量により血中濃度が著明に上昇することがあり（中毒域：$2.0 \mu g/mL$ 以上），**増量は少量ずつ行う**．1日用量60 mgを超える場合は，副作用のリスクが増大．

副作用が発現した患者には？

▶ 投与中に無顆粒球症，顆粒球減少，白血球減少，肝機能障害（AST，ALT，γGTPの上昇を伴う）や黄疸があらわれた場合には投与を中止．
▶ 不整脈の悪化や新たな不整脈の発現，ショック症状（血圧低下や心不全症状）の場合には，投与を中止．これらは急性中毒（過量投与時）の症状と考えられるので，血中濃度を確認．心不全症状の場合は強心薬の投与またはIABP（intraaortic balloon pumping：大動脈内バルーンパンピング）などの補助循環，

不整脈の悪化や新たな不整脈の発現に対してはペーシングや電気的除細動などを行う．
▶投与中に手指振戦，めまい，ふらつき等の精神神経系症状が発現し，増悪する場合には直ちに減量または投与を中止．

[本間真人，幸田幸直]

第2章 抗不整脈薬

❷Ⅰb群抗不整脈薬（Naチャネル遮断薬）

リドカイン

💊 キシロカイン®

◆製剤・包装
静注用キシロカイン® 2％

◆効能効果
- 期外収縮（心室性，上室性），発作性頻拍（心室性，上室性），急性心筋梗塞時および手術に伴う心室性不整脈の予防

◆用法用量
- 1回50〜100 mg（1〜2 mg/kg）［2％注射液：2.5〜5 mL］を，1〜2分間で，緩徐に静注．効果が認められない場合には5分後に同量を投与．効果の持続を期待するときには10〜20分間隔で同量を追加投与してもよいが，1時間内の基準最高投与量は300 mg［2％注射液：15 mL］とする．静注の効果は，通常10〜20分で消失する

◆体内動態
- $t_{1/2}$＝約2時間（単回投与），$t_{1/2}$＝約90分（持続投与）
- 有効血中濃度：1.5 μg/mL以上，中毒域：5〜15 μg/mL以上
- 肝代謝型薬物．主にCYP1A2およびCYP3A4により代謝

◆警告
なし

◆患者への注意事項

副作用初期症状

- PQ間隔の延長またはQRS幅増大等の刺激伝導系抑制，徐脈，血圧低下，ショック，意識障害等，稀に心停止，アナフィラキシーショック［刺激伝導系抑制，ショック］
- 不安，興奮，多弁，口周囲の知覚麻痺，舌のしびれ，ふらつき，聴覚過敏，耳鳴，視覚障害，振戦等［中毒症状］
- 頻脈・不整脈・血圧変動，急激な体温上昇，筋強直，血液の暗赤色化（チアノーゼ），過呼吸，発汗，アシドーシス，高K血症，ミオグロビン尿（ポートワイン色尿）等［悪性高熱］

生活との関係，食・OTCとの相互作用

- セイヨウオトギリソウ含有食品を摂取しない（本薬の効果減弱のため）

◆重大な副作用

刺激伝導系抑制，ショック
意識障害，振戦，痙攣
悪性高熱

◆相互作用（禁・慎）

慎	シメチジン：本薬の血中濃度が上昇［シメチジンのCYP阻害作用による］

	メトプロロール，プロプラノロール，ナドロール：本薬の血中濃度が上昇［心拍出量，肝血流量減少作用による本薬の代謝遅延］
	リトナビル，アンプレナビル，ホスアンプレナビル，アタザナビル：本薬のAUCが上昇［CYPに対する競合的阻害作用による本薬の代謝遅延］
	III群抗不整脈薬（アミオダロンなど）：CYPの阻害により本薬の血中濃度が上昇し，心機能抑制作用が増強

◆ 禁忌・慎重投与の患者

禁	重篤な刺激伝導障害（完全房室ブロック等）［心停止］
	アミド型局所麻酔薬に対する過敏症
慎	著明な洞性徐脈，刺激伝導障害［症状が悪化］
	循環血液量が減少，ショック状態，心不全［心停止］
	重篤な肝障害・腎障害［中毒症状が発現］
	高齢者［肝機能が低下していることが多く中毒症状を起こすおそれ］

使い分け・処方変更のポイント

同効薬

▶ メキシレチン塩酸塩*（メキシチール®）　　　　　（*：本書に該当項目あり）

他の同効薬と比べた本薬の特徴は？

- ▶ 主として心室に作用．

- ▶ 心臓の神経膜のNaチャネルを遮断することにより，活動電位の立ち上がり速度の低下，心房・心室の伝導性低下，Naチャネル不活性化回復遅延をきたし，相対不応期を延長．

- ▶ 最大効果は低K血症がないときに得られる．

- ▶ 静脈内1回投与で用いるアンプル製剤．

- ▶ **主として肝臓で代謝**されるため，肝機能障害や肝機能が低下していることが多い高齢者では血中濃度が上昇する（振戦，痙攣等の中毒症状を起こすおそれ）．

- ▶ 透析でほとんど除去されない．

- ▶ 妊婦または妊娠している可能性のある婦人には，治療上の有益性が危険性を上回る場合にのみ投与．米国FDAの薬剤安全性に関する分類では妊婦へのリスクは報告されていない．

- ▶ 小児に対する安全性は確立していないが，心室頻拍に使用することは可能（使用を推奨するものではなく，医師の裁量による投与）．

▶ 有効血中濃度は1.5〜5.0μg/mLであり，6〜10μg/mLでは時に，10μg/mL以上では頻回に中毒症状が発現する．血中濃度測定のための採血は，静脈内1回投与では投与2時間後，点滴静注では投与6〜12時間後．

こんな症例に最適！

▶ 心室期外収縮（心筋梗塞急性期の心室期外収縮・単形性非持続性心室頻拍）．

▶ 持続性心室頻拍．

▶ 多形性心室頻拍・心室細動・無脈性心室頻拍の発作時．

▶ Torsades de pointes．

▶ 小児における特発性非持続性心室頻拍・特発性持続性心室頻拍．

本薬が適さない症例と対策（用法用量の調節，代替薬の選び方と処方変更時のポイント）

■ 著明な洞性徐脈，刺激伝導障害（症状を悪化させるおそれ）

▶ 症状の可逆性の原因・誘因がなく，ペースメーカーの適応があれば，ペースメーカー植込み術，適応がない場合や緊急時にはアトロピンの静注，イソプレナリンを使用．イソプレナリンは心臓の酸素需要量を増やすので，虚血性心疾患のある場合には慎重に投与．

■ アミド型局所麻酔薬に対する過敏症

▶ 心室期外収縮（心筋梗塞急性期の心室期外収縮，単形性非持続性心室頻拍），持続性心室頻拍，多形性心室頻拍，心室細動，無脈性心室頻拍の発作にはプロカインアミド，ニフェカラント，アミオダロンなどの投与を検討．Torsades de pointesの場合，メキシレチン，β遮断薬（プロプラノロール）などを静注．Caチャネル遮断薬（ベラパミル）や硫酸マグネシウムの静注が有効な場合もある．心室細動出現時は電気的除細動（2〜4 J/kg）を行う．

■ 循環血液量が減少，ショック状態あるいは心不全（心停止のおそれ）

▶ 病態に応じ，全身状態の管理に努める．

■ 重篤な肝機能障害または腎機能障害（中毒症状が発現しやすい）

▶ 腎機能障害時や透析時に用量調節の必要はないが，中毒症状など，副作用に注意する．CCr＜30 mL/分の患者に対する長期投与時では減量を考慮．肝機能障害時では，肝クリアランスが低下しているため消失半減期が延長しやすい．初回負荷量の調節は必要ないが，投与速度を遅くする必要はある．肝機能低下患者における本薬の消失半減期は，健常者の3倍に延長．

■ 高齢者

- 肝機能が低下していることが多いため，**血中濃度の上昇に注意**．高齢者（本薬50 mgを静注）における本薬の消失半減期（140分）は，若齢者（81分）より延長．

治療効果がみられなかった患者には？

- 一度投与して効果が認められない場合には，5分後に同量を投与する．効果の持続を期待するときには10〜20分間隔で同量を追加投与する．1時間内の基準最高投与量は300 mg（2％注射液では15 mL）とする．血中濃度が有効治療域にもかかわらず効果が認められない場合は他薬を選択するか，ペーシング，電気的除細動，カテーテルアブレーションなどの非薬物療法を検討する．

副作用が発現した患者には？

- 刺激伝導系抑制，ショックをきたした場合には適切な処置を行う．

- 意識障害，振戦，痙攣等の中毒症状があらわれた場合には，直ちに投与を中止．

- 悪性高熱に伴う症状を認めた場合は，直ちに投与を中止し，ダントロレンナトリウムの静注，全身冷却，純酸素による過換気，酸塩基平衡の是正等を行う．悪性高熱は腎不全を続発することがあるので，尿量の維持を図る．

- 本薬の過量投与時は，呼吸を維持し，酸素を十分投与．必要に応じて人工呼吸を行う．振戦や痙攣が著明であれば，ジアゼパムまたは超短時間作用型バルビツール酸製剤（チオペンタールナトリウム等）を投与．心機能抑制に対しては，カテコラミン等の昇圧薬を投与．

[本間真人，幸田幸直]

第2章 抗不整脈薬

❷ Ib群抗不整脈薬（Naチャネル遮断薬）

メキシレチン塩酸塩

💊 メキシチール®

◆製剤・包装
メキシチール® カプセル 50 mg・100 mg／メキシチール® 点滴静注 125 mg

◆効能効果
- 内服：頻脈性不整脈（心室性），糖尿病性神経障害に伴う自覚症状（自発痛，しびれ感）の改善
- 注射：頻脈性不整脈（心室性）

◆用法用量
- 内服：300 mg を 1 日 3 回に分割し，食後に投与．効果が不十分な場合は 450 mg まで増量（1 日用量 450 mg を超える場合，副作用発現率が約 30％に増大）．年齢，症状により適宜増減
- 静脈内 1 回投与法：1 回 1 管 125 mg（2〜3 mg/kg）を必要に応じて生理食塩液またはブドウ糖液等に希釈し，心電図の監視下に臨床症状の観察，血圧測定を行いながら 5〜10 分間かけ徐々に静注．年齢，症状により適宜増減
- 点滴静脈内投与法：静脈内 1 回投与が有効．効果の持続を期待する場合に，心電図の連続監視下に臨床症状の観察，血圧測定を行いながら点滴投与．年齢，症状により適宜増減
    ⅰ）シリンジポンプを用いる場合：1 時間に 0.4〜0.6 mg/kg の速度で投与
    ⅱ）微量調整用の自動点滴装置または輸液セットを用いる場合：1 管を生理食塩液またはブドウ糖液等（500 mL）に希釈し，0.4〜0.6 mg/kg/時の速度で投与
- 糖尿病性神経障害に伴う自覚症状の改善（内服）：300 mg を 1 日 3 回に分割し経口投与．2 週間投与しても効果が認められない場合には中止．1 日 300 mg を超えて投与しない

◆体内動態
- 内服：t_{max} ＝ 3 時間，$t_{1/2}$ ＝ 9〜11 時間（健常者），$t_{1/2}$ ＝ 11〜17 時間（不整脈患者）
- 静脈内投与：$t_{1/2}$ ＝ 10.2〜11.5 時間
- 肝代謝型薬物．主に CYP2D6 および CYP1A2 により代謝
- 腹膜透析による除去率＝2.8％，血液透析による除去率＝約 30％

◆警告
なし

◆患者への注意事項

副作用初期症状

- 眼や口腔粘膜のただれ，発熱［中毒性表皮壊死症，皮膚粘膜眼症候群，紅皮症］
- 皮疹や痒みなどの皮膚症状，寒気，顔面が蒼白になる，冷や汗，めまい，気を失う，ふらつく，吐き気，胸が苦しい，息が苦しい［ショック］
- 皮疹，発熱，リンパ節の腫れ［遅発性の重篤な過敏症］
- 動悸，息切れ，脈の異常を感じる［心室頻拍］

- 尿量減少，むくみ，全身倦怠感［腎不全］
- 存在しないものが見える，ない音が聞こえる，時間・場所がわからない［幻覚，錯乱］

生活との関係，食・OTCとの相互作用

- 運転や危険な作業は行わない（頭がボーッとする，めまい等のおそれ）

◆ 重大な副作用

中毒性表皮壊死症（Lyell症候群）
皮膚粘膜眼症候群（Stevens–Johnson症候群），紅皮症，心室頻拍（0.1％未満）
幻覚（［注射］0.1〜5％未満，［内服］頻度不明）
肝機能障害（［内服］0.1〜5％未満）
黄疸（［内服］0.1％未満）
過敏症症候群，腎不全，錯乱，間質性肺炎，好酸球性肺炎（［内服］頻度不明）
心停止，完全房室ブロック，（［注射］0.1〜5％未満）
ショック（［注射］0.1％未満）

◆ 相互作用（禁・慎）

慎	リドカイン，プロカインアミド，キニジン，アプリンジン，Ca拮抗薬，β遮断薬：両薬の陰性変力作用と変伝導作用が相加的または相乗的に増強
	アミオダロン：Torsades de pointesを発現したとの報告
	CYP1A2およびCYP2D6に影響を与える薬剤：本薬の血中濃度が変動
	シメチジン：本薬の血中濃度が上昇［CYPでの代謝阻害］
	リファンピシン，フェニトイン：本薬の血中濃度が低下［本薬の代謝亢進］
	テオフィリン：テオフィリンの血中濃度が上昇［本薬のCYPへの親和性はテオフィリンより強い］
	尿のpHを上昇させる薬剤（炭酸水素ナトリウム等）：本薬の血中濃度が上昇［本薬の腎排泄が抑制される］
	尿のpHを低下させる薬剤（塩化アンモニウム等）：本薬の血中濃度が低下［本薬の腎排泄が促進される］
	胃排出能を抑制する薬剤（モルヒネ等）：本薬の吸収が遅延（内服のみ）［胃の運動低下による胃内容排出時間の延長］

◆ 禁忌・慎重投与の患者

禁	重篤な刺激伝導障害（ペースメーカー未使用のⅡ〜Ⅲ度房室ブロック等）［刺激伝導障害の悪化，心停止］
慎	基礎心疾患（心筋梗塞，弁膜症，心筋症等）［心機能抑制や催不整脈作用の出現］
	軽度の刺激伝導障害（不完全房室ブロック，脚ブロック等）［症状の悪化］
	著明な洞性徐脈［症状の悪化］
	重篤な肝・腎障害［血中濃度が上昇］
	心不全［心不全を悪化，不整脈を悪化・誘発．本薬の血中濃度が上昇］
	低血圧［循環状態を悪化］
	パーキンソン症候群［振戦を増強］

高齢者［肝・腎機能が低下，体重が少ない傾向があり，副作用が発現しやすい］
血清K低下［不整脈を誘発］
他の抗不整脈薬による治療中［有効性安全性が確立されていない］

使い分け・処方変更のポイント

同効薬

▶ リドカイン*（キシロカイン®）　　　　　　　　　　（＊：本書に該当項目あり）

他の同効薬と比べた本薬の特徴は？

- ▶ Naチャネルに対する効果では，**Fast drug**（連結期の短い期外収縮のみを選択的に抑制）に分類される．心室筋の最大脱分極速度（V_{max}）を抑制し，活動電位持続時間（APD）を短縮．
- ▶ 心室性期外収縮，心室頻拍等の頻脈性不整脈（心室性）に対する有効率が高い．
- ▶ QTを短縮させるため**不整脈の誘発が少ない**．
- ▶ 心抑制作用と刺激伝導抑制作用が弱く，比較的安全．
- ▶ リドカイン類似物であるが，肝での初回通過効果が抑えられ，**生物学的利用率が83％と高く**経口投与が可能．
- ▶ 妊婦または妊娠している可能性のある婦人には，治療上の有益性が危険性を上回る場合にのみ投与．授乳中の婦人に投与することを避け，やむを得ず投与する場合には授乳を中止（母乳中へ移行することが報告されている）．

こんな症例に最適！

- ▶ 心室性不整脈（経口薬の第一選択薬）．

本薬が適さない症例と対策（用法用量の調節，代替薬の選び方と処方変更時のポイント）

基本的には血中濃度を測定し，その有効治療域（$0.5 \sim 2.0 \, \mu g/mL$）を目安に用量調節を行う．**薬物動態に個人差が大きい**ため，血中濃度測定が有用．

■ 肝血流量の低下や肝疾患（肝硬変，慢性肝疾患）

- ▶ 維持量を通常投与量の1/4〜1/3に減量．

■ 腎不全・透析中

- ▶ 内服では1日投与量を200〜300 mg，注射は常用量を8〜12時間間隔で投与．

■ フルボキサミンの併用
- 本薬の経口クリアランスが約 40％低下．

■ 心不全または基礎心疾患（心筋梗塞，弁膜症，心筋症等）
- 心室頻拍，心室細動等が発現するおそれが高いので，少量から開始するなど投与量に十分注意し，頻回に心電図検査を実施．開始後 1〜2 週間は要入院．

治療効果がみられなかった患者には？

- 血中濃度が有効治療域（0.5〜2.0 μg/mL）に達していない可能性があり，その場合は増量を検討．心室期外収縮に対して 2〜3 日の投与で効果が判定可能．2 週間投与しても症状の改善が認められない場合は投与を中止し，血糖コントロールや食事療法等の適切な治療を継続．

副作用が発現した患者には？

- 本薬の投与に際しては，頻回に患者の状態を観察し，心電図，脈拍，血圧，心胸比を定期的に調べ，PQ 延長，QRS 幅の増大，QT 延長，徐脈，血圧低下等の異常所見の場合には，直ちに減量または投与を中止．血中濃度の測定により，これらの異常が本薬の過量投与によるか否かの判定が可能（副作用出現域：2.0 μg/mL 以上）．過量服用の可能性のある場合は必要に応じて胃洗浄を行う．徐脈，低血圧が重篤な場合，必要に応じてアトロピンを，痙攣等の場合には直ちに投与を中止し，必要に応じてベンゾジアゼピン系薬剤等の投与，人工呼吸，酸素吸入等適切な処置を行う．

[本間真人，幸田幸直]

第2章 抗不整脈薬

❸Ⅰc群抗不整脈薬（Naチャネル遮断薬）

フレカイニド酢酸塩

💊 タンボコール®

◆ **製剤・包装**
　タンボコール®錠50 mg・100 mg／タンボコール®静注50 mg

◆ **効能効果**
【内服】（他の抗不整脈薬が使用不可か無効の場合）
- 成人：頻脈性不整脈（発作性心房細動・粗動，心室性）．心疾患のある心房粗動，心室頻拍では，有益性を判断して投与
- 小児：頻脈性不整脈（発作性心房細動・粗動，発作性上室性，心室性），不整脈治療に熟練した医師が監督

【注射】
- 緊急治療を要する頻脈性不整脈（症候性の発作性心房細動・粗動，発作性上室性頻拍，心室頻拍，および生命にかかわる重症の心室性期外収縮）

◆ **用法用量**
【内服】
- 成人：頻脈性不整脈（発作性心房細動・粗動）に対して1日100 mgを2回に分けて投与．効果が不十分な場合は200 mgまで増量．年齢，症状により適宜減量．心室性の場合には適宜増減
- 小児：頻脈性不整脈（発作性心房細動・粗動，発作性上室性，心室性）に対して1日50〜100 mg/m²（体表面積）（6カ月未満の乳児には1日50 mg/m²）を，2〜3回に分けて投与．年齢，症状により適宜増減．ただし，1日最高用量は200 mg/m²

【注射】
- 成人：1回1.0〜2.0 mg/kgをブドウ糖液で希釈し，血圧および心電図監視下10分間かけて静注．総投与量は1回150 mgまで．初回用量が最大用量2.0 mg/kg（体重75 kg以上の場合は150 mg）の半量以下の場合を除き，再投与は行わない．再投与でも1日総投与量として2.0 mg/kg（体重75 kg以上の場合は150 mg）を超えない

◆ **体内動態**
- 内服：t_{max}＝2〜3時間，$t_{1/2}$＝約11時間．注射：t_{max}＝静注直後
- 肝代謝：腎排泄＝6：4．主にCYP2D6で代謝
- 有効血中濃度：200〜1,000 ng/mL

◆ **警告**
　なし

◆ **患者への注意事項**
　副作用初期症状
- めまい，動悸，息切れ，胸が痛む，胸部の不快感，失神（心室頻拍，心室細動，心房粗動，高度房室ブロック，洞停止，一過性心停止，アダムス・ストークス発作）
- 食欲不振，吐き気・嘔吐，皮膚や白目が黄色くなる（肝機能障害，黄疸）

◆重大な副作用

	心室頻拍（Torsades de pointesを含む），心房粗動，高度房室ブロック，洞停止（または洞房ブロック），心不全の悪化（0.1〜5％未満）
	心室細動，一過性心停止，アダムス・ストークス発作（0.1％未満）
	肝機能障害（AST，ALT，γ-GTPの上昇を伴う），黄疸

◆相互作用（禁・慎）

禁	リトナビル：リトナビルのCYPに対する競合的阻害作用により，本薬の血中濃度が大幅に上昇
	ミラベグロン：本薬ならびにミラベグロンは催不整脈作用を有する．また，ミラベグロンのCYP2D6阻害作用により，本薬の血中濃度が上昇
慎	ジギタリス配糖体（ジゴキシン，ジギトキシン，デスラノシド等）：ジギタリス配糖体の血中濃度が上昇
	β遮断薬（プロプラノロール等）：心機能低下や房室ブロック，本薬ならびにプロプラノロールの血中濃度が上昇［本薬ならびにプロプラノロールはともにCYP2D6の基質であるため］
	パロキセチン，シメチジン，キニジン：本薬の血中濃度が上昇［これらの薬剤がCYP2D6を阻害］
	フェニトイン，フェノバルビタール，カルバマゼピン：本薬の血中濃度が低下［これらの薬剤がCYPを誘導］
	アミオダロン：本薬の血中濃度が1.5倍に上昇するとの報告がある
	Ca拮抗薬（ベラパミル等）：心機能低下や房室ブロックのおそれ［本薬ならびにCa拮抗薬は相互に陰性変力作用と房室伝導抑制作用を有する］
	リドカイン，プロカインアミド：抗不整脈活性あるいは毒性症状が増強するとの報告がある［実験的不整脈モデルにおいて］

◆禁忌・慎重投与の患者

禁	うっ血性心不全［本薬は陰性変力作用を有し，心不全症状を悪化］
	高度の房室ブロック，洞房ブロック［本薬は房室伝導，洞伝導を抑制する作用を有し，刺激伝導をさらに悪化］
	心筋梗塞後の無症候性心室性期外収縮あるいは非持続型心室頻拍
	妊婦または妊娠している可能性のある婦人
慎	高齢者

使い分け・処方変更のポイント

同効薬

- ピルシカイニド塩酸塩水和物*（サンリズム®）
- プロパフェノン塩酸塩*（プロノン®）　　　　（*：本書に該当項目あり）

他の同効薬と比べた本薬の特徴は？

- 心房細動ガイドライン（日米欧）において基礎心疾患のない発作性心房細動に対する第一選択薬として認められている．
- 本薬は他の抗不整脈薬が使用不可または無効の場合にのみ適用を考慮する．
- 重篤な腎障害の患者では，血漿中濃度が予測以上に上昇するおそれ．
- 本薬による催不整脈は投与初期や増量時にあらわれることが多い．
- 母乳および乳製品の摂取により，本薬の吸収が抑制され，有効性が低下するおそれ（母乳および乳製品の摂取中止時には，血中濃度の上昇に注意）．
- 注射：緊急治療を要する頻脈性不整脈（発作性心房細動，発作性上室性頻拍，心室性期外収縮）に優れた抑制効果を示す．また，緊急治療を要する症候性の発作性心房細動に対し発作停止効果を示す．

こんな症例に最適！

- 他のⅠc群の抗不整脈薬で効果が得られない患者．
- 胎児不整脈の治療（胎盤透過性があるため）．

本薬が適さない症例と対策（用法用量の調節，代替薬の選び方と処方変更時のポイント）

基本的には血中濃度を測定し，200〜1,000 ng/mLを目安に用量調節を行う．

■ 腎機能低下症例

- 慢性腎不全（CCr：16 mL/分）と腎機能障害（CCr：22 mL/分）の患者では，CLがそれぞれ53％と45％低下したとの報告がある．CCrが20 mL/分以下の患者では，1日量として100 mgを超えないことが望ましい．

■ 肝硬変

- 肝硬変患者ではCLが58％低下したとの報告がある．

■ アミオダロンの併用

- 本薬の血中濃度が1.5倍に上昇するとの報告があるので，本薬を2/3に減量．

■ **妊婦，授乳婦**
> ▶ 本薬には催奇形性作用，胎盤透過性（臍帯血中濃度は血中濃度の約70％），母乳中移行（母乳中濃度は血中濃度の1.6〜2.2倍）が認められている．

治療効果がみられなかった患者には？

> ▶ 血中濃度が有効治療域（200〜1,000 ng/mL）に達していない可能性があり，その場合は増量を検討．Naチャネルの遮断効果は心電図上のQRS幅の延長によって確認可能．

副作用が発現した患者には？

> ▶ 不整脈の悪化や新たな不整脈の発現，ショック症状（血圧低下や心不全症状）の発現を認めた場合には，本薬を中止．これらは急性中毒（過量投与時）の症状と考えられるので，血中濃度を測定して確認する．

> ▶ 心不全症状を認めた場合は強心薬の投与またはIABPなどの補助循環，不整脈の悪化や新たな不整脈の発現に対してはペーシングや電気的除細動などの適切な処置を行う．

> ▶ 肝機能障害（AST，ALT，γ-GTPの上昇を伴う）や黄疸が認められた場合には本薬を中止．

[本間真人，幸田幸直]

第2章 抗不整脈薬

❸Ic群抗不整脈薬（Naチャネル遮断薬）

プロパフェノン塩酸塩

💊 プロノン®

◆製剤・包装
- プロノン®錠 100 mg・150 mg

◆効能効果
- 他の抗不整脈薬が使用不可か無効の頻脈性不整脈

◆用法用量
- 1回150 mgを1日3回．年齢，症状により適宜増減

◆体内動態
- 治療上有効な血中濃度：50 ng/mL以上
- $t_{max} = 1 \sim 2$ 時間，$t_{1/2} = 2 \sim 3$ 時間
- 肝代謝型薬物．主としてCYP2D6，CYP3A4，CYP1A2で代謝．代謝能には飽和現象が認められ，血漿未変化体濃度は非線形な薬物動態を示す．
- CYP2D6での代謝によって生成する5-ヒドロキシプロパフェノンにも未変化体と同程度の薬理活性がある

◆警告
なし

◆患者への注意事項

副作用初期症状

- めまい，動悸，息切れ，胸痛，胸部の不快感［心室頻拍（Torsades de pointesを含む），心室細動，洞停止，洞房ブロック，房室ブロック，徐脈，失神］

生活との関係，食・OTCとの相互作用

- セイヨウオトギリソウ含有食品を摂取しない（本薬の効果減弱のため）
- 食事の影響を受けやすいため，食事と服薬とのタイミングを一定に保つことが望ましい

◆重大な副作用

> 心室頻拍（Torsades de pointesを含む），心室細動，洞停止，洞房ブロック，房室ブロック，徐脈，失神

◆相互作用（禁・慎）

禁	リトナビル：本薬の血中濃度が大幅に上昇し，不整脈，血液障害，痙攣等の重篤な副作用を起こす［CYPに対する阻害作用］
	ミラベグロン：QT延長，心室性不整脈（Torsades de pointesを含む）等を起こす［CYPに対する阻害作用］
慎	ベラパミル：心臓に対する作用が増強［動物実験］
	β遮断薬（メトプロロール，プロプラノロール）：心収縮力低下，血圧低下，めまい，ふらつき等の症状
	ワルファリン，ジゴキシンまたはテオフィリン：これらの薬剤の作用が増強される．ジゴキシン中毒症状があらわれることがある

◆ 禁忌・慎重投与の患者

禁	うっ血性心不全［心不全の悪化］
	高度の房室ブロック，洞房ブロック［刺激伝導障害を悪化させ，完全房室ブロックや高度の徐脈に陥る］
慎	基礎心疾患（心筋梗塞，弁膜症，心筋症等）［心不全，心室頻拍等］
	刺激伝導障害（房室ブロック，洞房ブロック，脚ブロック等）［悪化］
	著明な洞性徐脈［より強い徐脈状態］
	肝機能障害［血中濃度が上昇］
	重篤な腎機能障害［血中濃度が上昇］
	血清K低下［心室頻拍等］
	高齢者

使い分け・処方変更のポイント

同効薬

- フレカイニド酢酸塩*（タンボコール®）
- ピルシカイニド塩酸塩水和物*（サンリズム®）
- ジソピラミドリン酸塩*（リスモダン®）
- プロカインアミド塩酸塩（アミサリン®）
- シベンゾリンコハク酸塩*（シベノール®）
- ピルメノール塩酸塩水和物（ピメノール®）
- アプリンジン塩酸塩*（アスペノン®）
- メキシレチン塩酸塩*（メキシチール®） （＊：本書に該当項目あり）

他の同効薬と比べた本薬の特徴は？

- Naチャネル遮断作用により活動電位（phase 0）の立ち上がり速度を抑制し，抗不整脈作用を示す．本薬は化学構造上β遮断薬と類似し，弱いβ受容体遮断作用を有する．

- 基礎疾患を伴わない発作性心房細動に対する第一選択薬．心抑制は弱く，抗コリン作用および中枢作用をもたない．

- 主に肝臓で代謝．代謝能には飽和現象が認められ，血中未変化体濃度は**非線形の薬物動態**を示す．300 mg投与時の血中未変化体のC_{max}，AUCは，100 mg投与時の約10倍と大きく変動する．

- **透析による除去率は非常に少ない．**

こんな症例に最適！

- 日中型の心房細動．
- 発作性心房細動に対する単回投与（pill in the pocket：患者に薬剤を携帯させ，発作時に単回投与）．

本薬が適さない症例と対策（用法用量の調節，代替薬の選び方と処方変更時のポイント）

■ 肝機能障害（血中濃度が上昇するおそれ）

- 肝不全患者には常用量の20〜30％で投与．肝機能障害の患者では少量から開始．血清ビリルビン値を指標にして投与量を調節．Child分類A（軽度肝機能障害，ビリルビン値：1〜2 mg/dL）では常用量の2/3量から投与開始，Child分類B（中等度肝機能障害，ビリルビン値：2〜3 mg/dL）では常用量の1/2〜1/3に減量．Child分類C（高度肝機能障害）では禁忌．

■ 高齢者

- 肝・腎機能が低下し，体重が少ない傾向のため副作用が発現しやすい．入院で少量から開始することが望ましい．

■ 重篤な腎機能障害（血中濃度が上昇するおそれ）

- プロパフェノンは肝代謝性であり，腎からはほとんど排泄されないが，重篤な腎機能障害のある患者の場合には，血中濃度の上昇が否定できない．

治療効果がみられなかった患者には？

- 血中濃度が有効治療域（約50 ng/mL）に達していない可能性があり，その場合は増量を検討．ただし，1日用量450 mgを超えて投与する場合には，副作用発現の可能性が増大するので注意．Naチャネルの遮断効果は心電図上のQRS幅の延長によって確認可能．

副作用が発現した患者には？

- 心室頻拍（Torsades de pointesを含む），心室細動，洞停止，洞房ブロック，房室ブロック，徐脈，失神をきたした場合，心電図検査を行い，異常が観察された場合には投与を中止．
- 過量投与での血圧低下，傾眠，徐脈，心房内・心室内伝導障害，痙攣および重篤な心室性不整脈には，除細動，ならびにドパミンおよびイソプロテレノール注入が心臓の律動と血圧のコントロールに有効とされている．痙攣はジアゼパムの静脈内投与によって寛解する場合がある．人工心肺あるいは心臓マッサージなどの支持療法を必要とする場合もある．

[本間真人，幸田幸直]

第2章 抗不整脈薬

❸Ic群抗不整脈薬（Naチャネル遮断薬）

ピルシカイニド塩酸塩水和物

● サンリズム®

◆ **製剤・包装**
  サンリズム® カプセル 25 mg・50 mg／サンリズム® 注射液 50

◆ **効能効果**
  - 内服：他の抗不整脈薬が使用不可か無効の頻脈性不整脈
  - 注射：緊急治療を要する頻脈性不整脈（上室性および心室性）

◆ **用法用量**
  - 内服：1日 150 mg を3回に分けて経口投与．重症または効果不十分な場合には，1日 225 mg まで増量可能．年齢，症状により適宜増減
  - 注射：期外収縮には1回 0.075 mL/kg（0.75 mg/kg），頻拍には1回 0.1 mL/kg（1.0 mg/kg）を生理食塩液または5％ブドウ糖注射液などで希釈し，血圧ならびに心電図監視下に10分間で徐々に静注．急速静注の場合，血中濃度が急激に上昇するので，投与時間を厳守．年齢，症状に応じて適宜減量
  - 本薬の投与により効果を認め，その後再発した場合には，初回用量が最大用量（頻拍：1.0 mg/kg，期外収縮：0.75 mg/kg）の半量以下の場合を除き，再投与は行わない．再投与の際は，1日総投与量が1回最大用量を超えないこと

◆ **体内動態**
  - 有効血中濃度：0.2〜0.9 μg/mL
  - 内服：t_{max} = 1〜2 時間，$t_{1/2}$ = 4〜5 時間
  - 注射：$t_{1/2}$（α相）= 2〜4 時間，$t_{1/2}$（β相）= 4〜6 時間
  - 腎臓排泄型薬物
  - 腎機能によって $t_{1/2}$ が変動する．50 ≦ CCr：$t_{1/2}$ は腎機能正常例とほぼ同じ，20 ≦ CCr < 50：$t_{1/2}$ は腎機能正常例の約2倍，CCr < 20：$t_{1/2}$ は腎機能正常例の約5倍

◆ **警告**
  なし

◆ **患者への注意事項**

  （副作用初期症状）

  - めまい，動悸，胸部不快感，胸が痛む，脈がとぶ感じ，ふらつき，眼前暗黒感，息切れ

◆ **重大な副作用**

心室細動（0.09 %）
心室頻拍（Torsades de pointes を含む）（0.22 %）
洞停止（0.11 %）
完全房室ブロック
失神（0.04 %）
心不全
急性腎不全

◆相互作用（禁・慎）

慎	リファンピシン：本薬の血中濃度の低下［CYPが誘導され，本薬の代謝速度が亢進］
	ベラパミル，プロプラノロール，ジゴキシン，ニトログリセリン：本薬の作用が増強される可能性が報告されている［動物実験］
	セチリジン：両薬の血中濃度が上昇し，本薬の副作用が発現したとの報告がある［腎でのトランスポーターを介した排泄が競合するため］

◆禁忌・慎重投与の患者

禁	うっ血性心不全［心室頻拍，心室細動等の誘発または増悪，陰性変力作用による心不全の悪化］
	高度の房室ブロック，洞房ブロック［刺激伝導抑制作用により悪化］
慎	腎機能障害，高齢者

使い分け・処方変更のポイント

同効薬

- ▶ フレカイニド酢酸塩*（タンボコール®）
- ▶ プロパフェノン塩酸塩*（プロノン®）
- ▶ キニジン硫酸塩水和物（硫酸キニジン）
- ▶ ジソピラミドリン酸塩*（リスモダン®）
- ▶ プロカインアミド塩酸塩（アミサリン®）
- ▶ シベンゾリンコハク酸塩*（シベノール®）
- ▶ ピルメノール塩酸塩水和物（ピメノール®）
- ▶ アプリンジン塩酸塩*（アスペノン®）
- ▶ メキシレチン塩酸塩*（メキシチール®）
- ▶ リドカイン*（キシロカイン®）　　　　　　　　　（*：本書に該当項目あり）

他の同効薬と比べた本薬の特徴は？

- ▶ 心筋細胞のNaチャネル阻害作用により，細胞膜の活動電位の最大脱分極速度（V_{max}）を抑制し，刺激の伝導速度を抑制することにより抗不整脈作用を示す．
- ▶ Naチャネルを選択的に抑制し，K，Caチャネルおよびα，βおよびムスカリン受容体などには影響を与えない．
- ▶ 発作性の心房細動，心房粗動，上室性頻拍に伴う自覚症状を速やかに軽減させ，停止および再発抑制に有効．

- Ⅰa，ⅠbおよびⅡ群抗不整脈薬が無効の心室性期外収縮に対し有効性が認められる．
- **腎排泄型**の薬剤であり，腎機能障害患者では血中濃度が上昇しやすいので，**減量するか投与間隔をあけて使用**．透析患者では，1日25 mgから投与を開始．
- slow kinetic特性を有するNaチャネル遮断薬で，緊急治療を要する頻脈性不整脈（上室性および心室性）に対し，高い有効性を示す（注射剤）．
- 妊婦または妊娠している可能性のある婦人には，治療上の有益性が危険性を上回ると判断される場合にのみ投与．静脈内投与した場合，胎仔移行が報告されている（動物実験）．
- 本薬投与中は授乳を避ける．乳汁中に移行することが報告されている（動物実験）．
- 高齢者に対しては，入院させて1回25 mgから投与を開始することが望ましい．

こんな症例に最適！

- 発作性心房細動．
- 発作性心房細動に対する単回投与（pill in the pocket：患者に薬剤を携帯させ，発作時に単回投与する）．

本薬が適さない症例と対策（用法用量の調節，代替薬の選び方と処方変更時のポイント）

■ 腎機能障害

- 本薬は腎臓からの排泄により体内から消失する薬剤であり，血中濃度が高くなりやすく，持続しやすいので，投与量を減量するか，投与間隔をあけて使用する．特に，透析患者では，高い血中濃度が持続するおそれがあるので，1日25 mgから投与を開始するなど慎重に投与．

■ 高齢者

- 副作用が発現しやすいため1回25 mgから投与を開始するなど，慎重に投与．CCrを指標として予測した半減期から，投与間隔をあけるか投与量を減じる．
- 50≦CCr：半減期は腎機能正常例とほぼ同じ，20≦CCr＜50：半減期は腎機能正常例の約2倍，CCr＜20：半減期は腎機能正常例の約5倍に延長．

治療効果がみられなかった患者には？

- ピルシカイニドの血中濃度測定を行い，有効治療域（0.2〜0.9 μg/mL）未満の場合は増量を検討．

- 発作性心房細動に対し無効な場合はKチャネル遮断作用を併せもつintermediate kineticのNaチャネル遮断薬（プロパフェノンなど）を選択．
- 心房粗動に対し無効な場合はレートコントロールを行ったうえでカテーテルアブレーションを検討．

副作用が発現した患者には？

- 本薬の過量投与，高度の腎機能障害により，本薬の血中濃度が上昇した場合，刺激伝導障害（著明なQRS幅の増大等），循環器障害，構語障害等の精神・神経障害を引き起こす．これらの徴候・症状の場合には直ちに本薬の投与を中止し，消化管からの未吸収薬の除去（胃洗浄等），体外ペーシングや電気的除細動を検討．本薬の血液透析による除去率は最大約30％．

［本間真人，幸田幸直］

第2章 抗不整脈薬

❹Ⅱ群抗不整脈薬（短時間作用型β₁選択的遮断薬）

ランジオロール塩酸塩

● オノアクト®

◆ 製剤・包装
注射用オノアクト® 50（mg）

◆ 効能効果
- 手術時の頻脈性不整脈に対する緊急処置：心房細動，心房粗動，洞性頻脈
- 手術後の循環動態監視下における頻脈性不整脈に対する緊急処置：心房細動，心房粗動，洞性頻脈

◆ 用法用量
- 手術時：0.125 mg/kg/分で1分間静脈内投与した後，0.04 mg/kg/分で持続投与．投与中は心拍数，血圧を測定し0.01〜0.04 mg/kg/分で適宜調節
- 手術後：0.06 mg/kg/分で1分間静脈内投与した後，0.02 mg/kg/分で持続投与を開始．5〜10分を目安に目標とする徐拍作用が得られない場合は，0.125 mg/kg/分で1分間静脈内投与した後，0.04 mg/kg/分で持続投与．投与中は心拍数，血圧を測定し0.01〜0.04 mg/kg/分で適宜調節

◆ 体内動態
- $t_{1/2}$ =約4分，CLtot = 41.8 mL/分/kg，Vd = 242 mL/kg
- ヒトにおける主代謝酵素は肝臓のカルボキシエステラーゼ，血漿中の擬コリンエステラーゼと推定される．代謝への寄与率は肝臓が約50％，血漿が約50％と考えられる

◆ 警告
なし

◆ 重大な副作用

ショック（0.05％）
心停止（0.1％）
完全房室ブロック
洞停止（0.05％）
高度徐脈（0.1％）

◆ 相互作用（禁・慎）

慎	交感神経系に対し抑制的に作用する他の薬剤（レセルピン等）：交感神経系の過剰の抑制
	血糖降下薬（インスリン等）の低血糖症状（頻脈等）をマスクすることがあるので，血糖値に注意［血糖値が低下するとカテコラミンが分泌され，心拍数を増加させるが，β₁受容体が遮断されていると，心拍数の増加が起きない］
	Ca拮抗薬（ベラパミル，ジルチアゼム等）：相互に作用を増強．うっ血性心不全，洞房ブロック，房室ブロックの患者では重度の低血圧，徐脈，心不全が発現するおそれ

	ジギタリス製剤：房室伝導時間が延長し，作用が増強［両薬はともに房室伝導時間の延長作用を有する］
	I群抗不整脈薬（ジソピラミド，プロカインアミド，アジマリン等）：過度の心機能抑制
	クロニジン投与中止後のリバウンド現象（血圧上昇）を増強する可能性がある．手術前数日以内にクロニジンを投与中止した場合には，本薬の投与を慎重に行う
	交感神経刺激薬（エピネフリン等）：血管収縮により，血圧上昇をきたしたことがある［α，β刺激作用を有する薬剤の場合には，本薬により交感神経刺激薬のβ刺激作用が抑制され，α刺激作用が優位となり，血管収縮が起こる］
	コリンエステラーゼ阻害薬（ネオスチグミン，ジスチグミン臭化物，エドロホニウム塩化物等）：作用が増強および作用時間が延長［本薬はエステラーゼで代謝されるため］
	徐拍作用をもつ麻酔薬（フェンタニル，プロポフォール）：徐拍作用を増強
	プロカイン，スキサメトニウム：両薬の作用時間が延長することがある［同一の酵素によって代謝されるため，拮抗的な阻害を受ける］

◆ **禁忌・慎重投与の患者**

禁	心原性ショック［心機能を抑制し，症状が悪化］
	糖尿病性・代謝性アシドーシス［アシドーシスによる心筋収縮力の抑制を増強］
	房室ブロック（Ⅱ度以上），洞不全症候群など徐脈性不整脈［刺激伝導系に対し抑制的に作用し，症状が悪化］
	肺高血圧症による右心不全の患者，うっ血性心不全［心機能を抑制し，症状が悪化］
	未治療の褐色細胞腫
慎	左室収縮機能障害［心機能を抑制し，症状が悪化］
	気管支痙攣性疾患［本薬はβ₁受容体選択的遮断薬であるが，弱いβ₂受容体遮断作用も有することから，気管支筋収縮作用により，痙攣症状の誘発，悪化］
	コントロール不十分な糖尿病［低血糖症状としての頻脈等の交感神経系反応をマスク］
	低血圧症［心機能を抑制し，症状が悪化］
	重篤な血液，肝，腎機能障害［本薬の代謝，排泄の阻害］
	末梢循環障害［本薬は弱いβ₂受容体遮断作用も有することから，末梢血管の拡張を抑制し，症状が悪化］
	大量出血や脱水症状等による循環血液量の減少［本薬投与により血圧低下をきたしやすい］

使い分け・処方変更のポイント

同効薬

- プロプラノロール塩酸塩（インデラル®）
- エスモロール塩酸塩（ブレビブロック®）

他の同効薬と比べた本薬の特徴は？

- β_1 受容体に選択的に作用．
- 本薬の血中半減期は約4分であり，調節性に優れた短時間作用型 β_1 遮断薬．
- 手術時および手術後の頻脈性不整脈（心房細動，心房粗動，洞性頻脈）に速やかな効果を示す．
- 手術時に緊急治療を要する頻脈性不整脈に対し，投与2～3分後から速やかに心拍数の減少作用を示す．その効果は本薬の投与中持続し，投与終了後は速やかに消失．

こんな症例に最適！

- 緊急治療を要する患者に対して，短期心拍数調節を目的として頻脈発生時に使用（心房細動および心房粗動に対しては，頻脈性であることを確認）．
- 交感神経刺激によって起こる上室性不整脈のレートコントロール．甲状腺クリーゼによる心房細動に用いられることもある（適応外使用）．
- β_1 選択性が高く気道系への影響も軽微であるため，低用量であれば呼吸器疾患を合併した患者にも使用可能．

本薬が適さない症例と対策（用法用量の調節，代替薬の選び方と処方変更時のポイント）

■ 心原性ショックの患者／糖尿病性ケトアシドーシス，代謝性アシドーシスのある患者／房室ブロック（Ⅱ度以上），洞不全症候群など徐脈性不整脈患者／肺高血圧症による右心不全のある患者／うっ血性心不全のある患者

- 本薬は刺激伝導系に対して抑制的に作用し心機能を抑制するため，これらの症例では症状を悪化させることがある．ただし，1～5 μg/kg/分と低用量から開始し必要に応じて用量調節を行うことで，低心機能時にも使用できる場合がある．

■ 褐色細胞腫の患者

- 未治療の褐色細胞腫に対しては，本薬は禁忌．褐色細胞腫に使用する場合は，本薬投与により急激に血圧が上昇するおそれがあるので，α 遮断薬を投与した後に本薬を投与し，常に α 遮断薬を併用．

治療効果がみられなかった患者には？

- 手術時あるいは手術後の使用は，緊急治療を要する場合に短期間のみ適応し，漫然と継続しない．また，本薬投与5〜10分を目安として，目標とする心拍数の低下が得られない場合は，最大用量に増量するか，本薬投与を中止．
- 本薬を再投与する際の投与間隔は5〜15分間を目安とする．
- 他薬への変更や電気的除細動などを検討．

副作用が発現した患者には？

- 血圧低下や徐脈をきたした患者には減量や使用を中止．
- 手術後の使用においては，本薬投与により血圧低下（収縮期血圧90 mmHgを目安とする），あるいは過度の心拍数減少（心拍数60/分を目安とする）が生じた場合は，減量するか投与を中止．
- PQ時間が過度に延長した場合，投与を中止．
- 心不全の徴候または症状がみられた場合は本薬を直ちに中止．緊急措置ができるよう本薬の投与前にアトロピン，β_1刺激薬，輸液や昇圧薬等を準備しておくことが望ましい．

［本間真人，幸田幸直］

第2章 抗不整脈薬

❺Ⅲ群抗不整脈薬（Kチャネル遮断薬）

アミオダロン塩酸塩

● アンカロン®

◆製剤・包装
アンカロン®錠 100（mg）／アンカロン®注 150（mg）

◆効能効果
- アンカロン®錠 100：生命に危険のある下記の再発性不整脈で他の抗不整脈薬が無効か使用不可の場合
  心室細動，心室性頻拍，心不全（低心機能）または肥大型心筋症に伴う心房細動
- アンカロン®注 150：生命に危険のある下記の不整脈で難治性かつ緊急を要する場合
  心室細動，血行動態不安定な心室頻拍

◆用法用量
【内服】
- 導入期：1日400 mgを1～2回に分けて1～2週間経口投与
- 維持期：1日200 mgを1～2回に分けて経口投与．年齢，症状により適宜増減

【注射】
- 通常，成人には以下のとおり点滴静注．症状に応じて適宜増減あるいは追加投与．ただし，1日の総投与量は1,250 mg，投与濃度は2.5 mg/mLを超えないこと
- 投与方法（48時間まで）
  1) 初期急速投与：125 mg（2.5 mL）を5％ブドウ糖液100 mLに加え，600 mL/時（10 mL/分）で10分間投与
  2) 負荷投与：750 mg（15 mL）を5％ブドウ糖液500 mLに加え，33 mL/時の速度で6時間投与
  3) 維持投与：17 mL/時で42時間投与する
     ⅰ）6時間の負荷投与後，残液を33 mL/時から17 mL/時に投与速度を変更し，18時間投与
     ⅱ）750 mg（15 mL）を5％ブドウ糖液500 mLに加え，17 mL/時で24時間投与（600 mg）
- 追加投与
  血行動態不安定な心室頻拍あるいは心室細動が再発し，必要な場合には追加投与可能．1回の追加投与は125 mg（2.5 mL）を5％ブドウ糖液100 mLに加え，600 mL/時（10 mL/分）で10分間投与
- 継続投与（3日以降）
  48時間の投与終了後，必要と判断された場合は，継続投与可能．750 mg（15 mL）を5％ブドウ糖液500 mLに加え，17 mL/時で投与（600 mg/24時間）

◆体内動態
- 内服：$t_{max}=4.6\pm0.6$時間，$t_{1/2}=30.9$日（反復経口投与後）
- 注射：$t_{1/2}=14.6\pm7.9$日
- 肝代謝型薬物．主にCYP3A4とCYP1A2で代謝

◆警告
【内服・注射に共通】
- 施設の限定：本薬の使用は致死的不整脈治療の十分な経験のある医師に限り，諸検査の実施が可能で，緊急時にも十分に対応できる設備の整った施設でのみ使用する

【内服】
- 患者の限定：他の抗不整脈薬が無効か，または副作用により使用できない致死的不整脈患者にのみ使用する
- 患者への説明と同意：患者またはその家族に本薬の有効性および危険性を十分説明し，可能な限り同意を得てから，入院中に投与を開始する
- 副作用に関する注意：本薬の長期間投与において，本薬の血漿からの消失半減期は19〜53日ときわめて長く，投与を中止した後も本薬が血漿中および脂肪に長期間存在するため，副作用発現により投与中止，あるいは減量しても副作用はすぐには消失しない場合がある
- 相互作用に関する注意：本薬は種々の薬剤との相互作用が報告されており，これらの薬剤を併用する場合，また本薬中止後に使用する場合にも注意する

【注射】
- 施設の限定：CCU，ICUあるいはそれに準じる体制の整った施設でのみ使用する
- 患者の限定：致死的不整脈患者で，難治性かつ緊急を要する場合にのみ使用する
- 新たな不整脈や不整脈の増悪等を含む重篤な心障害が報告されており，時に致死的な場合もあるので，CCU，ICU等で心電図および血圧の連続監視下で使用する．なお，血圧は可能な限り動脈内圧を連続監視することが望ましい
- 投与後24時間以内に重篤な肝機能障害が生じ，肝不全や死亡に至る場合もあるので，患者の状態を慎重に観察する

◆患者への注意事項
副作用初期症状
【内服・注射共通】
- 呼吸困難，発熱，乾性咳嗽，息切れなど［間質性肺炎，肺線維症，肺胞炎］
- めまい，動悸，胸痛，胸部不快感，意識消失，失神，痙攣など［既存の不整脈の重度の悪化，Torsades de pointes，心停止，完全房室ブロック，血圧低下］
- 疲労感，息切れ，下肢のむくみなど［心不全］
- 疲労感，息切れ，ふらつき，めまい，胸部不快感，意識障害など［徐脈］
- 発熱，皮疹，全身倦怠感，嘔気，嘔吐，下痢，食欲不振，腹痛，腹部不快感，瘙痒感，白目や皮膚が黄色くなるなど［劇症肝炎，肝障害］
- 倦怠感，食欲不振，悪心，嘔吐，白目や皮膚が黄色くなる，腹部膨満感，腹痛，便秘，意識障害，手掌紅斑，くも状血管腫など［肝硬変］
- 動悸，頻脈，息切れ，振戦，体重減少，暑がり，発汗過多，神経質で気分がイライラする，全身倦怠感，疲労感，筋力低下，食欲亢進，下痢など［甲状腺機能亢進症，甲状腺炎］

【内服】
- 頭痛，嘔気，嘔吐，めまい，食欲不振，倦怠感，昏睡，痙攣など［抗利尿ホルモン不適合分泌症候群（SIADH）］
- 喀血，血痰，黒色痰など［肺胞出血］
- 咳，不安感，多呼吸，頻脈，発汗，体重減少，呼吸困難など［急性呼吸窮迫症候群］

- 甲状腺腫, 無気力, 易疲労感, 眼瞼浮腫, 寒がり, 体重増加, 動作緩慢, 嗜眠, 記憶力低下, 便秘, 嗄声など［甲状腺機能低下症］

生活との関係, 食・OTCとの相互作用

- セイヨウオトギリソウ含有食品を摂取しない（本薬の効果減弱のため）

◆重大な副作用

間質性肺炎（［錠］1.9％, ［注射］頻度不明）
肺線維症（［錠］1.1％）
肺胞炎（［錠］頻度不明）
既存の不整脈の重度の悪化（［錠］1.8％, ［注射］頻度不明）
Torsades de pointes（［錠］0.3％, ［注射］頻度不明）
心不全（［錠］1.2％, ［注射］6.4％）
徐脈（［錠］2.5％, ［注射］6.4％）
心停止（［錠］0.2％, ［注射］頻度不明）
完全房室ブロック（［錠］0.3％）
血圧低下（［錠］0.6％, ［注射］14.9％）
劇症肝炎, 肝硬変
肝障害（［錠］1.3％, ［注射］頻度不明）
甲状腺機能亢進症（［錠］0.6％, ［注射］頻度不明）
甲状腺炎（［錠］頻度不明）
甲状腺機能低下症（［錠］7.1％）
抗利尿ホルモン不適合分泌症候群（SIADH）（［錠］頻度不明）
肺胞出血（［錠］頻度不明）
急性呼吸窮迫症候群（本薬投与中の患者の心臓, 心臓以外の手術後）（［錠］頻度不明）

◆相互作用（禁・慎）

禁	リトナビル, サキナビル, インジナビル：血中濃度が大幅に上昇し, 重篤な副作用（不整脈等）を起こすおそれ［CYP3A4に対する競合的阻害作用による］
	ネルフィナビル：血中濃度が大幅に上昇し, 重篤なまたは生命に危険を及ぼすような事象（QT延長, Torsades de pointes等の不整脈や持続的な鎮静）を起こすおそれ［CYP3A4に対する競合的阻害作用による］
	スパルフロキサシン, モキシフロキサシン, バルデナフィル, シルデナフィル, トレミフェン：QT延長作用が相加的に増加し, QT延長, 心室性不整脈（Torsades de pointesを含む）等を起こすおそれ
	［注射のみ］Ⅰa群抗不整脈薬（プロカインアミド, キニジン等）, Ⅲ群抗不整脈薬（ソタロール, ニフェカラント）, ベプリジル, エリスロマイシン（注射）, ペンタミジン：QT延長作用が相加的に増加. Torsades de pointesを起こすことがある

慎	抗凝固薬（ワルファリン）：本薬による肝代謝阻害，甲状腺機能亢進により，抗凝固薬（ワルファリン）の作用が増強される
	ジゴキシン：本薬による腎外クリアランスの低下，消化管吸収の増加，および甲状腺機能の変化がジゴキシンの腎クリアランスや吸収に影響．ジゴキシン血中濃度が上昇し，臨床的な毒性（洞房ブロック，房室ブロック，憂鬱，胃腸障害，精神神経障害等）を生じる
	CYP3A4で代謝される薬剤（シクロスポリン，タクロリムス，ジヒドロエルゴタミン，エルゴタミン，トリアゾラム，ミダゾラム等）：これらの薬剤の血中濃度が上昇
	フレカイニド，アプリンジン：本薬のCYP2D6阻害により血中濃度が上昇
	テオフィリン：本薬のCYP1A2阻害により血中濃度が上昇
	フェニトイン：本薬のCYP2C9阻害により血中濃度が上昇し，精神神経障害があらわれることがある．過量投与の症状があらわれた場合には速やかにフェニトインを減量
	HMG-CoA還元酵素阻害薬（シンバスタチン等）：本薬のCYP3A4阻害により，血中濃度が上昇し，筋障害のリスクが増加
	リドカイン：洞停止，洞房ブロックを発現［本薬による洞結節の相加的抑制，代謝阻害が考えられる］
	メトプロロール，プロプラノロール：本薬がこれらの薬剤の肝代謝を抑制し（初回通過効果の低下），徐脈，心停止を発現
	Ca拮抗薬（ジルチアゼム，ベラパミル）：心停止，房室ブロックを発現［洞房と房室結節伝導を遅延させ，心筋収縮力を相加的に低下］
	フェンタニル：血圧低下，徐脈を発現［両薬には，血圧低下，徐脈作用があり併用により作用が増強］
	ハロゲン化吸入麻酔薬：心筋抑制因子および伝導障害に対する感受性の上昇．アトロピンが不奏効の徐脈，低血圧，伝導障害，心拍出量低下といった潜在的に重度の合併症が報告されている．非常に稀であるが致命的な急性呼吸窮迫症候群が通常手術直後に認められる
	局所麻酔薬：作用が増強
	低K血症を起こす薬剤〔利尿薬，副腎皮質ステロイド剤，アムホテリシンB，ACTH（テトラコサクチド）〕：低K血症が惹起され，本薬のQT延長作用が増加．Torsades de pointesを起こすこともある
	［内服のみ］キニジン：キニジンの血中濃度が上昇し，Torsades de pointesが起こる
	［内服のみ］メキシレチン，ジソピラミド，ソタロール：Torsades de pointesを発現［本薬は，心刺激伝導作用を延長］
	［内服のみ］プロカインアミド：本薬により肝代謝と腎クリアランスが阻害され，プロカインアミド，N-アセチルプロカインアミド血中濃度が上昇し，心血管作用が増強される
	［注射のみ］PDE5阻害薬（バルデナフィル，シルデナフィル）：QT延長［QT延長作用が相加的に増加］

アミオダロン塩酸塩

◆禁忌・慎重投与の患者

禁	本薬の成分またはヨウ素に対する過敏症の既往歴
	リトナビル,サキナビル,インジナビル,ネルフィナビル,スパルフロキサシン,モキシフロキサシン,バルデナフィル,シルデナフィルまたはトレミフェンの投与中
	[内服のみ] 重篤な洞不全症候群[洞機能抑制作用により,洞不全症候群を増悪]
	[内服のみ] Ⅱ度以上の房室ブロック[刺激伝導抑制作用により,房室ブロックを増悪]
	[注射のみ] 洞性徐脈,洞房ブロック,重度伝導障害(高度な房室ブロック,二束または三束ブロック)または洞不全症候群があり,ペースメーカーを使用していない[洞停止のリスク]
	[注射のみ] 循環虚脱または重篤な低血圧(血行動態不安定な心室細動または心室頻拍発作発現中を除く)
	[注射のみ] 重篤な呼吸不全
原則禁	妊婦または妊娠している可能性のある婦人
	甲状腺機能障害またはその既往歴[甲状腺機能障害を増悪]
慎	間質性肺炎,肺胞炎,肺線維症および肺拡散能の低下,ならびに肺に既往歴[重篤な肺障害を増悪]
	心電図上QT延長[QT時間を過度に延長]
	重篤な肝,腎機能低下[肝,腎機能を悪化]
	[内服のみ] 軽度の刺激伝導障害(Ⅰ度房室ブロック,脚ブロック等)[症状を悪化]
	[内服のみ] 重篤なうっ血性心不全[心不全を増悪]
	[内服のみ] 甲状腺機能障害またはその既往歴[甲状腺機能障害を増悪]
	[注射のみ] 低血圧および非代償性心筋症
	[注射のみ] 重篤な心不全[心不全を増悪]
	[注射のみ] 低体重[血圧が変動しやすい]
	[注射のみ] 高齢者[血圧が変動しやすい]

使い分け・処方変更のポイント

同効薬

▶ ソタロール塩酸塩(ソタコール®)
▶ ニフェカラント塩酸塩*(シンビット®)　　　　　　　　(*:本書に該当項目あり)

他の同効薬と比べた本薬の特徴は?

▶ 急性作用と慢性作用があり,急性作用はNa,Ca,Kチャネル,慢性作用はKチャネル,および交感神経α受容体,β受容体が標的分子であり,幅広く作用する.

- 心筋細胞において活動電位持続時間および有効不応期を延長．
▶ 心不全（低心機能）患者の左室機能を低下させることなく，抗不整脈効果を示す．生命に危険のある再発性心室細動や心室性頻拍および心不全（低心機能）または肥大型心筋症に伴う心房細動に対し有効性を示す（内服）．
▶ 生命に危険があり難治性かつ緊急を要する心室細動，血行動態不安定な心室頻拍に対し有効性を示す（注射）．他薬が無効な致死性心室性不整脈に対し，初期急速投与終了後から48時間以内の血行動態不安定な心室頻拍/心室細動発作非発現率は53.9％であった．

こんな症例に最適！

▶ 心室頻拍，心室細動の再発予防や慢性期治療（内服）．
▶ アンカロン®注を投与されている患者の慢性期への移行時（内服）．
▶ 持続性心室頻拍・心室細動の停止（注射）．
▶ 基礎心疾患を有する患者，血行動態の不安定な心室細動時にも推奨（注射）．

本薬が適さない症例と対策 （用法用量の調節，代替薬の選び方と処方変更時のポイント）

【内服】
■ **重篤な洞不全症候群／Ⅱ度以上の房室ブロック／本薬の成分またはヨウ素に対する過敏症の既往歴／リトナビル，サキナビル，インジナビル，ネルフィナビル，スパルフロキサシン，モキシフロキサシン，バルデナフィル，シルデナフィルまたはトレミフェンの投与中**
▶ ソタロールへの変更，または他のKチャネル遮断作用をもつ薬剤への変更を検討．また，非薬物治療（ペーシングやアブレーション）を検討．併用薬の他薬への変更，および中止を検討．

■ **ワルファリン内服中**
▶ ワルファリンの作用が増強されるため，ワルファリンを1/3～1/2に減量し，プロトロンビン時間を監視．

■ **ジゴキシン投与中**
▶ 本薬を投与開始するときはジギタリス治療の必要性を再検討．併用する場合はジギタリスを1/2に減量．

■ **キニジン投与中**
▶ キニジン血中濃度が上昇し，Torsades de pointesが起こることが報告されている．キニジンを1/3～1/2に減量するかまたは投与を中止．

■ プロカインアミド投与中
> ▶ プロカインアミド，N-アセチルプロカインアミドの血中濃度が上昇するため，プロカインアミドを 1/3 に減量するかまたは投与を中止．

■ フレカイニド投与中
> ▶ フレカイニドの血中濃度が上昇するため，フレカイニドを 2/3 に減量．

【注射】
■ 洞性徐脈，洞房ブロック，重度伝導障害（高度な房室ブロック，二束ブロックまたは三束ブロック）または洞不全症候群があり，ペースメーカーを使用していない／循環虚脱または重篤な低血圧（血行動態不安定な心室細動または心室頻拍発作発現中を除く）／本薬の成分またはヨウ素に対する過敏症の既往歴／リトナビル，サキナビル，インジナビル，ネルフィナビル，Ⅰa群およびⅢ群（ソタロール，ニフェカラント）の抗不整脈薬，ベプリジル，スパルフロキサシン，モキシフロキサシン，エリスロマイシン（注射剤），ペンタミジンまたはトレミフェンの投与中／重篤な呼吸不全／妊婦または妊娠している可能性のある婦人／甲状腺機能障害またはその既往歴
> ▶ ニフェカラントやリドカインへ変更を検討．併用薬の他薬への変更，および中止．

■ 重篤な呼吸不全
> ▶ 海外の臨床試験において，無呼吸や呼吸困難等の呼吸器系の副作用が報告されている．

■ 妊婦または妊娠している可能性のある婦人
> ▶ 動物実験において，催奇形性作用は認められなかったが，親動物，胎仔および出生仔への影響があったとの報告により原則投与しない．必要性が高い場合は慎重に投与を行う．

■ 甲状腺機能障害またはその既往歴
> ▶ 本薬は T_4 から T_3 への末梢での変換を阻害し，甲状腺ホルモンの生合成と代謝に影響を及ぼす．甲状腺機能障害の既往のある患者には，有効性や危険性を説明したうえで投与．

治療効果がみられなかった患者には？

> ▶ 偽性の心室頻拍が疑われる場合，副伝導路を抑制するプロカインアミドなどの Na チャネル遮断薬を併用（注射）．

> ▶ 心室細動，心室頻拍の停止不能例，再発例では本薬投与後に再度電気的除細動などを行う（注射）．

副作用が発現した患者には？

- 副作用の多くは可逆的であり投与中止により消失または軽快するが，本薬の血漿からの消失半減期が長いため，すぐには消失しない場合がある．重大な副作用が出現した場合には直ちに投与を中止．

- 間質性肺炎，肺線維症および肺胞炎があらわれ，致死的な場合もあり，胸部X線検査や胸部CT検査にて異常陰影が出現，咳，呼吸困難および捻髪音等が認められた場合には投与を中止し，ステロイド療法等の処置を行う．

- 甲状腺機能亢進症，甲状腺炎，甲状腺機能低下症があらわれ，致死的な場合もあり，甲状腺機能検査で異常が認められた場合には投与を中止．これらの副作用は投与中止後数カ月においてもあらわれることがあるため，投与中止後も甲状腺機能検査を行う．

- ソタロールへの変更，他のKチャネル遮断作用をもつ薬剤への変更を検討．また，ICD埋め込みやカテーテルアブレーションなどを検討（内服）．

- ニフェカラントやリドカインへ変更を検討（注射）．

［本間真人，幸田幸直］

第2章 抗不整脈薬

❺Ⅲ群抗不整脈薬（Kチャネル遮断薬）

ニフェカラント塩酸塩

💊 シンビット®

◆製剤・包装
- シンビット® 静注用 50（mg）

◆効能効果
- 生命に危険のある心室頻拍，心室細動で他の抗不整脈薬が無効か使用不可の場合

◆用法用量
- 単回静注法：1回 0.3 mg/kg を 5 分間かけて心電図の連続監視下に静注
- 維持静注法：単回静注が有効で，効果の維持を期待する場合には，1 時間あたり 0.4 mg/kg を等速度で心電図の連続監視下に静注．年齢，症状により適宜増減

◆体内動態
- 単回静注法：$t_{1/2}$（β相）＝ 1.53 ± 0.23 時間
- 維持静注法：$t_{1/2}$（β相）＝ 1.15 ± 0.08 時間
- 主にグルクロン酸抱合で代謝

◆警告
- 施設の限定：致死的不整脈治療の十分な経験のある医師に限り，かつ諸検査の実施が可能で，緊急時に十分対応できる設備・装置を備えている医療機関で使用する
- 患者の限定：他の抗不整脈薬が無効か，副作用または心機能低下のために使用不可の致死的心室性不整脈患者に使用する

◆患者への注意事項

副作用初期症状

- めまい，脈が乱れる，胸の違和感，意識がなくなる〔催不整脈〔心室頻拍（Torsades de pointes を含む），心室細動，心室性期外収縮，心房細動，心房粗動等〕〕

◆重大な副作用

催不整脈〔心室頻拍（Torsades de pointes を含む），心室細動，心室性期外収縮，心房細動，心房粗動等（5％以上）〕

◆相互作用（禁・慎）

禁	アミオダロン注射剤：QT 延長作用が増強し，Torsades de pointes 発現の可能性が高まる
慎	Ⅰa 群抗不整脈薬（プロカインアミド等），Ⅲ群抗不整脈薬（アミオダロン経口剤等）：QT 延長作用が増強されることによる催不整脈作用の発現
	フェノチアジン系薬剤，三環系抗うつ薬，四環系抗うつ薬など（QT 延長作用が知られている薬剤）：QT 延長が増強されることによる催不整脈作用の発現
	利尿薬：低 K 血症が惹起されることによる QT 延長作用の増強

◆ 禁忌・慎重投与の患者

禁	QT延長症候群［QT延長が増強し心室頻拍（Torsades de pointesを含む）を誘発］
	アミオダロン注射剤の投与中［ともにKチャネル遮断を主な作用とする注射剤であり，併用によりQT延長作用が増強しTorsades de pointesを起こすおそれ］
原則禁	妊娠または妊娠している可能性のある女性［ラットで胎仔の催奇形作用が報告］
慎	著明な洞性徐脈［徐脈を助長］
	刺激伝導障害（房室ブロック，洞房ブロック，脚ブロック等）［刺激伝導障害を増悪］
	血清K低下［心室頻拍（Torsades de pointesを含む）等の催不整脈作用が発現］
	重篤な腎機能障害［血漿中未変化体濃度の上昇または血中半減期の延長．腎機能障害を増悪］
	重篤な肝機能障害［血漿中未変化体濃度の上昇または血中半減期の延長］
	高齢者

使い分け・処方変更のポイント

同効薬

▶ ソタロール塩酸塩（ソタコール®）
▶ アミオダロン塩酸塩*（アンカロン®） （＊：本書に該当項目あり）

他の同効薬と比べた本薬の特徴は？

▶ 選択的なKチャネル遮断作用により抗不整脈効果を発揮．

▶ 他の抗不整脈薬が無効または使用できない生命に危険のある心室性不整脈（心室頻拍，心室細動）に高い有効性．

▶ 心機能抑制を認めない．

▶ 作用の発現が速やか．

▶ 急速静注により頻拍出現予防効果，頻拍の停止効果が期待できる．

▶ 重大な副作用として，心室頻拍（Torsades de pointesを含む），心室細動，心室性期外収縮，心房細動，心房粗動等があらわれることがある．

▶ 静脈内投与により静脈炎，注射部反応（疼痛，炎症，発赤腫脹，硬結等），注射部膿瘍，皮膚潰瘍形成があらわれることがある．

ニフェカラント塩酸塩

こんな症例に最適!

- 他の抗不整脈薬が無効または使用できない生命に危険のある心室性不整脈（心室頻拍，心室細動），心筋梗塞急性期の心室粗動，心室頻拍．
- 基礎心疾患を有する致死性不整脈，器質的心疾患に伴う心室粗動・持続性心室頻拍の再発を繰り返す症例．
- 心室頻拍や心室細動を繰り返す症例．
- 不安定な心室頻拍で電気的除細動施行後も再発する症例．
- 安定な心室頻拍で心機能低下を認める症例．
- 安定した心房粗動で心拍数が99/分以下の症例．

本薬が適さない症例と対策 （用法用量の調節，代替薬の選び方と処方変更時のポイント）

■ QT延長症候群
- 硫酸マグネシウム静注を行い，QT延長の原因がない場合はβ遮断薬を静注．

■ アミオダロン注射剤の投与中
- Ⅰa群およびⅢ群，ベプリジル以外の抗不整脈薬の投与を検討．

■ 妊娠または妊娠している可能性のある女性
- 可能ならば薬物治療を避け，不整脈を助長する生活習慣の改善を優先．特に必要とする場合には慎重に投与．

■ 重篤な腎機能障害
- 肝代謝の抗不整脈薬を使用．腎機能障害の程度によって投与量と投与間隔を調節．CCrが50 mL/分以上あるいはSCrが1.3 mg/dL以下であれば常用量を，20＜CCr（mL/分）＜50あるいは1.3＜SCr（mg/dL）＜2.0（中等度腎機能障害）であれば常用量の2/3〜1/2か，投与間隔をあけて投与．CCr≦20 mL/分あるいはSCr≦2.0 mg/dL（高度腎機能障害）であれば常用量の1/3以下か，隔日に投与．

■ 重篤な肝機能障害
- ビリルビン値が1〜2 mg/dL（軽度肝機能障害）では常用量の2/3から，2〜3 mg/dL（中等度肝機能障害）では常用量の1/2〜1/3にする．

治療効果がみられなかった患者には？

- QT延長の原因がある場合は原因治療，ペースメーカーによる心室ペーシングを行う．

- ▶不安定な心室頻拍には電気的除細動を行う．
- ▶症状，病態により他薬を選択．

副作用が発現した患者には？

- ▶異常が認められた場合には，直ちに減量または投与を中止するとともに心電図等で経過観察を行う．心室頻拍（Torsades de pointesを含む），心室細動等の催不整脈作用が発現した場合は，直ちにリドカイン，硫酸マグネシウムの静注，電気的除細動等の処置を行う．

［本間真人，幸田幸直］

第2章 抗不整脈薬

❻Ⅳ群抗不整脈薬（マルチチャネル遮断薬）

ベプリジル塩酸塩水和物

💊 ベプリコール®

◆ 製剤・包装
- ベプリコール®錠 50 mg・100 mg

◆ 効能効果
- 持続性心房細動，頻脈性不整脈（心室性）で他の抗不整脈薬が使用不可か無効の場合

◆ 用法用量
- 持続性心房細動に対しては，100 mgを1日2回に分けて経口投与．効果が不十分な場合は1日200 mgまで増量．頻脈性不整脈（心室性）に対しては200 mgを1日2回に分けて経口投与．年齢，症状により適宜増減

◆ 体内動態
- 内服：$t_{max}=3.1$時間，$t_{1/2}=$約80時間
- 主にCYP2D6により代謝され，CYP2C9およびCYP3A4も関与する可能性がある

◆ 警告
- 持続性心房細動に対する国内臨床試験において，心室頻拍から死亡に至った症例がみられ，心房細動・心房粗動に対する臨床研究において，Torsades de pointesを0.9％（4/459例）に発現したとの報告があり，過度のQT延長，Torsades de pointesの発現に十分注意

◆ 患者への注意事項

副作用初期症状

- 胸がどきどきする，気を失う［QT延長］
- 胸がどきどきする，脈が速くなる，息切れ，気を失う，胸部異和感，胸の痛み［心室頻拍（Torsades de pointesを含む）］
- 胸の不快感，胸の痛み，胸がどきどきする，眼の前が暗くなる，めまい［心室細動］
- 気を失う，心臓が止まる，めまい［洞停止］
- めまい，胸の痛み，胸の不快感，胸がどきどきする，気を失う［房室ブロック］
- ぼーっとした感じ，めまい，気を失う［アダムス・ストークス症候群］
- 発熱，のどの痛み，下痢，貧血，全身がだるい［無顆粒球症］
- 息苦しい，発熱，空咳，息切れ，呼吸困難［間質性肺炎］

◆ 重大な副作用

QT延長，心室細動，洞停止，房室ブロック
心室頻拍（Torsades de pointesを含む）（0.1％未満）
無顆粒球症
間質性肺炎

◆ 相互作用（禁・慎）

禁	HIVプロテアーゼ阻害薬（リトナビル，アンプレナビルなど）：血中濃度が大幅に上昇し，心室頻拍等の重篤な副作用を起こす［CYP450に対する競合的阻害作用による］
慎	血清K値を低下させる薬剤（利尿薬など）：K値が低下し，房室伝導が抑制され，新たな不整脈を誘発
	QTを延長する薬剤（キニジンなど）：Torsades de pointesを含む新たな不整脈を誘発［過度のQT延長による］
	ジゴキシン：ジゴキシンの血中濃度が上昇し，ジゴキシン中毒（頭痛，嘔気，めまい等）があらわれることがあるので，必要があればジゴキシンを減量する［本薬はジゴキシンの腎および腎外クリアランスを減少］
	プロプラノロールなどβ遮断薬，ベラパミルなどCa拮抗薬：徐脈があらわれることがある［相互に房室伝導抑制作用を有するため］

◆ 禁忌・慎重投与の患者

禁	うっ血性心不全［心不全を悪化］
	高度の刺激伝導障害（房室ブロック，洞房ブロック）［刺激伝導をさらに抑制し，完全房室ブロックや高度の徐脈を引き起こすおそれ］
	著明な洞性徐脈［本薬の洞機能抑制作用により強い徐脈状態となるおそれ］
	著明なQT延長［本薬のQT延長作用により，新たな不整脈を誘発］
	妊婦または妊娠している可能性のある患者［生殖・発生毒性試験で分娩障害，出生児の体重増加抑制および生存率の低下が報告］
慎	基礎心疾患（心筋梗塞，弁膜症，心筋症等）［心室頻拍，心室細動が発現］
	高齢者［副作用が発現しやすい］
	刺激伝導障害（房室ブロック，洞房ブロック，脚ブロック等）［本薬の刺激伝導抑制作用により悪化］
	重篤な心室機能障害［本薬の心室機能抑制作用により強い心室機能障害を起こすおそれ］
	過度の低血圧［さらに血圧を下げるおそれ］
	重篤な肝・腎機能障害［代謝排泄遅延により，副作用が発現］
	血清K低下やマグネシウム低下などの電解質異常［QT延長により，新たな不整脈を誘発］
	U波を認めた患者［U波を認めた患者のなかに，失神発作例が報告］
	くも膜下出血や頭蓋内出血［QT延長があらわれやすい］

ベプリジル塩酸塩水和物

使い分け・処方変更のポイント

同効薬

- アミオダロン塩酸塩*（アンカロン®）
- プロパフェノン塩酸塩*（プロノン®）
- ピルシカイニド塩酸塩水和物*（サンリズム®）
- フレカイニド酢酸塩*（タンボコール®）
- シベンゾリンコハク酸塩*（シベノール®）
- ジソピラミドリン酸塩*（リスモダン®）

（＊：本書に該当項目あり）

他の同効薬と比べた本薬の特徴は？

- 心筋細胞のNa，Ca（L型，T型）および各種Kチャネルを抑制するマルチチャネル遮断薬．
- 心房筋，心室筋，プルキンエ線維などの最大脱分極速度を減少させ，また不応期を延長させるなどの作用により抗不整脈作用を示す．
- 他の抗不整薬に比べて半減期が長い．
- Caチャネル遮断作用に基づく冠血管拡張作用，心拍数および末梢血管抵抗減少作用により心筋の酸素需給のバランスを改善し，**狭心症の治療にも有用性**が認められている．
- **治療抵抗性の持続性（7日以上）心房細動**に対する効果が報告されている．
- 他の抗不整脈薬との併用について有効性，安全性が確立していない．
- 妊婦または妊娠している可能性のある婦人には投与を避ける（生殖・発生毒性試験で分娩障害，出生児の体重増加抑制および生存率の低下が報告されている）．
- 授乳中の婦人への投与は避けることが望ましいが，やむを得ず投与する場合は，授乳を避ける（動物で乳汁中への移行が報告されている）．
- 新生児，乳児，幼児または小児に対する安全性は確立していない（使用経験がない）．

こんな症例に最適！

- 持続性心房細動（持続時間が心電図検査または自覚症状から7日以上持続している場合）．
- 狭心症．

本薬が適さない症例と対策 （用法用量の調節，代替薬の選び方と処方変更時のポイント）

■ 基礎心疾患（心筋梗塞，弁膜症，心筋症等）があり心不全をきたすおそれのある患者
▶ 心室頻拍，心室細動が発現するおそれが高いので，投与開始後1～2週間は入院させる．

■ 高齢者
▶ 入院させて開始することが望ましい．

■ 電解質異常
▶ 本薬投与前に血清K濃度を測定し，低K血症の場合にはあらかじめ適切な処置を行った後，本薬を投与．

■ Ca拮抗薬との併用
▶ Ca拮抗薬を急に中止したとき，症状が悪化した症例が報告されているので，本薬を休薬する場合は観察を十分に行う．患者には医師の指示なしに服薬を中止しないように注意．

治療効果がみられなかった患者には？

▶ 投与開始後，血中濃度が定常状態に達するまで**通常3週間を要する**ためこの間は十分な効果が発現しないことがある．増量が必要な場合にはこの期間を過ぎてから行う（本薬の催不整脈作用は投与初期だけでなく増量時にも起こることがあるので，増量は慎重に行う）．投与開始後，一定期間経過後も，持続性心房細動が持続し，除細動効果が得られない場合には，投与を中止（本薬投与後に除細動された症例では，そのほとんどが投与開始後6週間以内に洞調律化を認めた）．持続性心房細動に対し無効の場合はアプリンジンの追加が奏効することがある．

副作用が発現した患者には？

▶ 過量投与によりQT延長，心室頻拍（Torsades de pointesを含む），心室細動，アダムス・ストークス症候群等が発現．心電図検査による異常や症状が認められた場合には，直ちに減量または投与を中止し，症状に応じてリドカイン，硫酸マグネシウム，イソプレナリンの静注，除細動やペーシング等の処置を行う．本薬は半減期が長いため，症状がすぐには消失しないことがある．

▶ 稀な心外副作用として無顆粒球症や間質性肺炎が知られており，これらの初期症状が認められた場合には，直ちに本薬の投与を中止する．

[本間真人，幸田幸直]

第2章 抗不整脈薬

❻Ⅳ群抗不整脈薬（マルチチャネル遮断薬）

ベラパミル塩酸塩

💊 ワソラン®

◆ 製剤・包装
ワソラン®錠 40 mg／ワソラン®静注 5 mg

◆ 効能効果
【内服】
- 成人：頻脈性不整脈（心房細動・粗動，発作性上室性頻拍），狭心症，心筋梗塞（急性期を除く），その他の虚血性心疾患
- 小児：頻脈性不整脈（心房細動・粗動，発作性上室性頻拍）

【注射】
- 頻脈性不整脈（発作性上室性頻拍，発作性心房細動，発作性心房粗動）

◆ 用法用量
【内服】
- 成人：1回 40〜80 mg を 1 日 3 回．年齢，症状により適宜減量
- 小児：1日 3〜6 mg/kg（ただし 1 日 240 mg を超えない）を 3 回に分けて経口投与．年齢，症状により適宜減量

【注射】
- 成人：1回 5 mg を必要に応じて生理食塩液またはブドウ糖注射液で希釈し，5 分以上かけて徐々に静注．年齢，症状により適宜増減
- 小児：1回 0.1〜0.2 mg/kg（ただし 1 回 5 mg を超えない）を，必要に応じて生理食塩液またはブドウ糖注射液で希釈し，5 分以上かけて徐々に静注．年齢，症状により適宜増減

◆ 体内動態
- 内服：$t_{max} = 2.2 \pm 0.2$ 時間
- 注射：$t_{1/2}$（α相）$= 1.0 \pm 0.2$ 分，$t_{1/2}$（β相）$= 32.3 \pm 13.8$ 分，$t_{1/2}$（γ相）$= 4.0 \pm 0.7$ 時間
- グルクロン酸抱合および CYP3A4，CYP1A2 により代謝

◆ 警告
- 静注：
  - 小児等に本薬を使用する場合，小児等の不整脈治療に熟練した医師が監督する．基礎心疾患のある場合は，有益性がリスクを上回ると判断される場合にのみ投与〔1歳未満（新生児，乳児）で重篤な副作用が報告されている〕
  - 新生児および乳児への使用では，生命に危険があり，他の治療で効果がない場合にのみ投与

◆ 患者への注意事項
副作用初期症状
- 心不全，洞停止，房室ブロック，徐脈，意識消失［循環器障害］
- 発熱，紅斑，瘙痒感，眼充血，口内炎［皮膚障害］

生活との関係，食・OTCとの相互作用
- グレープフルーツジュースとの同時服用は避ける

◆重大な副作用

循環器障害（錠）	
皮膚障害（錠）	

◆相互作用（禁・慎）

慎	血糖降下薬：血管拡張作用が増強
	β遮断薬，ラウオルフィア製剤：心抑制作用が増強
	抗不整脈薬（キニジン，プロカインアミド，リドカイン，ピルシカイニド，フレカイニド等）や低K血症を起こすおそれがある薬剤：催不整脈作用を誘発
	ジギタリス製剤：ジギタリスの腎排泄を抑制し，相加的な房室結節・洞結節抑制作用の増強やジギタリスの心刺激作用により不整脈が生じる
	ダビガトラン：タビガトランの血中濃度が上昇
	吸入麻酔薬：心抑制作用が増強
	CYP3A4阻害薬（リトナビル，イトラコナゾール，カルバマゼピンなど）：本薬の血中濃度が上昇
	テオフィリン：テオフィリンの血中濃度が上昇［本薬の肝薬物代謝阻害作用による］
	CYP3A4誘導薬（リファンピシン等）：本薬の血中濃度が低下
	ダントロレンナトリウム：高K血症や心機能低下が誘発

◆禁忌・慎重投与の患者

禁	重篤なうっ血性心不全［本薬の陰性変力作用により心不全症状を悪化］
	重篤な低血圧あるいは心原性ショック［本薬の陰性変力作用ならびに血管拡張作用により血圧低下を悪化］
	II度以上の房室ブロック，洞房ブロック［本薬の房室結節，洞結節抑制作用により刺激伝導を悪化］
	急性心筋梗塞［本薬の陰性変力作用により急性心筋梗塞時の心機能を悪化］
	重篤な心筋症［本薬の陰性変力作用により心機能を悪化］
	β遮断薬の静注を受けている患者［静注用抗不整脈薬の併用により作用が増強し，高度な低血圧，洞停止，うっ血性心不全の発現等に至るおそれ］
	妊婦または妊娠している可能性のある婦人［マウスで胎仔毒性（死胚）が報告されている］
慎	低血圧［本薬の血管拡張作用により血圧を低下］
	高度の徐脈，I度の房室ブロック［本薬の陰性変力作用により刺激伝導を悪化］
	うっ血性心不全またはその既往歴［心機能低下を増強］
	低血圧［本薬の血管拡張作用により血圧低下を増強］
	WPW，LGL症候群［本薬の房室伝導抑制作用により心室細動を生じるおそれ］

ベラパミル塩酸塩

基礎心疾患（心筋症，弁膜症，高血圧性心疾患等）［本薬の有する陰性変力作用により心機能を悪化］
重篤な肝・腎不全
筋ジストロフィー［骨格筋に対する作用により筋収縮力を悪化］
新生児および乳児［新生児，乳児はCa拮抗薬への感受性が高く，徐脈，心停止等を生じる危険性が大きい］

使い分け・処方変更のポイント

同効薬

- 錠：ジルチアゼム塩酸塩*（ヘルベッサー®），ニフェジピン*（アダラート®），ジピリダモール*（ペルサンチン®）等
- 静注：ジルチアゼム塩酸塩*（ヘルベッサー®），プロプラノロール塩酸塩（インデラル®）

（＊：本書に該当項目あり）

他の同効薬と比べた本薬の特徴は？

- 虚血性心疾患および不整脈の治療薬．
- 細胞外液Ca^{2+}の細胞内流入阻止に基づくCa拮抗作用を有する．
- 本薬のCa^{2+}の筋細胞内への流入抑制は心筋においても確認され，特に房室結節に作用して房室伝導系の有効不応期，機能的不応期を延長させ，房室伝導を遅延させることにより抗不整脈作用を示す．
- Ca拮抗作用に基づく冠動脈拡張作用や血圧降下作用を有するが，房室結節のCa^{2+} slow inward current（遅い内向き電流）を抑制して抗不整脈作用を示す点でジヒドロピリジン系Ca拮抗薬と異なる．
- **発作性上室性不整脈の停止や心室レートのコントロール**に優れた有用性が示されている．

こんな症例に最適！

- 心拍数100/分以上の発作性心房細動であって血行動態が保たれている．
- 発作性上室性頻拍で狭心症発作の合併がない．
- 安定した心房粗動で心拍数100/分以上．
- 自覚症状を有する右脚ブロック・左軸偏位型の心室期外収縮．
- 頻脈性心房細動・粗動に対するレートコントロールが必要な症例．

本薬が適さない症例と対策 (用法用量の調節,代替薬の選び方と処方変更時のポイント)

【内服】

■ 重篤なうっ血性心不全
- 陰性変力作用がない薬剤(心機能抑制の少ないリドカイン,メキシレチン,アプリンジン,アミオダロン,ニフェカラント,ソタロール等)に変更.

■ Ⅱ度以上の房室ブロック,洞房ブロック
- **急性心筋梗塞,心筋炎**など房室ブロックの原因疾患があればその治療を優先し,再発を繰り返す場合にはペースメーカーによるペーシング治療を検討することが望ましい.

■ 妊婦または妊娠している可能性のある婦人
- 可能ならば薬物治療を避け不整脈を助長する生活習慣の改善を優先.また妊婦へのリスクが報告されていないリドカイン,一部のβ遮断薬を使用.妊娠後期には抗不整脈薬の使用も可能.

【注射】

■ 重篤な低血圧あるいは心原性ショック
- 電気的除細動を行う.

■ 高度の徐脈,洞房ブロック,房室ブロック(Ⅱ,Ⅲ度)
- ペースメーカーによるペーシング治療を検討することが望ましい.

■ 重篤なうっ血性心不全
- 陰性変力作用がない薬剤(心機能抑制の少ないリドカイン,メキシレチン,アプリンジン,アミオダロン,ニフェカラント,ソタロール)への変更を検討.

■ 急性心筋梗塞
- β遮断薬,アミオダロンへの変更を検討.

■ 重篤な心筋症
- 器質的心疾患を有するが心機能が正常または軽度低下の場合は,アミオダロンが使用可能.

■ β遮断薬の静注を受けている患者
- メキシレチン,ジギタリスなどの投与を検討.

治療効果がみられなかった患者には?

- 病態により他の薬剤を選択.カテーテルアブレーションを検討.

副作用が発現した患者には？

▶ショックや心不全の悪化の場合，本薬の投与を中止し，昇圧薬，強心薬，輸液等の投与やIABP等の補助循環の適用を考慮．心停止や完全房室ブロックの場合，本薬の投与を中止し，アトロピン，イソプレナリン等の投与や心臓ペーシングの適用を考慮．

[本間真人，幸田幸直]

第3章　利尿薬

❶ループ利尿薬

フロセミド

🔴 ラシックス®，オイテンシン®

◆製剤・包装
ラシックス®錠 10 mg・20 mg・40 mg／ラシックス®細粒 4％／ラシックス®注 20 mg・100 mg／オイテンシン®カプセル 40 mg

◆効能効果
［ラシックス®錠 10 mg・20 mg・40 mg／細粒 4％］
- 高血圧症（本態性，腎性等），悪性高血圧，心性浮腫（うっ血性心不全），腎性浮腫，肝性浮腫，月経前緊張症，末梢血管障害による浮腫，尿路結石排出促進

［ラシックス®注 20 mg］
- 高血圧症（本態性，腎性等），悪性高血圧，心性浮腫（うっ血性心不全），腎性浮腫，肝性浮腫，脳浮腫，尿路結石排出促進

［ラシックス®注 100 mg］
- 急性または慢性腎不全による乏尿

［オイテンシン®カプセル 40 mg］
- 本態性高血圧症

◆用法用量
- 経口製剤：通常成人 1 日 1 回（※）40〜80 mg を連日または隔日経口投与
  注射製剤（20 mg）：通常成人 1 日 1 回 20 mg を静注または筋注
  年齢，症状により適宜増減．腎機能不全等では，さらに大量に用いることもある．
  ただし，悪性高血圧では，通常他の降圧薬と併用
  ※オイテンシン®カプセルは 1 日 1〜2 回
- 注射製剤（100 mg）：20〜40 mg を静脈内投与し，利尿反応のないことを確認後，通常 100 mg を静脈内投与．投与後 2 時間以内に約 40 mL/時以上の尿量が得られない場合，用量を漸増し，その後症状により適宜増減．ただし，1 回および 1 日投与量はそれぞれ 500 mg，1,000 mg まで．投与速度は毎分 4 mg 以下

◆体内動態
- $t_{max} = 0.35$ 時間，$t_{1/2} = 1〜2$ 時間，BA ＝ 51 %（vs 40 mg iv）（40 mg 錠単回経口投与，健常成人）
- CLtot ＝ 7.9 L/時間，CLr ＝ 6.5 L/時間（40 mg 単回静脈内投与，健常成人）
- 腎排泄型薬物（一部代謝され，グルクロン酸抱合体が主）

◆警告
なし

◆患者への注意事項

副作用初期症状
- 瘙痒感，息切れ，冷や汗［ショック，アナフィラキシー様症状］
- 発熱，咽頭痛，倦怠感［再生不良性貧血，汎血球減少症，無顆粒球症，赤芽球癆］
- 皮膚の紅斑，水疱，瘙痒・膨疹［水疱性類天疱瘡］
- 聴力低下，耳閉感，めまい［難聴］

- 高熱（38℃以上），皮膚に赤い皮疹・水疱，眼球結膜の充血［中毒性表皮壊死融解症，皮膚粘膜眼症候群，多形紅斑］

（生活との関係，食・OTCとの相互作用）
- めまい，ふらつきがあらわれることがあるので，高所作業，運転等危険を伴う機械の操作に注意
- 夜間の休息が特に必要な場合，夜間の排尿を避けるため昼間に服用
- 血清K値に応じてK含有食品摂取を心がける

（製剤・包装の問題）
- 複数剤形（錠，細粒，カプセル，注射剤）あり
- オイテンシン®カプセル（持効性顆粒）：脱カプセル可

◆重大な副作用

ショック，アナフィラキシー様症状
再生不良性貧血，汎血球減少症，無顆粒球症，赤芽球癆
水疱性類天疱瘡
難聴

※ラシックス®錠10 mg・20 mg・40 mg/細粒4％/注20 mgの添付文書の記載

◆相互作用（禁・慎）

慎	アミノグリコシド（AG）系抗生物質（ゲンタマイシン硫酸塩，アミカシン硫酸塩等），シスプラチン：これらの薬剤の内耳外有毛細胞内濃度が上昇し，第8脳神経障害（聴覚障害）増強
	AG系抗生物質，セファロスポリン系抗生物質（セファロチンナトリウム等）：本薬による近位尿細管でのNa再吸収の増加に伴いこれらの抗生物質の再吸収が増加し，腎毒性増強
	ジギタリス製剤（ジゴキシン，ジギトキシン）：本薬による血清K値の低下により，多量のジギタリスが心筋Na^+/K^+-ATPaseに結合し，心収縮力増強と不整脈を惹起
	糖質副腎皮質ホルモン製剤，ACTH，グリチルリチン製剤（強力ネオミノファーゲンC），甘草含有製剤：両薬剤ともK排泄作用をもつため，低K血症発現
	炭酸リチウム：本薬は腎におけるリチウムの再吸収を促進し，血中リチウム濃度上昇とリチウム中毒増強
	NSAIDs（インドメタシン等）：腎でのプロスタグランジン合成を阻害し，水，塩類を体内貯留させ利尿作用減弱
	カルバマゼピン：Na排泄作用増強により，症候性低Na血症発現

◆禁忌・慎重投与の患者

禁	［ラシックス®錠10 mg・20 mg・40 mg／細粒4％／注20 mg・100 mg，オイテンシン®カプセル40 mg］ 無尿［効果が期待できない］，体液中のNa，Kの明らかな減少［電解質失調の出現］，スルホンアミド誘導体に対する過敏症の既往歴，肝性昏睡［低K血症によるアルカローシスの増悪］

	[ラシックス® 注 100 mg] 上記項目（肝性昏睡は除く），腎毒性物質または肝毒性物質による中毒の結果起きた腎不全［症状悪化］，肝性昏睡を伴う腎不全［低 K 血症によるアルカローシスの増悪］，著しい循環血液量減少または血圧低下［脱水，血栓塞栓症，ショックの出現］
慎	進行した肝硬変，肝疾患・肝機能障害［肝性昏睡を誘発］
	重篤な冠硬化症または脳動脈硬化症［急激な利尿による血栓塞栓症を誘発］
	重篤な腎障害［血中濃度の上昇］（ラシックス® 錠 10 mg・20 mg・40 mg／細粒 4 ％／注 20 mg のみ）
	本人または両親，兄弟に痛風，糖尿病［痛風発作の出現，糖尿病の悪化］
	下痢，嘔吐［電解質失調の出現］
	手術前［昇圧アミンに対する血管壁反応性低下，ツボクラリン等の麻痺作用増強］
	減塩療法時［低 Na 血症の発現］

使い分け・処方変更のポイント

同効薬

- **ループ利尿薬**：アゾセミド*（ダイアート®），トラセミド*（ルプラック®），ピレタニド（アレリックス®）
- **サイアザイド系利尿薬**：ヒドロクロロチアジド*（ニュートライド），トリクロルメチアジド*（フルイトラン®），ベンチルヒドロクロロチアジド（ベハイド®）
- **サイアザイド系類似利尿薬**：インダパミド*（ナトリックス®，テナキシル®），メチクラン（アレステン®），トリパミド（ノルモナール®），メフルシド（バイカロン®）
- **K 保持性利尿薬**：スピロノラクトン*（アルダクトン®），トリアムテレン（トリテレン®），カンレノ酸カリウム（ソルダクトン®），エプレレノン（セララ®）
- **バソプレシン拮抗薬**：トルバプタン*（サムスカ®）　　（*：本書に該当項目あり）

他の同効薬と比べた本薬の特徴は？

- ループ利尿薬はヘンレ上行脚の Na–K–Cl 共輸送を阻害することで強力な利尿作用を発現する．
- サイアザイド系利尿薬と比べて**利尿作用は強いが降圧効果は弱く，持続時間も短い**．
- 腎血流量，糸球体濾過量を減少させないため，腎機能障害，特に血清 Cr 2.0 mg/dL 以上を呈する高血圧にも使用可能．
- 他のループ利尿薬と異なり，**高血圧の適応をもつ**．

こんな症例に最適！

- 利尿薬は，慢性腎不全など体液量増加が血圧上昇の原因である症例に使用可能．
- 他の多くの降圧薬が血管拡張や心抑制により体液貯留の方向に作用するのに対し，利尿薬はそれを是正し，相乗的に降圧効果を増強するため，**併用薬としての有用性が高い**．3剤の降圧薬を併用する際には利尿薬を含める．
- サイアザイド系利尿薬が不適な**血清 Cr 2 mg/dL 以上，CCr 30 mL/分以下の腎障害症例**にはループ利尿薬を用いる．
- うっ血性心不全やネフローゼ症候群，肝硬変などの浮腫改善で用いられる．
- 慢性心不全（症候性心不全）では，ACE阻害薬およびβ遮断薬を基本薬としたうえで，体液貯留による病状が明らかである場合に本薬を用いる．

本薬が適さない症例と対策（用法用量の調節，代替薬の選び方と処方変更時のポイント）

■ 無尿
- ドパミンやANPの使用を考慮．これらが奏効しない場合，体外循環による除水（血液浄化法）などの非薬物療法の適応を考慮．

■ 体液中のNa，Kの明らかな減少
- K保持性利尿薬，または利尿薬以外の作用機序の薬剤（降圧薬ではCa拮抗薬やARB，ACE阻害薬など）を選択．

■ 痛風
- 利尿薬を使用する場合は少量投与．または，ARBのロサルタン（尿酸値低下作用がある）を併用．血清尿酸値に影響しないARB，ACE阻害薬，Ca拮抗薬に変更．

■ AG系，セファロスポリン系抗生物質の併用
- 抗菌スペクトルを考慮して，ペニシリン系やマクロライド系，キノロン系等，他の抗菌薬に変更．

治療効果がみられなかった患者には？

- 少量のサイアザイド系利尿薬との併用を考慮（一時的に効果が増大することがある）．
- 高血圧治療：増量または他剤併用（2剤併用では，Ca拮抗薬，ARB，ACE阻害薬が推奨）を考慮．
- 慢性心不全治療：増量または抗アルドステロン薬の併用．急性増悪期であれば，カルペリチドの持続点滴静注も考慮．

副作用が発現した患者には？

▶ 重大な副作用や血液系・皮膚系・肝臓系の副作用には投与中止等，適切な処置を行う．

▶ 低K血症には減量・休薬，K摂取量増加，ACE阻害薬やARB等との併用を考慮．

◆文 献

1) 「高血圧治療ガイドライン2009」(日本高血圧学会高血圧治療ガイドライン作成委員会 編)，ライフサイエンス出版，2009
2) 「日本高血圧学会専門医取得のための高血圧専門医ガイドブック」(日本高血圧学会 編)，診断と治療社，2009
3) 「心不全の診かた・考えかた」(北風政史 編)，医学書院，2007

[堀 里子，澤田康文]

第3章 利尿薬

❶ループ利尿薬

アゾセミド

💊 ダイアート®

◆製剤・包装
　ダイアート® 錠 30 mg・60 mg

◆効能効果
- 心性浮腫（うっ血性心不全），腎性浮腫，肝性浮腫

◆用法用量
- 通常成人1日1回60 mgを経口投与．年齢・症状により適宜増減

◆体内動態
- $t_{max} = 3.3$ 時間，$t_{1/2} = 2.6$ 時間，未変化体尿中排泄率＝4.4％（60 mg 単回経口投与，健常成人），BA＝20.4％
- CLtot＝112 mL/分，CLr＝41.6 mL/分（20 mg 単回静脈内投与，健常成人）
- 肝代謝型薬物（一部腎排泄）

◆警告
　なし

◆患者への注意事項

生活との関係，食・OTCとの相互作用
- 夜間の休息が特に必要な場合には，夜間の排尿を避けるため昼間に服用
- 血清K値に応じてK含有食品摂取を心がける

製剤・包装の問題
- 2規格（30 mg，60 mg）あり．割線あり

◆重大な副作用
　なし

◆相互作用（禁・慎）

慎	アミノグリコシド（AG）系抗生物質（ゲンタマイシン硫酸塩，アミカシン硫酸塩等），シスプラチン：これらの薬剤の内耳外有毛細胞内濃度が上昇し，第8脳神経障害（聴覚障害）増強
	AG系抗生物質，セファロスポリン系抗生物質（セファロチンナトリウム等）：本薬による近位尿細管でのNa再吸収の増加に伴いこれらの抗生物質の再吸収が増加し，腎毒性増強
	ジギタリス製剤（ジゴキシン，ジギトキシン）：本薬による血清K値の低下により，多量のジギタリスが心筋 Na^+/K^+-ATPaseに結合し，心収縮力増強と不整脈を惹起
	糖質副腎皮質ホルモン製剤，ACTH，グリチルリチン製剤（強力ネオミノファーゲンC），甘草含有製剤：両薬剤ともK排泄作用をもつため，低K血症発現
	炭酸リチウム：本薬は腎におけるリチウムの再吸収を促進し，血中リチウム濃度上昇とリチウム中毒増強

◆ 禁忌・慎重投与の患者

禁	無尿［効果が期待できない］
	肝性昏睡［低K血症によるアルカローシスの増悪］
	体液中のNa，Kの明らかな減少［電解質失調の出現］
	テルフェナジンまたはアステミゾール（本邦販売中止）の投与中［併用によりQT延長，心室性不整脈］
	スルホンアミド誘導体に対する過敏症の既往歴
慎	進行した肝硬変，肝疾患・肝機能障害［肝性昏睡を誘発］
	重篤な冠硬化症または脳動脈硬化症［急激な利尿による血栓塞栓症を誘発］
	重篤な腎障害［血中濃度の上昇］
	本人または両親，兄弟に痛風，糖尿病［痛風発作の発現，糖尿病の悪化］
	下痢，嘔吐［電解質失調の出現］
	手術前［昇圧アミンに対する血管壁反応性低下，ツボクラリン等の麻痺作用増強］
	減塩療法時［低Na血症の出現］

使い分け・処方変更のポイント

同効薬

- **ループ利尿薬**：フロセミド*（ラシックス®），トラセミド*（ルプラック®），ピレタニド（アレリックス®）
- **サイアザイド系利尿薬**：ヒドロクロロチアジド*（ニュートライド），トリクロルメチアジド*（フルイトラン®），ベンチルヒドロクロロチアジド（ベハイド®）
- **サイアザイド系類似利尿薬**：メフルシド（バイカロン®）
- **K保持性利尿薬**：スピロノラクトン*（アルダクトン®），トリアムテレン（トリテレン®），カンレノ酸カリウム（ソルダクトン®）
- **バソプレシン拮抗薬**：トルバプタン*（サムスカ®）　　（*：本書に該当項目あり）

他の同効薬と比べた本薬の特徴は？

- ループ利尿薬はヘンレ上行脚のNa-K-Cl共輸送を阻害することで強力な利尿作用を発現する．
- フロセミドより，**やや作用持続時間が長い**．
- フロセミドと異なり，**高血圧の適応はもたない**．

こんな症例に最適！

- サイアザイド系利尿薬が不適な**血清Cr 2 mg/dL以上，CCr 30 mL/分以下**

アゾセミド

の腎障害症例にはループ利尿薬を用いる.
- うっ血性心不全やネフローゼ症候群, 肝硬変などの浮腫改善で用いられる.
- 慢性心不全（症候性心不全）では, ACE阻害薬およびβ遮断薬を基本薬として用いたうえで, 体液貯留による病状が明らかである場合に用いる.

本薬が適さない症例と対策（用法用量の調節, 代替薬の選び方と処方変更時のポイント）

■ 無尿
- ドパミンやANPの使用を考慮. これらが奏効しない場合, 体外循環による除水（血液浄化法）などの非薬物療法の適応を考慮.

■ 体液中のNa, Kの明らかな減少
- K保持性利尿薬, または利尿薬以外の作用機序の薬剤（降圧薬ではCa拮抗薬やARB, ACE阻害薬など）を選択.

■ 痛風
- 利尿薬を使用する場合は少量投与. または, ARBのロサルタン（尿酸値低下作用がある）を併用. 血清尿酸値に影響しないARB, ACE阻害薬, Ca拮抗薬に変更.

■ AG系, セファロスポリン系抗生物質の併用
- 抗菌スペクトルを考慮して, ペニシリン系やマクロライド系, キノロン系等, 他の抗菌薬に変更.

治療効果がみられなかった患者には？

- 少量のサイアザイド系利尿薬との併用を考慮（一時的に効果が増大することがある）.
- 慢性心不全治療：増量または抗アルドステロン薬の併用. 急性増悪期であれば, カルペリチドの持続点滴静注も考慮.

副作用が発現した患者には？

- 血液系・皮膚系・肝臓系の副作用には投与中止等, 適切な処置を行う.
- 低K血症等の代謝異常には減量・休薬等の適切な処置を行う.

◆ 文　献
1)「心不全の診かた・考えかた」(北風政史 編), 医学書院, 2007

[堀　里子, 澤田康文]

第3章 利尿薬

❶ループ利尿薬

トラセミド

🔵 ルプラック®

◆製剤・包装
ルプラック® 錠 4 mg・8 mg

◆効能効果
- 心性浮腫,腎性浮腫,肝性浮腫

◆用法用量
- 通常,成人には,1日1回4〜8 mgを経口投与.年齢,症状により適宜増減

◆体内動態
- t_{max} =約1時間, $t_{1/2}$ =約2時間,未変化体の尿中排泄率=19.1％(代謝物も含むと78.6％)(5 mg空腹時単回経口投与,健常成人),BA=79〜91％,Vd=11.4 L(若年者)
- 肝代謝型薬物(一部腎排泄)

◆警告
なし

◆患者への注意事項

副作用初期症状
- 全身倦怠感,食欲不振,皮膚や結膜などの黄染(黄色くなる)[肝機能障害,黄疸]
- 鼻血・歯ぐきの出血,四肢などの皮下出血[血小板減少]
- 不整脈,全身倦怠感,脱力感[低K血症,高K血症]

生活との関係,食・OTCとの相互作用
- めまい,ふらつきがあらわれることがあるので,高所作業や運転,機械の操作は回避

◆重大な副作用

肝機能障害(0.03％)
黄疸
血小板減少
低K血症,高K血症

◆相互作用(禁・慎)

慎	アミノグリコシド(AG)系抗生物質(ゲンタマイシン硫酸塩,アミカシン硫酸塩等),シスプラチン:これらの薬剤の内耳外有毛細胞内濃度が上昇し,第8脳神経障害(聴覚障害)増強
	AG系抗生物質,セファロスポリン系抗生物質(セファロチンナトリウム等):本薬による近位尿細管でのNa再吸収の増加に伴いこれらの抗生物質の再吸収が増加し,腎毒性増強

	ジギタリス製剤（ジゴキシン，ジギトキシン）：本薬による血清K値の低下により，多量のジギタリスが心筋Na^+/K^+-ATPaseに結合し，心収縮力増強と不整脈を惹起
	糖質副腎皮質ホルモン製剤，ACTH，グリチルリチン製剤（強力ネオミノファーゲンC），甘草含有製剤：両薬剤ともK排泄作用をもつため，低K血症発現
	炭酸リチウム：本薬は腎におけるリチウムの再吸収を促進し，血中リチウム濃度上昇とリチウム中毒増強

◆ 禁忌・慎重投与の患者

禁	無尿［効果が期待できない］
	肝性昏睡［低K血症によるアルカローシスの増悪］
	体液中のNa，Kの明らかな減少［電解質失調の出現］
	本薬の成分またはスルホンアミド誘導体に対する過敏症の既往歴
慎	進行した肝硬変，肝疾患・肝機能障害［肝性昏睡を誘発］
	重篤な冠硬化症または脳動脈硬化症［急激な利尿による血栓塞栓症を誘発］
	腎機能障害［腎機能障害の増悪，血中濃度の上昇］
	本人または両親，兄弟に痛風，糖尿病［痛風発作の発現，糖尿病の悪化］
	下痢，嘔吐［電解質失調の出現］
	手術前［昇圧アミンに対する血管壁反応性低下，ツボクラリン等の麻痺作用増強］
	減塩療法時［低Na血症の出現］

使い分け・処方変更のポイント

同効薬

- **ループ利尿薬**：フロセミド*（ラシックス®），アゾセミド*（ダイアート®），ピレタニド（アレリックス®）
- **サイアザイド系利尿薬**：ヒドロクロロチアジド*（ニュートライド），トリクロルメチアジド*（フルイトラン®），ベンチルヒドロクロロチアジド（ベハイド®）
- **サイアザイド系類似利尿薬**：メフルシド（バイカロン®）
- **K保持性利尿薬**：スピロノラクトン*（アルダクトン®），トリアムテレン（トリテレン®），カンレノ酸カリウム（ソルダクトン®）
- **バソプレシン拮抗薬**：トルバプタン*（サムスカ®）　　（*：本書に該当項目あり）

他の同効薬と比べた本薬の特徴は？

- トラセミドは**ループ利尿作用に加えて，抗アルドステロン作用に由来するK保持性を併せもつ**．
- フロセミドと異なり，**高血圧の適応はもたない**．

こんな症例に最適！

- サイアザイド系利尿薬が不適な**血清Cr 2 mg/dL以上，CCr 30 mL/分以下の腎障害症例**にはループ利尿薬を用いる．
- うっ血性心不全やネフローゼ症候群，肝硬変などの浮腫改善で用いられる．
- 慢性心不全（症候性心不全）では，ACE阻害薬およびβ遮断薬を基本薬として用いたうえで，体液貯留による病状が明らかである場合に用いる．

本薬が適さない症例と対策（用法用量の調節，代替薬の選び方と処方変更時のポイント）

■ 無尿
- ドパミンやANPの使用を考慮．これらが奏効しない場合，体外循環による除水（血液浄化法）などの非薬物療法の適応を考慮．

■ 体液中のNa，Kの明らかな減少
- K保持性利尿薬，または利尿薬以外の作用機序の薬剤（降圧薬ではCa拮抗薬やARB，ACE阻害薬など）を選択．

■ 痛風
- 利尿薬を使用する場合は少量投与．または，ARBのロサルタン（尿酸値低下作用がある）を併用．血清尿酸値に影響しないARB，ACE阻害薬，Ca拮抗薬に変更．

■ AG系，セファロスポリン系抗生物質の併用
- 抗菌スペクトルを考慮して，ペニシリン系やマクロライド系，キノロン系等，他の抗菌薬に変更．

治療効果がみられなかった患者には？

- 少量のサイアザイド系利尿薬との併用を考慮（一時的に効果が増大することがある）．
- 慢性心不全治療：増量または抗アルドステロン薬の併用．急性増悪期であれば，カルペリチドの持続点滴静注も考慮．

副作用が発現した患者には？

- 重大な副作用や血液系・皮膚系・肝臓系の副作用には投与中止等，適切な処置を行う．
- 低K血症等の代謝異常には減量・休薬等の適切な処置を行う．

◆ 文　献
1）「心不全の診かた・考えかた」（北風政史 編），医学書院，2007

[堀　里子，澤田康文]

第3章 利尿薬

❷サイアザイド系利尿薬

ヒドロクロロチアジド

● ニュートライド

◆ 製剤・包装
ニュートライド錠 25 mg

◆ 効能効果
- 高血圧症（本態性，腎性等），悪性高血圧，心性浮腫（うっ血性心不全），腎性浮腫，肝性浮腫，月経前緊張症，薬剤（副腎皮質ホルモン，フェニルブタゾン等）による浮腫

◆ 用法用量
- 1回25〜100 mgを1日1〜2回経口投与．年齢，症状により適宜増減．高血圧症には少量から投与開始し，徐々に増量．悪性高血圧には，通常他の降圧薬と併用

◆ 体内動態
- $t_{max} = 3$時間，$t_{1/2} = 6.4$時間（50 mg 単回経口投与），吸収された薬物の95％が未変化体で排泄
- 腎排泄型薬物（ほとんど代謝を受けない）

◆ 警告
なし

◆ 患者への注意事項

副作用初期症状
- 鼻血・歯ぐきの出血，発熱，皮膚や結膜等が黄色くなる［再生不良性貧血，溶血性貧血］
- 皮疹，足や腕に紫色または赤いあざができる，全身倦怠感［壊死性血管炎］
- 発熱，空咳，体動時の動悸［間質性肺炎，肺水腫］
- 疲れやすい，関節痛，顔の紅斑（蝶型紅斑）［全身性紅斑性狼瘡の悪化］
- 呼吸困難，蕁麻疹，目や口唇周囲の腫れ［アナフィラキシー様反応］

生活との関係，食・OTCとの相互作用
- 夜間の休息が特に必要なときは，夜間の排尿を避けるため，午前中に服用
- 血圧低下により，めまい，ふらつきがあらわれることがあるので，高所作業，運転等危険を伴う機械の操作は回避

製剤・包装の問題
なし

◆ 重大な副作用

再生不良性貧血，溶血性貧血
壊死性血管炎
間質性肺炎，肺水腫
全身性紅斑性狼瘡の悪化
アナフィラキシー様反応
低Na血症，低K血症

◆ **相互作用（禁・慎）**

慎	ジギタリス製剤（ジゴキシン，ジギトキシン）：本薬による血清K値の低下により，多量のジギタリスが心筋 Na^+/K^+-ATPaseに結合し，心収縮力増強と不整脈を惹起
	炭酸リチウム：本薬は腎におけるリチウムの再吸収を促進し，血中リチウム濃度上昇とリチウム中毒増強
	糖質副腎皮質ホルモン製剤，ACTH：両薬剤ともK排泄作用をもつため，低K血症発現
	糖尿病用剤（SU剤，インスリン）：機序は明確ではないが，本薬によるK喪失により膵臓のβ細胞のインスリン放出低下．糖尿病用剤の作用を著しく減弱
	コレスチラミン：コレスチラミンの吸着作用によるチアジド系薬剤の吸収阻害および作用減弱

◆ **禁忌・慎重投与の患者**

禁	無尿［効果が期待できない］
	急性腎不全［腎機能をさらに悪化］
	体液中のNa，Kの明らかな減少［低Na血症，低K血症等の電解質失調の悪化］
	チアジド系薬剤またはその類似化合物（例えばクロルタリドン等のスルホンアミド誘導体）に対する過敏症の既往歴
慎	進行した肝硬変症［肝性昏睡を誘発］
	重篤な冠硬化症または脳動脈硬化症［血栓塞栓症を誘発］
	重篤な腎障害［腎機能をさらに悪化］
	肝疾患・肝機能障害［肝性昏睡を誘発］
	本人または両親，兄弟に痛風，糖尿病
	下痢，嘔吐［電解質失調が出現］
	高Ca血症，副甲状腺機能亢進症［血清Caの上昇］
	減塩療法時［低Na血症を誘発］
	交感神経切除後［降圧作用の増強］

使い分け・処方変更のポイント

同効薬

▶ **ループ利尿薬**：フロセミド*（ラシックス®），アゾセミド*（ダイアート®），トラセミド*（ルプラック®），ピレタニド（アレリックス®）

▶ **サイアザイド系利尿薬**：トリクロルメチアジド*（フルイトラン®），ベンチルヒドロクロロチアジド（ベハイド®）

▶ **サイアザイド系類似利尿薬**：インダパミド*（ナトリックス®，テナキシル®），メチクラン（アレステン®），トリパミド（ノルモナール®），メフルシド（バイカロン®）

- ▶ **K保持性利尿薬**：スピロノラクトン*（アルダクトン®），トリアムテレン（トリテレン®），カンレノ酸カリウム（ソルダクトン®），エプレレノン（セララ®）
- ▶ **バソプレシン拮抗薬**：トルバプタン*（サムスカ®）　（*：本書に該当項目あり）

他の同効薬と比べた本薬の特徴は？

- ▶ サイアザイド系利尿薬は遠位尿細管におけるNa再吸収を抑制することで，短期的には循環血液量を減少させるが長期的には末梢血管抵抗を低下させ降圧させる．
- ▶ サイアザイド系利尿薬は**作用時間が長く，安定した降圧**をもたらす．
- ▶ **ACE阻害薬またはARB・Ca拮抗薬との併用で降圧効果が増強**（併用が推奨されており，ARBとの配合錠が上市されている）．

こんな症例に最適！

- ▶ 利尿薬の降圧効果は，高齢者，低レニン性高血圧，腎疾患，糖尿病，インスリン抵抗性などの**食塩感受性が亢進した病態**において期待できる．
- ▶ 慢性期の脳血管障害患者の高血圧治療では，利尿薬，Ca拮抗薬，ARB，ACE阻害薬が推奨されている（AHA/ASAのガイドラインでは，利尿薬単独，および利尿薬とACE阻害薬の併用療法を推奨）．
- ▶ 高リスク高血圧患者において，利尿薬は脳卒中抑制効果がACE阻害薬より優れ，心不全抑制効果がACE阻害薬やCa拮抗薬より優れていた（ALLHAT試験）．
- ▶ 糖尿病を合併する高血圧ではACE阻害薬やARBで効果不十分時，本薬が併用されることがある．ただし，使用中は血糖コントロールに注意する．
- ▶ **高齢者の高血圧治療**では，少量の利尿薬が第一選択薬あるいは併用療法で用いられる．**脳血管障害慢性期，心不全，腎障害，骨粗鬆症の合併症がある場合**には積極適応．
- ▶ 利尿薬は，RA系阻害薬，β遮断薬との3剤併用で心不全治療の標準療法として用いられる．

本薬が適さない症例と対策（用法用量の調節，代替薬の選び方と処方変更時のポイント）

■ 無尿

- ▶ ドパミンやANPの使用を考慮．これらが奏効しない場合，体外循環による除水（血液浄化法）などの非薬物療法の適応を考慮．

■ 急性腎不全

▶ フロセミド注，ドパミンやANPの使用を考慮．これらが奏効しない場合，体外循環による除水（血液浄化法）などの非薬物療法の適応を考慮．

■ 体液中のNa・Kの明らかな減少

▶ K保持性利尿薬，または利尿薬以外の作用機序の薬剤（降圧薬ではCa拮抗薬やARB，ACE阻害薬など）を選択．

■ 血清Cr 2 mg/dL以上，CCr 30 mL/分以下の腎障害

▶ 利尿薬としては，腎血流量，糸球体濾過量を減少させないループ利尿薬を用いる．利尿薬以外の作用機序の薬剤（降圧薬ではCa拮抗薬やARB，ACE阻害薬）を選択．

■ 痛風

▶ 利尿薬を使用する場合は少量投与とする．または，ARBのロサルタン（尿酸値低下作用がある）を併用する（配合剤あり）．血清尿酸値に影響しないARB，ACE阻害薬，Ca拮抗薬に変更．

治療効果がみられなかった患者には？

▶ 高血圧治療：増量または作用機序の異なる他薬を併用（2剤併用では，Ca拮抗薬，ARB，ACE阻害薬が推奨）を考慮．

▶ 慢性心不全治療：増量または作用機序の異なる利尿薬に変更．急性増悪期であれば，カルペリチドの持続点滴静注も考慮．

副作用が発現した患者には？

▶ 重大な副作用や血液系・皮膚系・肝臓系の副作用には投与中止等，適切な処置を行う．

▶ 低K血症等の代謝異常には減量・休薬等の適切な処置を行う．

◆文 献

1）「高血圧治療ガイドライン2009」（日本高血圧学会高血圧治療ガイドライン作成委員会 編），ライフサイエンス出版，2009
2）「日本高血圧学会専門医取得のための高血圧専門医ガイドブック」（日本高血圧学会 編），診断と治療社，2009
3）「心不全の診かた・考えかた」（北風政史 編），医学書院，2007

[堀 里子，澤田康文]

第3章 利尿薬

❷サイアザイド系利尿薬

トリクロルメチアジド

◯ フルイトラン®

◆製剤・包装
フルイトラン®錠 1 mg・2 mg

◆効能効果
- 高血圧症（本態性，腎性等），悪性高血圧，心性浮腫（うっ血性心不全），腎性浮腫，肝性浮腫，月経前緊張症

◆用法用量
- 1日2〜8 mgを1〜2回に分割経口投与．年齢，症状により適宜増減．高血圧症には少量から投与を開始して徐々に増量．悪性高血圧には，通常他の降圧薬と併用

◆体内動態
- $t_{max} = 1.8$ 時間，$t_{1/2} = 1.6$ 時間（2 mg 単回投与），未変化体尿中排泄率＝60％（4 mg 単回投与）
- 腎排泄型薬物

◆警告
なし

◆患者への注意事項

副作用初期症状
- 動悸や息切れ，発熱，歯ぐきの出血［再生不良性貧血］
- 体がだるい，食欲不振，吐き気［低 Na 血症］
- 体がだるい，脱力感，不整脈［低 K 血症］

生活との関係，食・OTC との相互作用
- 夜間の休息が特に必要なときは，夜間の排尿を避けるため，午前中に服用
- 血圧低下により，めまい，ふらつきがあらわれることがあるので，高所作業，運転等危険を伴う機械の操作は回避

製剤・包装の問題
- 割線あり．粉砕可．光による 2 mg 錠の退色（主薬含量に影響なし）に注意

◆重大な副作用

再生不良性貧血（0.1 % 未満）
低 Na 血症，低 K 血症

◆相互作用（禁・慎）

慎	ジギタリス製剤（ジゴキシン，ジギトキシン）：本薬による血清K値の低下により，多量のジギタリスが心筋 Na^+/K^+-ATPase に結合し，心収縮力増強と不整脈を惹起．血清K値に十分注意
	炭酸リチウム：本薬は腎におけるリチウムの再吸収を促進し，血中リチウム濃度の上昇，リチウム中毒の増強

	糖質副腎皮質ホルモン製剤，ACTH：両薬剤ともK排泄作用をもつため，低K血症発現
	糖尿病用剤（SU剤，インスリン）：機序は明確でないが，本薬によるK喪失により膵臓のβ細胞のインスリン放出低下．糖尿病用剤の作用を著しく減弱
	コレスチラミン：コレスチラミンの吸着作用によるチアジド系薬剤の吸収阻害．作用が減弱

◆ 禁忌・慎重投与の患者

禁	無尿［効果が期待できない］
	急性腎不全［腎機能がさらに悪化］
	体液中のNa，Kの明らかな減少［低Na血症，低K血症等の電解質失調の悪化］
	チアジド系薬剤またはその類似化合物（例えばクロルタリドン等のスルホンアミド誘導体）に対する過敏症の既往歴
慎	進行した肝硬変症［肝性昏睡の誘発］
	重篤な冠硬化症または脳動脈硬化症［急激な利尿による血栓塞栓症の誘発］
	重篤な腎障害［腎機能が悪化］
	肝疾患・肝機能障害［肝機能が悪化］
	本人または両親，兄弟に痛風，糖尿病［痛風，血糖値の悪化や顕性化］
	下痢，嘔吐［電解質失調を誘発］
	高Ca血症，副甲状腺機能亢進症［血清Caの上昇］
	減塩療法時［低Na血症等の電解質失調を誘発］
	交感神経切除後［降圧作用の増強］

使い分け・処方変更のポイント

同効薬

▶ **ループ利尿薬**：フロセミド*（ラシックス®），アゾセミド*（ダイアート®），トラセミド*（ルプラック®），ピレタニド（アレリックス®）

▶ **サイアザイド系利尿薬**：ヒドロクロロチアジド*（ニュートライド），ベンチルヒドロクロロチアジド（ベハイド®）

▶ **サイアザイド系類似利尿薬**：インダパミド*（ナトリックス®，テナキシル®），メチクラン（アレステン®），トリパミド（ノルモナール®），メフルシド（バイカロン®）

▶ **K保持性利尿薬**：スピロノラクトン*（アルダクトン®），トリアムテレン（トリテレン®），カンレノ酸カリウム（ソルダクトン®），エプレレノン（セララ®）

▶ **バソプレシン拮抗薬**：トルバプタン*（サムスカ®）　　（*：本書に該当項目あり）

他の同効薬と比べた本薬の特徴は？

- サイアザイド系利尿薬は遠位尿細管におけるNa再吸収を抑制することで，短期的には循環血液量を減少させるが長期的には末梢血管抵抗を低下させ降圧させる．
- サイアザイド系利尿薬は**作用時間が長く，安定した降圧**をもたらす．
- **ACE阻害薬またはARB・Ca拮抗薬との併用で降圧効果が増強**（併用を推奨）．

こんな症例に最適！

- 利尿薬の降圧効果は，高齢者，低レニン性高血圧，腎疾患，糖尿病，インスリン抵抗性などの**食塩感受性が亢進した病態**において期待できる．
- 慢性期の脳血管障害患者の高血圧治療では，利尿薬，Ca拮抗薬，ARB，ACE阻害薬が推奨されている（AHA/ASAのガイドラインでは，利尿薬単独，および利尿薬とACE阻害薬の併用療法を推奨）．
- 高リスク高血圧患者において，利尿薬は脳卒中抑制効果がACE阻害薬より優れ，心不全抑制効果がACE阻害薬やCa拮抗薬より優れていた（ALLHAT試験）．
- 糖尿病を合併する高血圧ではACE阻害薬やARBで効果不十分時，本薬が併用されることがある．ただし，使用中は血糖コントロールに注意．
- **高齢者の高血圧治療**では，少量の利尿薬が第一選択薬あるいは併用療法で用いられる．**脳血管障害慢性期，心不全，腎障害，骨粗鬆症の合併症がある場合**には積極適応．
- 利尿薬は，RA系阻害薬，β遮断薬との3剤併用で心不全治療の標準療法として用いられる．

本薬が適さない症例と対策（用法用量の調節，代替薬の選び方と処方変更時のポイント）

■ 無尿
- ドパミンやANPの使用を考慮．これらが奏効しない場合，体外循環による除水（血液浄化法）などの非薬物療法の適応を考慮．

■ 急性腎不全
- フロセミド注，ドパミンやANPの使用を考慮．これらが奏効しない場合，体外循環による除水（血液浄化法）などの非薬物療法の適応を考慮．

■ 体液中のNa・Kの明らかな減少
- K保持性利尿薬，または利尿薬以外の作用機序の薬剤（降圧薬ではCa拮抗薬やARB，ACE阻害薬など）を選択．

■ 血清 Cr 2 mg/dL 以上，CCr 30 mL/分以下の腎障害

- 利尿薬としては，腎血流量，糸球体濾過量を減少させないループ利尿薬を用いる．利尿薬以外の作用機序の薬剤（降圧薬ではCa拮抗薬やARB，ACE阻害薬）を選択．

■ 痛風

- 利尿薬を使用する場合は少量投与．または，ARBのロサルタン（尿酸値低下作用がある）を併用．血清尿酸値に影響しないARB，ACE阻害薬，Ca拮抗薬に変更．

治療効果がみられなかった患者には？

- 高血圧治療：増量または作用機序の異なる他薬を併用（2剤併用では，Ca拮抗薬，ARB，ACE阻害薬が推奨）を考慮．

- 慢性心不全治療：増量または作用機序の異なる利尿薬に変更．急性増悪期であれば，カルペリチドの持続点滴静注も考慮．

副作用が発現した患者には？

- 重大な副作用や血液系・皮膚系・肝臓系の副作用には投与中止等，適切な処置を行う．

- 低K血症等の代謝異常には減量・休薬等の適切な処置を行う．

◆ 文 献
1）「高血圧治療ガイドライン2009」（日本高血圧学会高血圧治療ガイドライン作成委員会 編），ライフサイエンス出版，2009
2）「日本高血圧学会専門医取得のための高血圧専門医ガイドブック」（日本高血圧学会 編），診断と治療社，2009
3）「心不全の診かた・考えかた」（北風政史 編），医学書院，2007

［堀　里子，澤田康文］

第3章 利尿薬
❸サイアザイド系類似（非サイアザイド系）利尿薬

インダパミド

🔴 ナトリックス®, テナキシル®

◆製剤・包装
ナトリックス®錠1・2 (mg) ／テナキシル®錠1 mg・2 mg

◆効能効果
- 本態性高血圧症

◆用法用量
- 1日1回2 mgを朝食後経口投与．年齢，症状により適宜増減．少量から投与開始し，徐々に増量

◆体内動態
- $t_{max} = 1.9$時間，$t_{1/2} = 19.8$時間（2 mg空腹時単回経口投与）
- 96時間までに投与量の49.5 %が尿中に排泄され，未変化体は投与量の6.0 %
- 肝代謝型薬物

◆警告
なし

◆患者への注意事項

副作用初期症状
- 紅斑，痒み，粘膜疹［皮膚粘膜眼症候群，多形滲出性紅斑］
- 倦怠感，吐き気，痙攣［低Na血症］
- 倦怠感，脱力感，不整脈［低K血症］

生活との関係，食・OTCとの相互作用
- 血圧低下により，めまい，ふらつきがあらわれることがあるので，高所作業，運転等危険を伴う機械の操作は回避

製剤・包装の問題
- 粉砕時苦味あり，光に不安定．ナトリックス®錠は遮光・防湿保存で7日まで投与可

◆重大な副作用

重	皮膚粘膜眼症候群（Stevens-Johnson症候群），多形滲出性紅斑
	低Na血症，低K血症

◆相互作用（禁・慎）

慎	ジギタリス製剤（ジゴキシン，ジギトキシン）：本薬による血清K値の低下により，多量のジギタリスが心筋Na^+/K^+-ATPaseに結合し，心収縮力増強と不整脈を惹起．血清K値に十分注意
	炭酸リチウム：本薬は腎におけるリチウムの再吸収を促進し，血中リチウム濃度の上昇，リチウム中毒の増強
	糖質副腎皮質ホルモン製剤，ACTH：両薬剤ともK排泄作用をもつため，低K血症発現

| | 糖尿病用剤（SU剤，インスリン）：機序は明確ではないが，本薬によるK喪失により膵臓のβ細胞のインスリン放出低下．糖尿病用剤の作用を著しく減弱 |

◆ 禁忌・慎重投与の患者

禁	無尿，急性腎不全［腎機能が悪化］
	体液中のNa・Kの明らかな減少［低Na血症・低K血症の発現］
	チアジド系薬剤またはその類似化合物（例えばクロルタリドン等のスルホンアミド誘導体）に対する過敏症の既往歴
慎	進行した肝硬変症［肝性昏睡の誘発］
	心疾患のある高齢者，重篤な冠硬化症または脳動脈硬化症［急激な利尿による血栓塞栓症の誘発］
	重篤な腎障害［腎機能が悪化］
	肝疾患・肝機能障害
	本人または両親，兄弟に痛風，糖尿病［痛風，糖尿病の悪化や顕在化］
	下痢，嘔吐［電解質異常の出現］
	高Ca血症，副甲状腺機能亢進症［血中Caがさらに上昇］
	減塩療法［低Na血症等の電解質異常の出現］
	交感神経切除後［降圧作用増強］

使い分け・処方変更のポイント

同効薬

- **ループ利尿薬**：フロセミド*（ラシックス®）
- **サイアザイド系利尿薬**：ヒドロクロロチアジド*（ニュートライド），トリクロルメチアジド*（フルイトラン®），ベンチルヒドロクロロチアジド（ベハイド®）
- **サイアザイド系類似利尿薬**：メチクラン（アレステン®），トリパミド（ノルモナール®），メフルシド（バイカロン®）
- **K保持性利尿薬**：スピロノラクトン*（アルダクトン®），トリアムテレン（トリテレン®），エプレレノン（セララ®）　　　　　　　　　（*：本書に該当項目あり）

他の同効薬と比べた本薬の特徴は？

- 遠位尿細管におけるNa再吸収を抑制することで，短期的には循環血液量を減少させるが長期的には末梢血管抵抗を低下させ降圧．
- **作用時間が長く（24時間），安定した降圧**をもたらすと考えられる．
- **ACE阻害薬またはARB・Ca拮抗薬との併用で降圧効果が増強**（併用を推奨）．
- ヒドロクロロチアジド，トリクロルメチアジドに比べて消失半減期が長い．また，本薬は肝代謝型薬物である．

こんな症例に最適！

- 利尿薬の降圧効果は，高齢者，低レニン性高血圧，腎疾患，糖尿病，インスリン抵抗性などの**食塩感受性が亢進した病態**において期待できる．
- 慢性期の脳血管障害患者の高血圧治療では，利尿薬，Ca拮抗薬，ARB，ACE阻害薬が推奨されている（AHA/ASAのガイドラインでは，利尿薬単独，および利尿薬とACE阻害薬の併用療法を推奨）．
- 高リスク高血圧患者において，利尿薬は脳卒中抑制効果がACE阻害薬より優れ，心不全抑制効果がACE阻害薬やCa拮抗薬より優れていた（ALLHAT試験）．インダパミドは**脳卒中の再発予防効果**（PROGRESS試験）が示されている．
- 糖尿病を合併する高血圧ではACE阻害薬やARBで効果不十分時，本薬が併用されることがある．ただし，使用中は血糖コントロールに注意．
- **高齢者の高血圧治療**では，少量の利尿薬が第一選択薬あるいは併用療法で用いられる．**脳血管障害慢性期，心不全，腎障害，骨粗鬆症の合併症がある場合**には積極適応．

本薬が適さない症例と対策 （用法用量の調節，代替薬の選び方と処方変更時のポイント）

■ 無尿

- ドパミンやANPの使用を考慮．これらが奏効しない場合，体外循環による除水（血液浄化法）などの非薬物療法の適応を考慮．

■ 急性腎不全

- フロセミド注，ドパミンやANPの使用を考慮．これらが奏効しない場合，体外循環による除水（血液浄化法）などの非薬物療法の適応を考慮．

■ 体液中のNa・Kの明らかな減少

- K保持性利尿薬，または利尿薬以外の作用機序の薬剤（降圧薬ではCa拮抗薬やARB，ACE阻害薬など）を選択．

■ 血清Cr 2 mg/dL以上，CCr 30 mL/分以下の腎障害

- 利尿薬としては，腎血流量，糸球体濾過量を減少させないループ利尿薬を用いる．利尿薬以外の作用機序の薬剤（降圧薬ではCa拮抗薬やARB，ACE阻害薬）を選択．

■ 痛風

- 利尿薬を使用する場合は少量投与．または，ARBのロサルタン（尿酸値低下作用がある）を併用する．血清尿酸値に影響しないARB，ACE阻害薬，Ca拮抗薬に変更．

治療効果がみられなかった患者には？

▶ 増量または作用機序の異なる他薬を併用（2剤併用では，Ca拮抗薬，ARB，ACE阻害薬が推奨）を考慮．

副作用が発現した患者には？

▶ 重大な副作用や血液系・皮膚系・肝臓系の副作用には投与中止等，適切な処置を行う．

▶ 低K血症等の代謝異常には減量・休薬等の適切な処置を行う．

◆ 文 献
1)「高血圧治療ガイドライン2009」（日本高血圧学会高血圧治療ガイドライン作成委員会 編），ライフサイエンス出版，2009
2)「日本高血圧学会専門医取得のための高血圧専門医ガイドブック」（日本高血圧学会 編），診断と治療社，2009

[堀 里子，澤田康文]

第3章 利尿薬

❹K保持性利尿薬

スピロノラクトン

💊 アルダクトン®

◆製剤・包装
アルダクトン®A細粒 10%／アルダクトン®A錠 25 mg・50 mg

◆効能効果
- 高血圧症（本態性，腎性等），心性浮腫（うっ血性心不全），腎性浮腫，肝性浮腫，特発性浮腫，悪性腫瘍に伴う浮腫および腹水，栄養失調性浮腫，原発性アルドステロン症の診断および症状の改善

◆用法用量
- 1日50～100 mgを分割経口投与．年齢，症状により適宜増減．「原発性アルドステロン症の診断および症状の改善」の他は他薬と併用することが多い

◆体内動態
- $t_{max}=2.8$ 時間，$t_{1/2}(\beta$ 相$)=11.6$ 時間（100 mg空腹時単回経口投与），未変化体は尿中に検出されない，BA＝70%
- 肝代謝型薬物

◆警告
なし

◆患者への注意事項

副作用初期症状
- 不整脈・胸痛，全身倦怠感，脱力［電解質異常（高K血症，低Na血症，代謝性アシドーシス等）］
- 尿量減少，手足や顔のむくみ，頭痛［急性腎不全］

生活との関係，食・OTCとの相互作用
- めまい，ふらつきがあらわれることがあるので，高所作業，運転等危険を伴う機械の操作は回避

製剤・包装の問題
- なし（粉砕可），成分に特異臭（イオウ臭）あり

◆重大な副作用

電解質異常（高K血症，低Na血症，代謝性アシドーシス等）
急性腎不全

◆相互作用（禁・慎）

禁	タクロリムス，エプレレノン：相加・相乗作用により血清K値が上昇し，高K血症が発現することがある
	ミトタン：ミトタンの薬効を本薬が阻害するとの報告がある

慎	K製剤（塩化カリウム，グルコン酸カリウム，アスパラギン酸カリウム等），ACE阻害薬（カプトプリル，エナラプリル，リシノプリル等），ARB（ロサルタンカリウム，カンデサルタンシレキセチル，バルサルタン等），アリスキレン，K保持性利尿薬（トリアムテレン，カンレノ酸カリウム），シクロスポリン，ドロスピレノン：これらの薬剤と本薬の相加・相乗作用による血清K値上昇．血清K値を観察する等十分注意．危険因子：腎障害患者，高齢者
	ジゴキシン，メチルジゴキシン：本薬がジゴキシンおよびメチルジゴキシンの腎からの排泄を低下させるため，これらの薬物の血中濃度上昇
	NSAIDs（インドメタシン等）：プロスタグランジン産生が抑制されることによって，Na貯留作用による降圧作用の減弱，腎機能障害患者における重度の高K血症の発現

◆ 禁忌・慎重投与の患者

禁	無尿または急性腎不全［腎機能の悪化，高K血症の誘発または増悪］
	高K血症［高K血症の増悪］
	アジソン病［高K血症の発現］
	本薬に対する過敏症の既往歴
慎	心疾患のある高齢者，重篤な冠硬化症または脳動脈硬化症［急激な利尿による血栓塞栓症の誘発］
	重篤な腎障害
	減塩療法時［脱水症状や低Na血症等が発現しやすくなる］
	肝障害［高K血症の発現］

使い分け・処方変更のポイント

同効薬

- **ループ利尿薬**：フロセミド*（ラシックス®），アゾセミド*（ダイアート®），トラセミド*（ルプラック®），ピレタニド（アレリックス®）
- **サイアザイド系利尿薬**：ヒドロクロロチアジド*（ニュートライド），トリクロルメチアジド*（フルイトラン®），ベンチルヒドロクロロチアジド（ベハイド®）
- **サイアザイド系類似利尿薬**：インダパミド*（ナトリックス®，テナキシル®），メチクラン（アレステン®），トリパミド（ノルモナール®），メフルシド（バイカロン®）
- **K保持性利尿薬**：トリアムテレン（トリテレン®），カンレノ酸カリウム（ソルダクトン®），エプレレノン（セララ®）
- **バソプレシン拮抗薬**：トルバプタン*（サムスカ®）　（＊：本書に該当項目あり）

他の同効薬と比べた本薬の特徴は？

- 主として遠位尿細管のアルドステロン依存性Na-K交換部位にはたらき，**アルドステロン拮抗作用**により，Naおよび水の排泄を促進し，Kの排泄を抑制する．

- 利尿効果は弱いが，**K保持的に働き，他の利尿薬の電解質代謝異常の補正に適する**．
- 重症心不全（NYHA Ⅲ度以上）患者を対象として，ACE阻害薬にスピロノラクトンを追加することにより，心事故発症率軽減および総死亡率の低下が示されている（RALES試験）．
- 上記は抗アルドステロン薬による心臓の線維化促進防止作用（リモデリング抑制作用）を介していることが示唆されている．

こんな症例に最適！

- **慢性心不全の治療でレニン–アンジオテンシン系抑制薬とβ遮断薬の標準治療に追加**すると死亡および心不全による入院率低下と突然死の減少が示されている（EMPHASIS-HF試験）．ただし，腎障害合併例では，血中K値とクレアチニン上昇に注意．
- 体液量調節の目的では，肝硬変や右心不全などの高アルドステロン下で利尿させる症例などに限定されて用いられる．

本薬が適さない症例と対策（用法用量の調節，代替薬の選び方と処方変更時のポイント）

■ 無尿または急性腎不全
- ドパミンやANPの使用を考慮．これらが奏効しない場合，体外循環による除水（血液浄化法）などの非薬物療法の適用を考慮．無尿でなければ，フロセミド（ラシックス®注100 mg）も適用可能．

■ 高K血症
- ループ利尿薬，チアジド系，類似利尿薬を選択．

■ アジソン病
- ループ利尿薬，チアジド系，類似利尿薬を選択．

■ タクロリムスの併用
- タクロリムスをシクロスポリンに変更．血清K値を測定し，高K血症発現に注意．

■ ミトタンの併用
- ミトタンの同効薬（適応：クッシング症候群）としてメチラポン，トリロスタンがあるが，スピロノラクトンとの相互作用の有無については報告されていない．

治療効果がみられなかった患者には？

- 増量を考慮．他のK保持性利尿薬としては，アルドステロン受容体選択性の高い

エプレレノン（セララ®）やアルドステロン非依存性のトリアムテレン（トリテレン®）がある．

副作用が発現した患者には？

▶ 重大な副作用や皮疹・蕁麻疹発現時は，投与中止．
▶ 性ステロイド作用により起きる男性での女性化乳房や女性の月経異常等は，減量または中止によって通常減退ないしは消失するが，まれに持続．**MR（ミネラルコルチコイド受容体）に対する選択性の高いエプレレノンでは発現しにくい**．

◆ 文 献
1)「高血圧治療ガイドライン2009」（日本高血圧学会高血圧治療ガイドライン作成委員会 編），ライフサイエンス出版，2009
2)「日本高血圧学会専門医取得のための高血圧専門医ガイドブック」（日本高血圧学会 編），診断と治療社，2009
3)「心不全の診かた・考えかた」（北風政史 編），医学書院，2007

[堀 里子，澤田康文]

第3章 利尿薬

❺バソプレシン拮抗薬

トルバプタン

● サムスカ®

◆ 製剤・包装
　サムスカ® 錠 15 mg

◆ 効能効果
- ループ利尿薬等の他の利尿薬で効果不十分な心不全における体液貯留

◆ 用法用量
- 15 mg を 1 日 1 回経口投与
- 体液貯留所見が消失した際には投与中止．体液貯留所見が改善しない場合，あるいは目標体重に戻った場合は，漫然と投与を継続しない

◆ 体内動態
- $t_{max} = 2.0$ 時間，$t_{1/2} = 3.3$ 時間，未変化体尿中排泄率＝1％未満（15 mg 単回経口投与），BA＝56％
- P糖蛋白の基質・阻害薬
- 肝代謝型薬物（主にCYP3A4によって代謝）

◆ 警告
　本薬投与で急激な水利尿から脱水症状や高Na血症をきたし，意識障害に至った症例が報告されており，また，急激な血清Na濃度上昇による橋中心髄鞘崩壊症をきたすおそれがあることから，入院下で投与を開始または再開．特に投与開始日または再開日には血清Na濃度を頻回測定

◆ 患者への注意事項

副作用初期症状
- 尿量減少，むくみ，喉の渇き［腎不全］
- 局所の痛み，圧痛，紅斑［血栓塞栓症］
- 意識の低下，喉の渇き［高Na血症］

生活との関係，食・OTCとの相互作用
- 夜間排尿を避けるため，午前中の投与が望ましい
- 口渇を感じた場合，脱水の可能性があるので適量の水分を補給．ただし，水分の取りすぎに注意
- 妊娠する可能性のある患者は，服用期間は避妊する等妊娠しないよう注意
- 服用中は，めまい等があらわれることがあるので，転倒に注意．運転や高所作業，危険を伴う機械の操作等には十分注意

製剤・包装の問題
- 15 mg 錠のみ（割線あり）

◆ 重大な副作用

腎不全（0.1〜0.5％未満）	
血栓塞栓症（0.1〜0.5％未満）	

高Na血症

◆相互作用（禁・慎）

慎	CYP3A4阻害作用を有する薬剤（イトラコナゾール，クラリスロマイシン等）やグレープフルーツジュース：本薬の血漿中濃度上昇
	CYP3A4誘導作用を有する薬剤（リファンピシン等）やセイヨウオトギリソウ含有食品：本薬の血漿中濃度低下
	K製剤，K保持性利尿薬（スピロノラクトン，トリアムテレン等），抗アルドステロン薬（エプレレノン等），ACE阻害薬（エナラプリルマレイン酸塩等），ARB（ロサルタンK等），レニン阻害薬（アリスキレンフマル酸塩等）：血清K濃度上昇のおそれ

◆禁忌・慎重投与の患者

禁	本薬の成分または類似化合物（モザバプタン塩酸塩等）に対する過敏症の既往歴
	無尿［効果が期待できない］
	口渇を感じないまたは水分摂取が困難［循環血漿量減少により高Na血症および脱水］
	高Na血症［水利尿作用により高Na血症が増悪］
	妊婦または妊娠している可能性のある婦人
慎	血清Na濃度125 mEq/L未満の患者［急激な血清Na濃度上昇により，橋中心髄鞘崩壊症をきたす］
	重篤な冠動脈疾患または脳血管疾患および高齢者［急激な利尿による血栓塞栓症の誘発］
	高K血症［本薬の水利尿作用により高K血症が増悪］
	重篤な腎障害［利尿に伴う腎血流量減少により腎機能が悪化］

使い分け・処方変更のポイント

同効薬

心性浮腫を効能効果にもつ利尿薬（以下に示す）

- **ループ利尿薬**：フロセミド*（ラシックス®），アゾセミド*（ダイアート®），トラセミド*（ルプラック®），ピレタニド（アレリックス®）
- **サイアザイド系利尿薬**：ヒドロクロロチアジド*（ニュートライド），トリクロルメチアジド*（フルイトラン®），ベンチルヒドロクロロチアジド（ベハイド®）
- **サイアザイド系類似利尿薬**：メフルシド（バイカロン®）
- **K保持性利尿薬**：スピロノラクトン（アルダクトン®），トリアムテレン（トリテレン®），カンレノ酸カリウム（ソルダクトン®）　　（*：本書に該当項目あり）

他の同効薬と比べた本薬の特徴は？

- トルバプタンはバソプレシン V_2 受容体と結合することにより，**過剰な水のみを排泄**．一方，他の同効薬は主に塩類排泄型であり，水とともに電解質の排泄を伴う．
- **ループ利尿薬抵抗例**でも，投与期間を通じて，尿量を増加させ，うっ血所見を改善可能．
- **水排泄を増加させるが，Na 排泄は増加させないことから，他の利尿薬と併用**して使用する．

こんな症例に最適！

- ループ利尿薬等の他の利尿薬で効果不十分な心不全における体液貯留の症例．
- 腎機能障害や低 Na 血症が併存し，血管外に多量の体液が貯留している症例．

本薬が適さない症例と対策（用法用量の調節，代替薬の選び方と処方変更時のポイント）

■ 無尿

- ドパミンや ANP の使用を考慮．これらが奏効しない場合，体外循環による除水（血液浄化法）などの非薬物療法の適応を考慮．

■ 口渇を感じないまたは水分摂取が困難

- 他の利尿薬無効の場合，ドパミンや ANP の選択を考慮．これらが奏効しない場合，体外循環による除水（血液浄化法）などの非薬物療法の適応を考慮．

■ 高 Na 血症／妊婦または妊娠している可能性のある婦人

- 他の利尿薬無効の場合，ドパミンや ANP の選択を考慮．これらが奏効しない場合，体外循環による除水（血液浄化法）などの非薬物療法の適応を考慮．血清 K 値＞6.0 mEq/L を目安とする．

■ CYP3A4 阻害作用を有する薬剤（イトラコナゾール，クラリスロマイシン等）の服用中

- やむを得ず併用する場合は，本薬の減量あるいは低用量からの開始等を考慮．

■ 血清 Na 濃度 125 mEq/L 未満の患者，重篤な冠動脈疾患または脳血管疾患および高齢者

- これらの患者に投与する場合は，半量（7.5 mg）から開始．

治療効果がみられなかった患者には？

- 治療効果がみられない場合，漫然と投与を継続しない．本薬はループ利尿薬等の他の利尿薬で効果不十分な患者に使用されるため，他の同効薬への変更は不適である．

副作用が発現した患者には？

▶重大な副作用がみられた場合には，投与中止等の適切な対処を行う．

▶特に，口渇感の持続，脱水等の症状がみられた場合には，減量または投与中止し，症状に応じて，輸液を含めた水分補給等の適切な処置を行う．また，正常域を超える血清Na濃度上昇がみられた場合は直ちに投与中止し，同様の処置を行う．

◆文 献
1）「心不全の診かた・考えかた」（北風政史 編），医学書院，2007

［堀 里子，澤田康文］

第4章　降圧薬

❶ACE阻害薬

カプトプリル

💊 カプトリル®

◆製剤・包装
カプトリル®錠12.5 mg・25 mg／カプトリル®細粒5％／カプトリル®-Rカプセル18.75 mg

◆効能効果
- 錠・細粒：本態性高血圧症，腎性高血圧症，腎血管性高血圧症，悪性高血圧
- カプセル：本態性高血圧症，腎性高血圧症

◆用法用量
- 錠・細粒：1回12.5～25 mgを1日3回経口投与．年齢，症状により適宜増減．重症例においても1日最大投与量は150 mg
- カプセル：1回1～2カプセル，1日2回（37.5～75 mg）経口投与．年齢，症状により適宜増減．重症本態性高血圧症および腎性高血圧症の患者では1回1カプセル，1日1～2回（18.75～37.5 mg）から投与を開始
- 重篤な腎障害患者では，CCrが3 mg/dLを超える場合，減量か，投与間隔を延長［過度の血圧低下および血液障害が起こるおそれ］

◆体内動態
- 錠：t_{max}＝0.68時間，$t_{1/2}$＝0.43時間
- カプセル：t_{max}＝1.25時間，$t_{1/2}$＝2.13時間
- 生体内のSH化合物とジスルフィド結合の生成と解離を行うが，代謝物の活性はない．腎排泄型

◆警告
なし

◆患者への注意事項

副作用初期症状
- 呼吸困難，顔面・舌・声門・喉頭の腫れ，蕁麻疹［血管浮腫］
- 全身倦怠感，頭痛・のどの痛み，歯ぐき・皮下の出血［汎血球減少，無顆粒球症］
- 尿量減少，むくみ，食欲低下［急性腎不全，ネフローゼ症候群］
- 手足や唇のしびれ，筋肉の減退，手足の麻痺［高K血症］
- 全身の水疱，全身の激しい痒み［天疱瘡様症状］

生活との関係，食・OTCとの相互作用
- めまい，ふらつきがあらわれるので，高所作業，運転など危険を伴う機械の操作には注意

◆重大な副作用

血管浮腫
汎血球減少，無顆粒球症
急性腎不全，ネフローゼ症候群

	高K血症
	天疱瘡様症状
	狭心症，心筋梗塞，うっ血性心不全，心停止
	アナフィラキシー様反応
	皮膚粘膜眼症候群，剥脱性皮膚炎
	錯乱
	膵炎

◆相互作用（禁・慎）

禁	デキストラン硫酸固定化セルロース，トリプトファン固定化ポリビニルアルコールまたはポリエチレンテレフタレートを用いた吸着器によるアフェレーシスの施行（リポソーバー®，イムソーバTR®，セルソーバ®等）：ブラジキニンの血中濃度が上昇し，ショックを起こすことがある
	アクリロニトリルメタリルスルホン酸ナトリウム膜（AN69®）を用いた透析：ブラジキニンの血中濃度が上昇し，アナフィラキシー様症状を発現することがある
慎	アロプリノール（ザイロリック®）：皮疹等の過敏症を起こしやすい

◆禁忌・慎重投与の患者

禁	血管浮腫の既往歴（ACE阻害薬等の薬剤による血管浮腫，遺伝性血管浮腫，後天性血管浮腫，特発性血管浮腫等）［高度の呼吸困難を伴う血管浮腫を発現するおそれ］
	デキストラン硫酸固定化セルロース，トリプトファン固定化ポリビニルアルコールまたはポリエチレンテレフタレートを用いた吸着器によるアフェレーシスの施行中
	アクリロニトリルメタリルスルホン酸ナトリウム膜（AN69®）を用いた血液透析の施行中
	妊婦または妊娠している可能性のある婦人［妊娠中期および末期にACE阻害薬を投与された高血圧症の患者で羊水過少症，胎児・新生児の死亡，新生児の低血圧，腎不全，高K血症，頭蓋の形成不全および羊水過少症によると推測される四肢の拘縮，頭蓋顔面の変形等があらわれたとの報告がある］
慎	両側性腎動脈狭窄または片腎で腎動脈狭窄
	高K血症
	重篤な腎障害
	造血障害［好中球減少症，無顆粒球症等の副作用が発現］
	全身性エリテマトーデス（SLE）などの免疫異常［好中球減少症，無顆粒球症等の副作用が発現］
	重篤な肝障害［黄疸等の副作用が発現］
	消化性潰瘍またはその既往歴［副作用として消化器症状が発現］
	脳血管障害［過度の降圧が脳血流不全を惹起し，病態を悪化］
	光線過敏症の既往歴［副作用として皮疹等の皮膚症状が発現］
	高齢者

カプトプリル

使い分け・処方変更のポイント

同効薬

ACE阻害薬のみを示す

- エナラプリルマレイン酸塩*（レニベース®）
- アラセプリル（セタプリル®）
- デラプリル塩酸塩（アデカット®）
- シラザプリル水和物（インヒベース®）
- リシノプリル水和物*（ロンゲス®，ゼストリル®）
- ベナザプリル塩酸塩（チバセン®）
- イミダプリル塩酸塩*（タナトリル®）
- テモカプリル塩酸塩*（エースコール®）
- キナプリル塩酸塩（コナン®）
- トランドラプリル（プレラン®，オドリック®）
- ペリンドプリルエルブミン*（コバシル®）　　　　　　　　　（*：本書に該当項目あり）

他の同効薬と比べた本薬の特徴は？

- SH基含有の亜鉛結合型ACE阻害薬．
- SH基は強力に亜鉛結合するが，酸化しやすいため，**皮疹，味覚異常，好中球減少症**および**無顆粒球症**などの副作用を引き起こす可能性がある．
- カプトリル®のACEに対する阻害作用のIC$_{50}$値は23 nM．T/P比（トラフ/ピーク比）は約25％．カプトリル®錠・散の作用持続時間は4時間と短いため1日3回投与．カプトリル®-Rの作用持続時間は8〜12時間．
- 総カプトプリルとして尿中に68％（120時間まで），糞中に18％が排泄．尿中に未変化体35％（24時間まで），ジスルフィド体2％が排泄．代謝物の活性はない．
- 腎血管性高血圧の診断の際，分腎機能や腎血流の左右差の評価では腎シンチ・スキャン（レノグラム）が有用で，本薬を負荷すれば，狭窄側と非狭窄側との差がより明確になる．腎血管性高血圧では本薬負荷後の血漿レニン活性（PRA）が過剰に上昇するため，本薬投与前後でのPRA測定も有用．
- 原発性アルドステロン症の診断の際，機能確認検査の1つとして本薬負荷試験が行われる．試験では本薬50 mgを粉砕経口投与し，服用後60分または90分後にARR〔血漿アルドステロン濃度（PAC）/PRA比〕≧200を満たせば陽性と判断．
- 血液透析により約40％程度が除去．

- CAPPP試験：脳・心血管イベントの発生，死亡を各降圧薬群で比較．致死性および非致死性心筋梗塞，脳卒中，心血管死はカプトプリル群と従来治療薬群で差は認められなかったが，糖尿病合併高血圧患者では**心血管イベント発生はカプトプリル群で有意に低かった**．
- アロプリノール（ザイロリック®）併用により皮疹等の過敏症を起こしやすい（機序不明）．

こんな症例に最適！

- 即効性で作用持続時間が短いため，RA系非依存性の自律性分泌を証明する原発性アルドステロン症の診断や，分腎機能，腎血流の左右差の評価，PRA測定による腎血管性高血圧の診断で負荷試験薬として投与される．
- 一過性の血圧上昇時，非透析時のみ高血圧の患者，透析中の高血圧にも投与しやすい．

本薬が適さない症例と対策 （用法用量の調節，代替薬の選び方と処方変更時のポイント）

■ 妊婦または妊娠している可能性のある婦人
- 交感神経抑制薬のメチルドパ水和物（アルドメット），血管拡張薬のヒドララジン塩酸塩（アプレゾリン®），αβ遮断薬のラベタロール塩酸塩（トランデート®）が主たる降圧薬．必要に応じ慎重かつ患者と十分なインフォームドコンセントを得てCa拮抗薬を用いる．

■ 両側性腎動脈狭窄または片腎で腎動脈狭窄
- RA系を抑制するβ遮断薬が効果的．Ca拮抗薬とβ遮断薬の併用も可能．利尿薬はRA系を亢進させるため補助的に使用．

■ 高K血症／腎機能障害
- 腎排泄型のため投与量調節．
  CLcr：50 mL/分以上→減量の必要はない
  　　　10〜50 mL/分→通常量の75％に減量もしくは投与間隔を12時間ごと
  　　　10 mL/分以下→通常量の50％に減量もしくは投与間隔を24時間ごと

- K値が上昇する場合は，ループ利尿薬のフロセミド（ラシックス®）や重炭酸ナトリウムなどを併用．非ステロイド性抗炎症薬は腎機能を悪化させるため投与は回避．

■ 白血球数が4,000/mm³未満
- 本薬は急激な白血球減少の副作用が起こることがあるため，必ず1日最大量150 mg以下で投与．3,000/mm³未満は中止．SH基を有しないACE阻害薬または

ARBへ変更.

■ アロプリノール（ザイロリック®）の併用
▶ 過敏症等の副作用に注意し，発現時には両方を中止.

■ 血管浮腫の既往歴
▶ ARBへ変更.

■ デキストラン硫酸固定化セルロース，トリプトファン固定化ポリビニルアルコールまたはポリエチレンテレフタレートを用いた吸着器によるアフェレーシスの施行中／アクリロニトリルメタリルスルホン酸ナトリウム膜（AN69®）を用いた血液透析の施行中
▶ 他の吸着器や透析膜を使用．または，ARBへ変更.

治療効果がみられなかった患者には？

▶ 相加，相乗効果が期待できるCa拮抗薬や利尿薬を併用．忍容性が許せば増量するが，通常量の2倍以上にはしない．2剤用いても目標に達しない場合は3剤併用.

副作用が発現した患者には？

▶ 重大な副作用が起こった場合は，直ちに中止．適宜Ca拮抗薬，ARB，利尿薬，β遮断薬へ変更.

［金田亜季子，山本康次郎］

第4章 降圧薬

❶ACE阻害薬

エナラプリルマレイン酸塩

💊 レニベース®

◆製剤・包装
- レニベース®錠 2.5・5・10（mg）

◆効能効果
- 本態性高血圧症，腎性高血圧症，腎血管性高血圧症，悪性高血圧症
- 慢性心不全（軽症〜中等症）（ジギタリス製剤，利尿薬等の基礎治療薬で十分な効果が認められない場合）

◆用法用量
- 高血圧症：1回5〜10 mgを1日1回経口投与．年齢，症状により適宜増減．腎性・腎血管性高血圧症または悪性高血圧では2.5 mgから投与を開始
- 慢性心不全（軽症〜中等症）：本薬はジギタリス製剤，利尿薬等と併用．1回5〜10 mgを1日1回経口投与．年齢，症状により適宜増減．腎障害を伴う患者または利尿薬投与中の患者では2.5 mgから投与を開始
- 重篤な腎機能障害（CLcrが30 mL/分以下，またはCCrが3 mg/dL以上）の場合には，減量か投与間隔の延長［本薬の活性代謝物の血中濃度が上昇し，過度の血圧低下，腎機能の悪化のおそれ］

◆体内動態
- エナラプリラト（活性代謝物）：$t_{max}=4$時間，$t_{1/2}=14$時間
- 肝代謝（脱エステル化）により活性代謝物のエナラプリラトに代謝．腎排泄型

◆警告
なし

◆患者への注意事項

副作用初期症状
- 呼吸困難，顔・舌・のどのはれ［血管浮腫］
- 顔面蒼白，冷や汗，立ちくらみ［ショック］
- 尿量減少，全身のむくみ，倦怠感［急性腎不全］
- 腹痛，悪心［膵炎］
- 筋力低下，脱力，手足のしびれ［高K血症］

生活との関係，食・OTCとの相互作用
- めまい，ふらつきなどがあらわれることがあるので，運転，高所での作業，危険を伴う機械の操作などには十分注意する

◆重大な副作用

血管浮腫
ショック
心筋梗塞，狭心症
急性腎不全

	汎血球減少症,無顆粒球症
	膵炎
	間質性肺炎
	剥脱性皮膚炎,中毒性表皮壊死症,皮膚粘膜眼症候群,天疱瘡
	錯乱
	肝機能障害,肝不全
	高K血症(0.22%)
	抗利尿ホルモン不適合分泌症候群(SIADH)

◆相互作用(禁・慎)

禁	デキストラン硫酸固定化セルロース,トリプトファン固定化ポリビニルアルコールまたはポリエチレンテレフタレートを用いた吸着器によるアフェレーシスの施行(リポソーバー®,イムソーバTR®,セルソーバ®等):ブラジキニンの血中濃度が上昇し,ショックを起こすことがある
	アクリロニトリルメタリルスルホン酸ナトリウム膜(AN69®)を用いた透析:ブラジキニンの血中濃度が上昇し,アナフィラキシー様症状を発現することがある
	リファンピシン(リファジン®):エナラプリラトのAUCが低下し,降圧作用が減弱

◆禁忌・慎重投与の患者

禁	血管浮腫の既往歴(ACE阻害薬等の薬剤による血管浮腫,遺伝性血管浮腫,後天性血管浮腫,特発性血管浮腫等)[高度の呼吸困難を伴う血管浮腫を発現]
	デキストラン硫酸固定化セルロース,トリプトファン固定化ポリビニルアルコールまたはポリエチレンテレフタレートを用いた吸着器によるアフェレーシスの施行中
	アクリロニトリルメタリルスルホン酸ナトリウム膜(AN69®)を用いた血液透析の施行中
	妊婦または妊娠している可能性のある婦人[妊娠中期および末期にACE阻害薬を投与された高血圧症の患者で羊水過少症,胎児・新生児の死亡,新生児の低血圧,腎不全,高K血症,頭蓋の形成不全および羊水過少症によると推測される四肢の拘縮,頭蓋顔面の変形等があらわれたとの報告がある]
慎	両側性腎動脈狭窄または片腎で腎動脈狭窄
	高K血症
	重篤な腎障害
	脳血管障害[過度の降圧が脳血流不全を惹起し,病態を悪化]
	高齢者

使い分け・処方変更のポイント

同効薬

ACE阻害薬のみを示す

- カプトプリル*（カプトリル®）
- アラセプリル（セタプリル®）
- デラプリル塩酸塩（アデカット®）
- シラザプリル水和物（インヒベース®）
- リシノプリル水和物*（ロンゲス®，ゼストリル®）
- ベナザプリル塩酸塩（チバセン®）
- イミダプリル塩酸塩*（タナトリル®）
- テモカプリル塩酸塩*（エースコール®）
- キナプリル塩酸塩（コナン®）
- トランドラプリル（プレラン®，オドリック®）
- ペリンドプリルエルブミン*（コバシル®）

（＊：本書に該当項目あり）

他の同効薬と比べた本薬の特徴は？

- カルボキシル基含有の亜鉛結合型ACE阻害薬．SH基を有さないため，皮疹，味覚異常，好中球減少症および無顆粒球症などの副作用が少ない．
- エナラプリルは活性体ACE阻害物質エナラプリラトのエステル型のプロドラッグ．
- エナラプリラトのACEに対する阻害作用のIC$_{50}$値は1.2 nM．**カプトプリルの約17〜20倍強い**．
- 降圧作用は24時間持続．T/P比（トラフ/ピーク比）は51（40〜64）％．
- エナラプリラトとして尿中に43％（48時間まで），糞中に27％排泄．エナラプリルとして尿中に18％，糞中に6％排泄．
- 血液透析で透析される．透析率はエナラプリラト66％，エナラプリル34％．
- **食事の影響は受けにくい**．
- 慢性心不全（軽症〜中等症）に対し適応症がある．
- SOLVD試験：無症候性左室機能不全患者において心不全発生に対する予防効果を検討．エナラプリル群はプラセボ群に比べ，**全死亡のリスクを8％，心血管死のリスクを12％低下**させた．また，心不全の発生および入院の有意なリスク低下が認められた．

- ANBP2試験：エナラプリルはヒドロクロロチアジドと同等の降圧度において，**心血管イベントあるいは全死亡の発生を11％抑制**した．

- リファンピシン（リファジン®）との併用でエナラプリラトのAUCが低下し，降圧作用が減弱．

こんな症例に最適！

- 慢性心不全患者（大規模臨床試験で臨床的有用性が証明されている）．

- 透析患者（活性体の尿中排泄率は高いが，副作用があらわれにくい．そのため，1回2.5 mgを1日1回投与）．

本薬が適さない症例と対策 (用法用量の調節，代替薬の選び方と処方変更時のポイント)

■ 妊婦または妊娠している可能性のある婦人

- 交感神経抑制薬のメチルドパ水和物（アルドメット），血管拡張薬のヒドララジン塩酸塩（アプレゾリン®），αβ遮断薬のラベタロール塩酸塩（トランデート®）が主たる降圧薬．必要に応じ慎重かつ患者と十分なインフォームドコンセントを得てCa拮抗薬を用いる．

■ 両側性腎動脈狭窄または片腎で腎動脈狭窄

- RA系を抑制するβ遮断薬が効果的．Ca拮抗薬とβ遮断薬の併用も可能．利尿薬はRA系を亢進させるため補助的に使用．

■ 高K血症／重篤な腎機能障害

- 腎排泄型のため投与量の調節．
    CLcr：50 mL/分以上→減量の必要はない
          10〜50 mL/分→通常量の75〜100％に減量
          10 mL/分以下→通常量の50％に減量

- K値が上昇する場合は，ループ利尿薬のフロセミド（ラシックス®）や重炭酸ナトリウムなどを併用．非ステロイド性抗炎症薬は腎機能を悪化させるため併用投与は回避．

■ リファンピシン（リファジン®）の併用

- 本薬と併用する際には降圧効果を十分観察する．

- エナラプリル以外のACE阻害薬に変更（エナラプリル以外は相互作用の報告がないため）．

■ 血管浮腫の既往歴

- ARBへ変更．

■ **デキストラン硫酸固定化セルロース，トリプトファン固定化ポリビニルアルコールまたはポリエチレンテレフタレートを用いた吸着器によるアフェレーシスの施行中．アクリロニトリルメタリルスルホン酸ナトリウム膜（AN69®）を用いた血液透析の施行中**

▶ 他の吸着器や透析膜を使用．ARBへ変更．

治療効果がみられなかった患者には？

▶ 相加，相乗効果が期待できるCa拮抗薬や利尿薬を併用．忍容性が許せば増量するが，通常量の2倍以上にはしない．2剤用いても目標に達しない場合は3剤併用．

副作用が発現した患者には？

▶ 重大な副作用が起こった場合は，直ちに中止．適宜Ca拮抗薬，ARB，利尿薬，β遮断薬へ変更．

［金田亜季子，山本康次郎］

第4章 降圧薬

❶ACE阻害薬

リシノプリル水和物

🔵 ロンゲス®，ゼストリル®

◆製剤・包装
ロンゲス®錠5 mg・10 mg・20 mg／ゼストリル®錠5・10・20（mg）

◆効能効果
- 高血圧症
- 慢性心不全（軽症〜中等症）（ジギタリス製剤，利尿薬等の基礎治療薬を投与しても十分な効果が認められない場合）

◆用法用量
- 高血圧症：1回10〜20 mgを1日1回経口投与．年齢，症状により適宜増減．重症高血圧症または腎障害を伴う高血圧症の患者では5 mgから投与を開始
- 慢性心不全（軽症〜中等症）：本薬はジギタリス製剤，利尿薬等と併用．1回5〜10 mgを1日1回経口投与．年齢，症状により適宜増減する．腎障害を伴う患者では初回用量として2.5 mgから投与を開始
- 重篤な腎機能障害（CLcrが30 mL/分以下，またはCCrが3 mg/dL以上）の場合には，減量か投与間隔の延長［排泄の遅延による過度の血圧低下および腎機能を悪化させるおそれ］

◆体内動態
- t_{max} = 6.7時間, $t_{1/2}$（α相）= 4.5時間, $t_{1/2}$（β相）= 3時間
- 代謝は受けない．腎排泄型薬物で，尿中に未変化体として排泄

◆警告
なし

◆患者への注意事項

副作用初期症状
- 尿の量が少ない・尿が出ない・手足がむくむ［急性腎不全］
- 食欲不振，全身倦怠感，嘔気，皮膚や白目などの黄染［肝機能障害・黄疸］
- まぶた，口唇，舌の腫れ［血管浮腫］
- 手足や唇のしびれ，筋力の減退，手足の麻痺［高K血症］

生活との関係，食・OTCとの相互作用
- めまい，ふらつきなどが起こることがあるので，高い所での作業や運転など危険を伴う機械の作業には注意する

◆重大な副作用

血管浮腫（0.1％未満）
急性腎不全（0.1〜5％）
高K血症（0.1％未満）
膵炎（0.1％未満）
皮膚粘膜眼症候群（Stevens-Johnson症候群），中毒性表皮壊死症（Lyell症候群），天疱瘡様症状

	溶血性貧血
	血小板減少（0.1％未満）
	肝機能障害，黄疸
	抗利尿ホルモン不適合分泌症候群（SIADH）

◆相互作用（禁・慎）

禁	デキストラン硫酸固定化セルロース，トリプトファン固定化ポリビニルアルコールまたはポリエチレンテレフタレートを用いた吸着器によるアフェレーシスの施行（リポソーバー®，イムソーバTR®，セルソーバ®等）：ブラジキニンの血中濃度が上昇し，ショックを起こすことがある
	アクリロニトリルメタリルスルホン酸ナトリウム膜（AN69®）を用いた透析：ブラジキニンの血中濃度が上昇し，アナフィラキシー様症状を発現することがある

◆禁忌・慎重投与の患者

禁	血管浮腫の既往歴（ACE阻害薬等の薬剤による血管浮腫，遺伝性血管浮腫，後天性血管浮腫，特発性血管浮腫等）［高度の呼吸困難を伴う血管浮腫を発現］
	デキストラン硫酸固定化セルロース，トリプトファン固定化ポリビニルアルコールまたはポリエチレンテレフタレートを用いた吸着器によるアフェレーシスの施行中
	アクリロニトリルメタリルスルホン酸ナトリウム膜（AN69®）を用いた血液透析の施行中
	妊婦または妊娠している可能性のある婦人［妊娠中期および末期にACE阻害薬を投与された高血圧症の患者で羊水過少症，胎児・新生児の死亡，新生児の低血圧，腎不全，高K血症，頭蓋の形成不全および羊水過少症によると推測される四肢の拘縮，頭蓋顔面の変形等があらわれたとの報告がある］
慎	両側性腎動脈狭窄または片腎で腎動脈狭窄
	高K血症
	重篤な腎障害
	脳血管障害［過度の降圧が脳血流不全を惹起し，病態を悪化］
	高齢者

使い分け・処方変更のポイント

同効薬

ACE阻害薬のみを示す

▶ カプトプリル*（カプトリル®）

▶ エナラプリルマレイン酸塩*（レニベース®）

▶ アラセプリル（セタプリル®）

▶ デラプリル塩酸塩（アデカット®）

リシノプリル水和物

- ▶ シラザプリル水和物（インヒベース®）
- ▶ ベナザプリル塩酸塩（チバセン®）
- ▶ イミダプリル塩酸塩*（タナトリル®）
- ▶ テモカプリル塩酸塩*（エースコール®）
- ▶ キナプリル塩酸塩（コナン®）
- ▶ トランドラプリル（プレラン®，オドリック®）
- ▶ ペリンドプリルエルブミン*（コバシル®）　　　　（*：本書に該当項目あり）

他の同効薬と比べた本薬の特徴は？

- ▶ カルボキシル基含有の亜鉛結合型ACE阻害薬．SH基を有さないため，皮疹，味覚異常，好中球減少症および無顆粒球症などの副作用が少ない．
- ▶ リシノプリルは活性体なので，代謝による活性化を必要としない．
- ▶ ACE阻害作用のIC$_{50}$値は1.2 nM．
- ▶ エナラプリラトと同等の効力をもち，作用持続時間はより長い．T/P比（トラフ/ピーク比）は48（30〜70）％．
- ▶ 未変化体尿中排泄率は21〜27％（72時間まで）．
- ▶ 4時間の血液透析で50％が除去される．
- ▶ 慢性心不全（軽症〜中等症）に対し適応がある．
- ▶ ATLAS試験：慢性心不全患者（NYHA分類Ⅱ〜Ⅳ度）におけるリシノプリルの低用量と高用量の長期予後への効果を比較．高用量群は，**全死亡および全入院リスクを12％減少**し，**心不全による入院リスクを24％減少**した．

こんな症例に最適！

- ▶ 慢性心不全患者（大規模臨床試験で臨床的有用性が証明されている）．
- ▶ 肝障害がある患者（活性体のため代謝による活性化を必要としない）．

本薬が適さない症例と対策 (用法用量の調節，代替薬の選び方と処方変更時のポイント)

■ 妊婦または妊娠している可能性のある婦人

- ▶ 交感神経抑制薬のメチルドパ水和物（アルドメット），血管拡張薬のヒドララジン塩酸塩（アプレゾリン®），αβ遮断薬のラベタロール塩酸塩（トランデート®）が主たる降圧薬．必要に応じ慎重かつ患者と十分なインフォームドコンセントを得てCa拮抗薬を用いる．

■ 両側性腎動脈狭窄または片腎で腎動脈狭窄
- RA系を抑制するβ遮断薬が効果的である．Ca拮抗薬とβ遮断薬の併用も可能．利尿薬はRA系を亢進させるため補助的に使用．

■ 高K血症／重篤な腎機能障害
- 腎排泄型のため投与量の調節．
    CLcr：50 mL/分以上→減量の必要はない
        10～50 mL/分→通常量の50～75％に減量
        10 mL/分以下→通常量の25～50％に減量

- K値が上昇する場合は，ループ利尿薬のフロセミド（ラシックス®）や重炭酸ナトリウムなどを併用．非ステロイド性抗炎症薬は腎機能を悪化させるため併用投与は避ける．

■ 血管浮腫の既往歴
- ARBへ変更．

■ デキストラン硫酸固定化セルロース，トリプトファン固定化ポリビニルアルコールまたはポリエチレンテレフタレートを用いた吸着器によるアフェレーシスの施行中．アクリロニトリルメタリルスルホン酸ナトリウム膜（AN69®）を用いた血液透析の施行中
- 他の吸着器や透析膜を使用．ARBへ変更．

治療効果がみられなかった患者には？

- 相加，相乗効果が期待できるCa拮抗薬や利尿薬を併用．忍容性が許せば増量するが，通常量の2倍以上にはしない．2剤用いても目標に達しない場合は3剤併用．

副作用が発現した患者には？

- 重大な副作用が起こった場合は，直ちに中止．適宜Ca拮抗薬，ARB，利尿薬，β遮断薬へ変更．

［金田亜季子，山本康次郎］

第4章 降圧薬

❶ACE阻害薬

イミダプリル塩酸塩

💊 タナトリル®

◆製剤・包装
タナトリル®錠 2.5・5・10（mg）

◆効能効果
- 高血圧症，腎実質性高血圧症
- 1型糖尿病に伴う糖尿病性腎症

◆用法用量
- 高血圧症，腎実質性高血圧症：1回5～10 mgを1日1回経口投与．年齢，症状により適宜増減．重症高血圧症，腎障害を伴う高血圧症または腎実質性高血圧症では2.5 mgから投与を開始
- 1型糖尿病に伴う糖尿病性腎症：1回5 mgを1日1回経口投与．重篤な腎障害を伴う患者では2.5 mgから投与を開始
- 重篤な腎機能障害（CLcrが30 mL/分以下，またはCCrが3 mg/dL以上）の場合には，減量か投与間隔の延長［排泄の遅延による過度の血圧低下および腎機能を悪化させるおそれ］

◆体内動態
- イミダプリル：$t_{max}=2$時間，$t_{1/2}=1.7$時間
- イミダプリラート（活性代謝物）：$t_{max}=6～8$時間，$t_{1/2}=8$時間
- イミダプリルは加水分解により活性代謝物イミダプリラート生成とアミド結合の開裂により代謝．腎排泄型

◆警告
なし

◆患者への注意事項

副作用初期症状
- 呼吸困難，顔・舌・のどのはれ，蕁麻疹［血管浮腫］
- 鼻血，歯ぐきの出血，手足のあざ［血小板減少］
- 尿量の減少，むくみ，倦怠感［急性腎不全，腎機能障害の増悪］
- 手足や唇のしびれ，筋力の減退，手足の麻痺［高K血症］
- 発熱，皮膚の広い範囲が赤くなる，目の充血や唇のただれ［紅皮症（剥脱性皮膚炎），皮膚粘膜眼症候群，天疱瘡様症状］

生活との関係，食・OTCとの相互作用
- めまい，ふらつきがあらわれることがあるので，高所での作業，運転など危険を伴う機械の操作には注意

◆重大な副作用

血管浮腫
血小板減少（0.1％未満）
急性腎不全

	腎機能障害の増悪（0.1％未満）
	高K血症（0.1％未満）
	紅皮症（剥脱性皮膚炎），皮膚粘膜眼症候群（Stevens-Johnson症候群），天疱瘡様症状

◆ 相互作用（禁・慎）

禁	デキストラン硫酸固定化セルロース，トリプトファン固定化ポリビニルアルコールまたはポリエチレンテレフタレートを用いた吸着器によるアフェレーシスの施行（リポソーバー®，イムソーバTR®，セルソーバ®等）：ブラジキニンの血中濃度が上昇し，ショックを起こすことがある
	アクリロニトリルメタリルスルホン酸ナトリウム膜（AN69®）を用いた透析：ブラジキニンの血中濃度が上昇し，アナフィラキシー様症状を発現することがある

◆ 禁忌・慎重投与の患者

禁	血管浮腫の既往歴（ACE阻害薬等の薬剤による血管浮腫，遺伝性血管浮腫，後天性血管浮腫，特発性血管浮腫等）[高度の呼吸困難を伴う血管浮腫を発現]
	デキストラン硫酸固定化セルロース，トリプトファン固定化ポリビニルアルコールまたはポリエチレンテレフタレートを用いた吸着器によるアフェレーシスの施行中
	アクリロニトリルメタリルスルホン酸ナトリウム膜（AN69®）を用いた血液透析の施行中
	妊婦または妊娠している可能性のある婦人［妊娠中期および末期にACE阻害薬を投与された高血圧症の患者で羊水過少症，胎児・新生児の死亡，新生児の低血圧，腎不全，高K血症，頭蓋の形成不全および羊水過少症によると推測される四肢の拘縮，頭蓋顔面の変形等があらわれたとの報告がある］
慎	両側性腎動脈狭窄または片腎で腎動脈狭窄
	高K血症
	重篤な腎障害
	脳血管障害［過度の降圧が脳血流不全を惹起し，病態を悪化］
	高齢者

使い分け・処方変更のポイント

同効薬

ACE阻害薬のみを示す

▶ カプトプリル*（カプトリル®）

▶ エナラプリルマレイン酸塩*（レニベース®）

▶ アラセプリル（セタプリル®）

▶ デラプリル塩酸塩（アデカット®）

イミダプリル塩酸塩

- ▶ シラザプリル水和物（インヒベース®）
- ▶ リシノプリル水和物*（ロンゲス®，ゼストリル®）
- ▶ ベナザプリル塩酸塩（チバセン®）
- ▶ テモカプリル塩酸塩*（エースコール®）
- ▶ キナプリル塩酸塩（コナン®）
- ▶ トランドラプリル（プレラン®，オドリック®）
- ▶ ペリンドプリルエルブミン*（コバシル®）　　　　(*：本書に該当項目あり)

他の同効薬と比べた本薬の特徴は？

- ▶ カルボキシル基含有の亜鉛結合型ACE阻害薬．SH基を有さないため，皮疹，味覚異常，好中球減少症および無顆粒球症などの副作用が少ない．
- ▶ イミダプリルは活性体ACE阻害物質イミダプリラートのエチルエステル型のプロドラッグ．
- ▶ イミダプリラートのACEに対する阻害作用のIC$_{50}$値は2.6 nM．
- ▶ **降圧効果は24時間持続．**
- ▶ 尿中に約25％（24時間まで）が排泄．
- ▶ 4時間の血液透析でイミダプリラートが約65％除去される．
- ▶ 1型糖尿病に伴う**糖尿病性腎症**の適応がある．
- ▶ JAPAN-IDDM試験：日本人の1型糖尿病患者における尿中アルブミン排泄量を比較．プラセボ群は57％増加したが，イミダプリル群は27％減少した．
- ▶ **咳嗽の副作用報告が他のACE阻害薬より少ない．**

こんな症例に最適！

- ▶ 1型糖尿病患者に伴う糖尿病腎症（大規模臨床試験で臨床的有用性が証明されている）．
- ▶ 咳嗽がみられる患者（ACE阻害薬共通の副作用である咳嗽の報告が比較的少ない）．
- ▶ 透析患者（尿中から未変化体として排泄されるが，副作用があらわれにくい．そのため，1回5 mgを1日1回投与）．

本薬が適さない症例と対策 （用法用量の調節，代替薬の選び方と処方変更時のポイント）

■ 妊婦または妊娠している可能性のある婦人

- ▶ 交感神経抑制薬のメチルドパ水和物（アルドメット），血管拡張薬のヒドララジ

ン塩酸塩（アプレゾリン®），αβ遮断薬のラベタロール塩酸塩（トランデート®）が主たる降圧薬．必要に応じ慎重かつ患者と十分なインフォームドコンセントを得てCa拮抗薬を用いる．

■ **両側性腎動脈狭窄または片腎で腎動脈狭窄**
▶ RA系を抑制するβ遮断薬が効果的．Ca拮抗薬とβ遮断薬の併用も可能．利尿薬はRA系を亢進させるため補助的に使用．

■ **高K血症／重篤な腎機能障害**
▶ 腎排泄型のため投与量の調節．
　　CLcr：10 mL/分以上→減量の必要はない
　　　　　10 mL/分以下→1日1回5 mg投与
▶ K値が上昇する場合は，ループ利尿薬のフロセミド（ラシックス®）や重炭酸ナトリウムなどを併用．非ステロイド性抗炎症薬は腎機能を悪化させるため併用投与は回避．

■ **血管浮腫の既往歴**
▶ ARBへ変更．

■ **デキストラン硫酸固定化セルロース，トリプトファン固定化ポリビニルアルコールまたはポリエチレンテレフタレートを用いた吸着器によるアフェレーシスの施行中．アクリロニトリルメタリルスルホン酸ナトリウム膜（AN69®）を用いた血液透析の施行中**
▶ 他の吸着器や透析膜を使用．ARBへ変更．

治療効果がみられなかった患者には？

▶ 相加，相乗効果が期待できるCa拮抗薬や利尿薬を併用．忍容性が許せば増量するが，通常量の2倍以上にはしない．2剤用いても目標に達しない場合は3剤併用．

副作用が発現した患者には？

▶ 重大な副作用が起こった場合は，直ちに中止．適宜Ca拮抗薬，ARB，利尿薬，β遮断薬へ変更．

［金田亜季子，山本康次郎］

第4章 降圧薬

❶ACE阻害薬

テモカプリル塩酸塩

🔵 エースコール®

◆製剤・包装
- エースコール® 錠 1 mg・2 mg・4 mg

◆効能効果
- 高血圧症，腎実質性高血圧症，腎血管性高血圧症

◆用法用量
- 1回2〜4 mgを1日1回経口投与．ただし，1日1回1 mgから投与を開始し，必要に応じ4 mgまで漸次増量

◆体内動態
- テモカプリラート（活性代謝物）：t_{max} = 1.1〜1.6時間，$t_{1/2}$（α相）= 1.4〜1.6時間，$t_{1/2}$（β相）= 14.5〜21.5時間
- 腎・胆汁排泄型．テモカプリルはエステラーゼにより加水分解され，活性代謝物のテモカプリラートに代謝

◆警告
なし

◆患者への注意事項

副作用初期症状
- 呼吸がしにくい，まぶた・唇・舌が腫れる，蕁麻疹がでる［血管浮腫］
- 全身がだるい，吐き気がする，皮膚や白目が黄色くなる［肝機能障害，黄疸］
- 鼻血，歯ぐきの出血，手足などの皮下出血［血小板減少］
- 手足や唇がしびれる，筋肉に力が入らない，手足が麻痺する［高K血症］
- 皮疹・全身の皮膚や粘膜に大小の水ぶくれが出る，破れやすく赤むけとなる，全身の激しい痒み［天疱瘡様症状］

生活との関係，食・OTCとの相互作用
- めまい，ふらつきがあらわれることがあるので，高所での作業，運転など，危険を伴う機械の操作には注意

◆重大な副作用

血管浮腫
肝機能障害（0.1％未満）
黄疸（0.1％未満）
血小板減少
高K血症
天疱瘡様症状

◆ **相互作用（禁・慎）**

禁	デキストラン硫酸固定化セルロース，トリプトファン固定化ポリビニルアルコールまたはポリエチレンテレフタレートを用いた吸着器によるアフェレーシスの施行（リポソーバー®，イムソーバTR®，セルソーバ®等）：ブラジキニンの血中濃度が上昇し，ショックを起こすことがある
	アクリロニトリルメタリルスルホン酸ナトリウム膜（AN69®）を用いた透析：ブラジキニンの血中濃度が上昇し，アナフィラキシー様症状を発現することがある

◆ **禁忌・慎重投与の患者**

禁	血管浮腫の既往歴（ACE阻害薬等の薬剤による血管浮腫，遺伝性血管浮腫，後天性血管浮腫，特発性血管浮腫等）［高度の呼吸困難を伴う血管浮腫を発現］
	デキストラン硫酸固定化セルロース，トリプトファン固定化ポリビニルアルコールまたはポリエチレンテレフタレートを用いた吸着器によるアフェレーシスの施行中
	アクリロニトリルメタリルスルホン酸ナトリウム膜（AN69®）を用いた血液透析の施行中
	妊婦または妊娠している可能性のある婦人［妊娠中期および末期にACE阻害薬を投与された高血圧症の患者で羊水過少症，胎児・新生児の死亡，新生児の低血圧，腎不全，高K血症，頭蓋の形成不全および羊水過少症によると推測される四肢の拘縮，頭蓋顔面の変形等があらわれたとの報告がある］
慎	両側性腎動脈狭窄または片腎で腎動脈狭窄
	高K血症
	重篤な腎障害
	重篤な肝障害［黄疸等の副作用が発現］
	高齢者

使い分け・処方変更のポイント

同効薬

ACE阻害薬のみを示す

▶ カプトプリル*（カプトリル®）
▶ エナラプリルマレイン酸塩*（レニベース®）
▶ アラセプリル（セタプリル®）
▶ デラプリル塩酸塩（アデカット®）
▶ シラザプリル水和物（インヒベース®）
▶ リシノプリル水和物*（ロンゲス®，ゼストリル®）
▶ ベナザプリル塩酸塩（チバセン®）
▶ イミダプリル塩酸塩*（タナトリル®）

> ▶キナプリル塩酸塩（コナン®）
> ▶トランドラプリル（プレラン®，オドリック®）
> ▶ペリンドプリルエルブミン*（コバシル®）　　　　　　（＊：本書に該当項目あり）

他の同効薬と比べた本薬の特徴は？

- ▶カルボキシル基含有の亜鉛結合型ACE阻害薬．SH基を有さないため，皮疹，味覚異常，好中球減少症および無顆粒球症などの副作用が少ない．
- ▶テモカプリルは活性体ACE阻害物質テモカプリラートのエチルエステル型のプロドラッグ．
- ▶胆汁・腎排泄型のACE阻害薬．**軽度～中程度に腎機能が低下した高血圧患者でも体内薬物動態の変動が少ない．**
- ▶テモカプリラートのACEに対する阻害作用のIC_{50}値は3.6 nM．
- ▶**降圧作用は24時間持続．**
- ▶テモカプリラートとして糞中に44％（120時間まで），尿中に44％排泄．
- ▶テモカプリラートは**血液透析でほとんど除去されない．**
- ▶食事摂取によりt_{max}が遅延し，C_{max}が低下するが，$t_{1/2}$，AUCは影響を受けないため生物学的利用率は影響を受けない．

こんな症例に最適！

- ▶軽度～中程度の腎機能低下（胆汁・腎排泄型のため）．

本薬が適さない症例と対策 （用法用量の調節，代替薬の選び方と処方変更時のポイント）

■妊婦または妊娠している可能性のある婦人

- ▶交感神経抑制薬のメチルドパ水和物（アルドメット），血管拡張薬のヒドララジン塩酸塩（アプレゾリン®），αβ遮断薬のラベタロール塩酸塩（トランデート®）が主たる降圧薬．必要に応じ慎重かつ患者と十分なインフォームドコンセントを得てCa拮抗薬を用いる．

■両側性腎動脈狭窄または片腎で腎動脈狭窄

- ▶RA系を抑制するβ遮断薬が効果的である．Ca拮抗薬とβ遮断薬の併用も可能．利尿薬はRA系を亢進させるため補助的に使用．

■高K血症／重篤な腎機能障害

- ▶胆汁・腎排泄型のためCLcrが10 mL/分以下の場合は通常量の75％に減量．K値が上昇する場合は，ループ利尿薬のフロセミド（ラシックス®）や重炭酸ナト

リウムなどを併用．

▶ 非ステロイド性抗炎症薬は腎機能を悪化させるため併用投与は避ける．

■ 血管浮腫の既往歴

▶ ARBへ変更．

■ デキストラン硫酸固定化セルロース，トリプトファン固定化ポリビニルアルコールまたはポリエチレンテレフタレートを用いた吸着器によるアフェレーシスの施行中．アクリロニトリルメタリルスルホン酸ナトリウム膜（AN69®）を用いた血液透析の施行中

▶ 他の吸着器や透析膜を使用．ARBへ変更．

■ 透析患者

▶ 活性体は透析でほとんど除去できず，尿中排泄率が高いため通常量の75％に減量．

治療効果がみられなかった患者には？

▶ 相加，相乗効果が期待できるCa拮抗薬や利尿薬を併用．忍容性が許せば増量するが，通常量の2倍以上にはしない．2剤用いても目標に達しない場合は3剤併用．

副作用が発現した患者には？

▶ 重大な副作用が起こった場合は，直ちに中止．適宜Ca拮抗薬，ARB，利尿薬，β遮断薬へ変更．

［金田亜季子，山本康次郎］

第4章 降圧薬

❶ ACE阻害薬

ペリンドプリルエルブミン

💊 コバシル®

◆製剤・包装
コバシル®錠 2 mg・4 mg

◆効能効果
- 高血圧症

◆用法用量
- 1回2〜4 mgを1日1回経口投与．年齢，症状により適宜増減するが，1日最大量は8 mgまで
- 重篤な腎機能障害（CLcrが30 mL/分以下，またはCCrが3 mg/dL以上）の場合には，減量か投与間隔の延長［本薬の活性代謝物の血中濃度が上昇し，過度の血圧低下，腎機能の悪化のおそれ］

◆体内動態
- ペリンドプリラート（活性代謝物）：t_{max} = 5〜10.7時間，$t_{1/2}$（α相）= 2.7〜3.4時間，$t_{1/2}$（β相）= 57.3〜105.4時間
- 肝代謝（脱エステル化）により活性代謝物のジアシド体（ペリンドプリラート）に変換．腎排泄型

◆警告
なし

◆患者への注意事項

副作用初期症状
- まぶた・唇・舌・のどなどが腫れる，息苦しい［血管浮腫］
- 尿量が減る，むくみ，食欲低下［急性腎不全］
- 手足や唇のしびれ，筋力の減退，手足が麻痺［高K血症］

生活との関係，食・OTCとの相互作用
- めまい，ふらつきがあらわれることがあるので，高所での作業，運転など危険を伴う機械の操作は注意

◆重大な副作用

血管浮腫
急性腎不全（0.04％）
高K血症

◆相互作用（禁・慎）

禁	デキストラン硫酸固定化セルロース，トリプトファン固定化ポリビニルアルコールまたはポリエチレンテレフタレートを用いた吸着器によるアフェレーシスの施行（リポソーバー®，イムソーバTR®，セルソーバ®等）：ブラジキニンの血中濃度が上昇し，ショックを起こすことがある

	アクリロニトリルメタリルスルホン酸ナトリウム膜（AN69®）を用いた透析：ブラジキニンの血中濃度が上昇し，アナフィラキシー様症状を発現することがある

◆ **禁忌・慎重投与の患者**

禁	血管浮腫の既往歴（ACE阻害薬等の薬剤による血管浮腫，遺伝性血管浮腫，後天性血管浮腫，特発性血管浮腫等）［高度の呼吸困難を伴う血管浮腫を発現］
	デキストラン硫酸固定化セルロース，トリプトファン固定化ポリビニルアルコールまたはポリエチレンテレフタレートを用いた吸着器によるアフェレーシスの施行中
	アクリロニトリルメタリルスルホン酸ナトリウム膜（AN69®）を用いた血液透析の施行中
	妊婦または妊娠している可能性のある婦人［妊娠中期および末期にACE阻害薬を投与された高血圧症の患者で羊水過少症，胎児・新生児の死亡，新生児の低血圧，腎不全，高K血症，頭蓋の形成不全および羊水過少症によると推測される四肢の拘縮，頭蓋顔面の変形等があらわれたとの報告がある］
慎	両側性腎動脈狭窄または片腎で腎動脈狭窄
	高K血症
	重篤な腎障害
	高齢者

使い分け・処方変更のポイント

同効薬

ACE阻害薬のみを示す

- カプトプリル*（カプトリル®）
- エナラプリルマレイン酸塩*（レニベース®）
- アラセプリル（セタプリル®）
- デラプリル塩酸塩（アデカット®）
- シラザプリル水和物（インヒベース®）
- リシノプリル水和物*（ロンゲス®，ゼストリル®）
- ベナザプリル塩酸塩（チバセン®）
- イミダプリル塩酸塩*（タナトリル®）
- テモカプリル塩酸塩（エースコール®）
- キナプリル塩酸塩（コナン®）
- トランドラプリル*（プレラン®，オドリック®）　　（＊：本書に該当項目あり）

他の同効薬と比べた本薬の特徴は？

- カルボキシル基含有の亜鉛結合型ACE阻害薬．SH基を有さないため，皮疹，味覚異常，好中球減少症および無顆粒球症などの副作用が少ない．
- ペリンドプリルは活性体ACE阻害物質ペリンドプリラートのエステル型のプロドラッグ．
- ペリンドプリラートのACEに対する阻害作用のIC$_{50}$値は1.9 nM．
- 半減期が長く，**降圧作用は24時間持続**する．T/P比（トラフ/ピーク比）は約78（75〜100）％と高い．
- 尿中にジアシド体（ペリンドプリラート）が3〜10％，未変化体21〜26％，グルクロン酸抱合体12〜14％が排泄（24時間まで）．
- ペリンドプリラートの透析クリアランスは66.5 mL/分，血液透析で透析される．
- PROGRESS試験：一過性脳虚血発作または軽度の脳卒中の既往を有する患者において，脳卒中の発生率は，ペリンドプリル群10％，プラセボ群14％で，有意に再発を抑制した．
- EUROPA試験：冠動脈疾患患者において，心血管死，心筋梗塞，心停止の発生率は，ペリンドプリル群8％，プラセボ群10％で，有意な心血管イベント抑制が認められた．
- ADVANCE試験：心血管疾患リスクを有する2型糖尿病患者において，ペリンドプリル/サイアザイド系利尿薬合剤の投与はプラセボ群と比較して心血管イベントの発生を有意に抑制した．

こんな症例に最適！

- 24時間安定した降圧が必要な患者（T/P比が高く，半減期が長いため）．
- **2型糖尿病，冠動脈疾患，脳卒中・一過性脳虚血発作**の既往患者などのハイリスク患者（大規模臨床試験で臨床的有用性が証明されている）．

本薬が適さない症例と対策（用法用量の調節，代替薬の選び方と処方変更時のポイント）

■ 妊婦または妊娠している可能性のある婦人

- 交感神経抑制薬のメチルドパ水和物（アルドメット），血管拡張薬のヒドララジン塩酸塩（アプレゾリン®），αβ遮断薬のラベタロール塩酸塩（トランデート®）が主たる降圧薬．必要に応じ慎重かつ患者と十分なインフォームドコンセントを得てCa拮抗薬を用いる．

■ 両側性腎動脈狭窄または片腎で腎動脈狭窄
▶ RA系を抑制するβ遮断薬が効果的．Ca拮抗薬とβ遮断薬の併用も可能．利尿薬はRA系を亢進させるため補助的に使用．

■ 高K血症／重篤な腎機能障害
▶ 腎排泄型のため投与量の調節．
　　CLcr：50 mL/分以上→減量の必要はない
　　　　　10～50 mL/分→通常量の75％に減量
　　　　　10 mL/分以下→通常量の50％に減量

▶ K値が上昇する場合は，ループ利尿薬のフロセミド（ラシックス®）や重炭酸ナトリウムなどを併用．非ステロイド性抗炎症薬は腎機能を悪化させるため併用投与は避ける．

■ 血管浮腫の既往歴
▶ ARBへ変更．

■ デキストラン硫酸固定化セルロース，トリプトファン固定化ポリビニルアルコールまたはポリエチレンテレフタレートを用いた吸着器によるアフェレーシスの施行中．アクリロニトリルメタリルスルホン酸ナトリウム膜（AN69®）を用いた血液透析の施行中
▶ 他の吸着器や透析膜を使用する．ARBへ変更．

治療効果がみられなかった患者には？

▶ 相加，相乗効果が期待できるCa拮抗薬や利尿薬を併用．忍容性が許せば増量するが，通常量の2倍以上にはしない．2剤用いても目標に達しない場合は3剤併用．

副作用が発現した患者には？

▶ 重大な副作用が起こった場合は，直ちに中止．適宜Ca拮抗薬，ARB，利尿薬，β遮断薬へ変更．

［金田亜季子，山本康次郎］

第4章 降圧薬
❷ ARB ❸ ARB

ロサルタンカリウム
● ニューロタン®

◆ 製剤・包装
ニューロタン錠® 25 mg・50 mg・100 mg

◆ 効能効果
- 高血圧症，高血圧および蛋白尿を伴う2型糖尿病における糖尿病性腎症

◆ 用法用量
- 高血圧症：1回25～50 mgを1日1回経口投与．年齢，症状により適宜増減．100 mgまで増量可能
- 高血圧および蛋白尿を伴う2型糖尿病における糖尿病性腎症：1回50 mgを1日1回投与．血圧値をみながら1日100 mgまで増量可能．過度の血圧低下を起こすおそれのある患者等では25 mgから開始
- CCrが30％（あるいは1 mg/dL）以上増加した場合，および糸球体濾過値，1/CCrの勾配等で評価した腎機能障害の進展速度が加速された場合は，減量あるいは中止

◆ 体内動態
- ロサルタンカリウム：t_{max} = 1時間，$t_{1/2}$ = 2時間
- カルボン酸体：t_{max} = 3時間，$t_{1/2}$ = 4時間
- 主にCYP2C9で代謝される肝代謝型薬剤．臨床用量における血中濃度域ではCYP3A4の関与は小さい

◆ 警告
なし

◆ 患者への注意事項

副作用初期症状
- 蕁麻疹，呼吸困難，むくみ［アナフィラキシー様症状］
- 顔・唇・舌・のどが腫れる［血管浮腫］
- 尿が出なくなる，尿が減る，全身のむくみ［腎不全］
- 寒気，吐き気，気を失う［ショック，失神，意識消失］

生活との関係，食・OTCとの相互作用
- ふらつきなどがあらわれることがあるので運転，高所での作業，危険を伴う機械の操作等には注意する

◆ 重大な副作用

アナフィラキシー様症状
血管浮腫
急性肝炎または劇症肝炎
腎不全
ショック，失神，意識消失
横紋筋融解症

	高 K 血症
	不整脈
	汎血球減少，白血球減少，血小板減少
	低血糖

◆ **相互作用（禁・慎）**
なし

◆ **禁忌・慎重投与の患者**

禁	妊婦または妊娠している可能性のある婦人には投与しない．また，投与中に妊娠が判明した場合には，直ちに投与を中止する［妊娠中期および末期に本薬を含むARBを投与された高血圧症の患者で羊水過少症，胎児・新生児の死亡，新生児の低血圧，腎不全，多臓器不全，頭蓋の形成不全および羊水過少症によると推測される四肢の奇形，頭蓋顔面の奇形，肺の発育不全等があらわれたとの報告がある］
	重篤な肝障害［外国において，健康成人と比較して軽・中等度のアルコール性肝硬変患者ではロサルタンの消失速度が遅延し，ロサルタンおよびカルボン酸体の血漿中濃度がそれぞれ約5倍および約2倍に上昇することが報告されている］
慎	両側性腎動脈狭窄または片腎で腎動脈狭窄
	高 K 血症
	重篤な腎機能障害
	肝機能障害またはその既往
	脳血管障害
	体液量が減少している患者
	高齢者

使い分け・処方変更のポイント

同効薬

ARBのみを示す
- カンデサルタン シレキセチル*（ブロプレス®）
- バルサルタン*（ディオバン®）
- テルミサルタン*（ミカルディス®）
- オルメサルタン メドキソミル*（オルメテック®）
- イルベサルタン*（イルベタン®，アバプロ®）　　　　（*：本書に該当項目あり）

他の同効薬と比べた本薬の特徴は？

- アンジオテンシン受容体のAT_1を阻害することにより，降圧作用を示す．
- ロサルタンはプロドラッグであり，主に肝でCYP2C9による代謝を受け，投薬

量の14％がロサルタンの10～40倍の活性をもつカルボン酸体（Exp3174）に変換される．

- ロサルタンのAT_1受容体選択性は約1,000倍．AT_1受容体拮抗様式は競合的．インバースアゴニスト作用は弱い．
- ロサルタンの活性代謝産物Exp3174のAT_1受容体選択性は約44,000倍以上．AT_1受容体拮抗様式は非競合的．イミダゾール基の側鎖にカルボキシル基をもち，インバースアゴニスト作用を有する．
- T/P比（トラフ/ピーク比）は52～70％と高い．降圧効果は**他のARBより弱い．血中半減期が短い．**
- ロサルタンおよびその分解産物が糞中に60％（30時間まで），尿中に35％排泄．尿中にはロサルタンが4～5％，カルボン酸体が6～8％排泄．
- 薬物相互作用として併用禁忌や注意の記載はないが，CYP2C9を阻害する薬剤との併用によりロサルタンの血中濃度に影響する可能性がある．
- 透析で除去されない．
- 食事による影響は低い．
- **重篤な肝障害のある患者への投与は禁忌．**
- **2型糖尿病における糖尿病性腎症**の適応がある．
- LIFE試験：ロサルタンとアテノロールの心血管イベント抑制効果を比較．一次エンドポイント発生リスクはロサルタン群で13％低く，特に脳卒中リスクは25％低下した．
- RENAAL試験：蛋白尿を伴う2型糖尿病患者におけるロサルタン投与の効果として，SCrの2倍化の低下，末期腎不全または死亡の発生率の減少，腎症進展の有意な遅延などが明らかになった．
- 尿酸再吸収を担う尿酸トランスポーター（URAT1）を尿細管管腔側から阻害し，尿酸の再吸収を抑制して血中の尿酸値を低下させる．
- 血小板のトロンボキサンA_2受容体を遮断し，**血小板の活性化および凝集を抑制**する作用が報告されている．

こんな症例に最適！

- **痛風**や**高尿酸血症**（尿酸の再吸収を抑制し，血中の尿酸値を低下させる）．
- 2型糖尿病における糖尿病性腎症（適応があり，大規模臨床試験で臨床的有用性が証明されている）．

- ▶ 腎不全（代謝型薬剤であるため減量の必要がない）．
- ▶ 透析患者（透析で除去されず，ACE阻害薬で認められる陰性荷電透析膜併用によるショック症状は認めないため）．

本薬が適さない症例と対策 （用法用量の調節，代替薬の選び方と処方変更時のポイント）

■ 妊婦または妊娠している可能性のある婦人
- ▶ 交感神経抑制薬のメチルドパ水和物（アルドメット），血管拡張薬のヒドララジン塩酸塩（アプレゾリン®），αβ遮断薬のラベタロール塩酸塩（トランデート®）が主たる降圧薬．必要に応じ慎重かつ患者と十分なインフォームドコンセントを得てCa拮抗薬を用いる．

■ 両側性腎動脈狭窄または片腎で腎動脈狭窄
- ▶ RA系を抑制するβ遮断薬が効果的である．Ca拮抗薬とβ遮断薬の併用も可能．利尿薬はRA系を亢進させるため補助的に使用する．

■ 重篤な肝障害
- ▶ 重篤な肝障害のある患者への投与は禁忌のため，腎排泄型のACE阻害薬へ変更．

■ CYP2C9を阻害する薬の併用
- ▶ CYP2C9が関与しないオルメサルタン（オルメテック®）やテルミサルタン（ミカルディス®）へ変更．

治療効果がみられなかった患者には？

- ▶ 相加，相乗効果が期待できるCa拮抗薬や利尿薬を併用．忍容性が許せば増量するが，通常量の2倍以上にはしない．2剤用いても目標に達しない場合は3剤併用．

副作用が発現した患者には？

- ▶ 重大な副作用が起こった場合は，直ちに中止．適宜Ca拮抗薬，ACE阻害薬，利尿薬，β遮断薬へ変更．

［金田亜季子，山本康次郎］

第4章 降圧薬

❷ARB ❸ARB

カンデサルタン シレキセチル

● ブロプレス®

◆製剤・包装
ブロプレス錠® 2・4・8・12 (mg)

◆効能効果
- [ブロプレス®錠2・4・8] 高血圧症, 腎実質性高血圧症, 慢性心不全 (軽症～中等症) で, ACE阻害薬の投与が適切でない場合
- [ブロプレス®錠12] 高血圧症, 腎実質性高血圧症

◆用法用量
- 高血圧症：1回4～8 mgを1日1回経口投与, 必要に応じ12 mgまで増量. 腎障害を伴う場合には, 1日1回2 mgから投与を開始し, 必要に応じ8 mgまで増量
- 腎実質性高血圧症：1回2 mgを1日1回から経口投与を開始, 必要に応じ8 mgまで増量
- ACE阻害薬の投与が適切でない慢性心不全 (軽症～中等症)：1日1回4 mgから経口投与を開始, 必要に応じて8 mgまで増量可能. 原則としてACE阻害薬以外による基礎治療は継続する

◆体内動態
- $t_{max}=5$時間, $t_{1/2}(\alpha相)=2.2$時間, $t_{1/2}(\beta相)=9.5$時間
- カンデサルタン シレキセチルは小腸カルボキシエステラーゼにより活性体のカンデサルタンに代謝される. カンデサルタンの一部が肝臓でCYP2C9により非活性代謝物に代謝される

◆警告
なし

◆患者への注意事項

副作用初期症状
- 顔・舌・のどが腫れる, 息苦しい [血管浮腫]
- 冷たく感じる, 吐く, 意識がなくなる [ショック, 失神, 意識消失]
- 尿量が減る, 顔や手足がむくむ, 熱が出る [急性腎不全]
- 手足や唇がしびれる, 筋力がおとろえる [高K血症]
- 皮膚や白目が黄色くなる, 体がだるい, 食欲不振 [肝機能障害・黄疸]
- 発熱, のどが痛い, 体がだるい [無顆粒球症]
- 脱力感, 筋肉痛, 褐色の尿 [横紋筋融解症]
- 発熱, 空咳, 息苦しい [間質性肺炎]
- 冷や汗が出る, 空腹感, 手のふるえ [低血糖]

生活との関係, 食・OTCとの相互作用
- めまい, ふらつきがあらわれることがあるので, 高所での作業, 運転など危険を伴う機械の操作などには十分注意

◆ **重大な副作用**

血管浮腫
ショック,失神,意識不明
急性腎不全
高K血症
肝機能障害,黄疸
無顆粒球症
横紋筋融解症
間質性肺炎
低血糖

◆ **相互作用(禁・慎)**
なし

◆ **禁忌・慎重投与の患者**

禁	妊婦または妊娠している可能性のある婦人には投与しない.また,投与中に妊娠が判明した場合には,直ちに投与を中止する[妊娠中期および末期に本薬を含むARBを投与された高血圧症の患者で羊水過少症,胎児・新生児の死亡,新生児の低血圧,腎不全,多臓器不全,頭蓋の形成不全および羊水過少症によると推測される四肢の奇形,頭蓋顔面の奇形,肺の発育不全等があらわれたとの報告がある]
慎	両側性腎動脈狭窄または片腎で腎動脈狭窄
	高K血症
	重篤な腎機能障害
	肝機能障害またはその既往
	高齢者
	薬剤過敏症の既往歴

使い分け・処方変更のポイント

同効薬

ARBのみを示す
- ロサルタンカリウム*(ニューロタン®)
- バルサルタン*(ディオバン®)
- テルミサルタン*(ミカルディス®)
- オルメサルタン メドキソミル*(オルメテック®)
- イルベサルタン*(イルベタン®,アバプロ®)　　　(*:本書に該当項目あり)

カンデサルタン シレキセチル

他の同効薬と比べた本薬の特徴は？

- アンジオテンシン受容体のAT$_1$を阻害することにより，降圧作用を示す．
- カンデサルタン シレキセチルはプロドラッグであり，小腸でカルボキシエステラーゼにより加水分解を受け，活性体のカンデサルタンにほぼ完全に変換される．カンデサルタンは肝臓においてほとんど代謝を受けず，寄与は小さいもののCYP2C9で代謝を受け不活性代謝物（CV-15959）に変換される．
- カンデサルタンのAT$_1$受容体への選択性は約17,000倍以上．AT$_1$受容体拮抗様式は非競合的．構造式でイミダゾール基の側鎖にカルボキシル基をもち，インバースアゴニスト作用を有する．
- T/P比（トラフ／ピーク比）は88％以上と高い．降圧効果はバルサルタンやテルミサルタンと同程度でロサルタンより強い．
- カンデサルタンおよび不活性代謝物が糞中に67％，尿中に33％排泄．カンデサルタンとして尿中に9〜10％（48時間まで）排泄される．
- 透析で除去されない．
- 食事摂取による影響は小さい．
- ACE阻害薬の使用が適切でない軽症〜中等症の慢性心不全患者の適応がある．
- SCOPE試験：プラセボ群との比較では，カンデサルタン群が**非致死性脳卒中を有意に低下**させた．
- E-COST試験：カンデサルタンを含む降圧療法群では含まない群と比較して，**脳心合併症発現を有意に抑制**した．
- CASE-J試験：カンデサルタンとアムロジピンの比較では，心血管系イベントの新規発症は両群間で有意差はみられなかったが，**心肥大退縮効果や糖尿病の新規発症の抑制**でカンデサルタン群では有意な効果が証明されている．
- CHARM試験：カンデサルタン群はプラセボ群と比較して，**総死亡，心血管疾患死，心不全などの心血管イベントを有意に低下**させた．

こんな症例に最適！

- 慢性心不全（適応があり，大規模臨床試験で臨床的有用性が証明されている）．
- 腎不全（減量の必要はないが，カンデサルタンのC$_{max}$とAUCの上昇がみられるため初回投与量は2 mgから開始）．
- 透析患者（透析で除去されず，ACE阻害薬で認められる陰性荷電透析膜併用によるショック症状を認めない）．

本薬が適さない症例と対策（用法用量の調節，代替薬の選び方と処方変更時のポイント）

■ 妊婦または妊娠している可能性のある婦人
- 交感神経抑制薬のメチルドパ水和物（アルドメット），血管拡張薬のヒドララジン塩酸塩（アプレゾリン®），αβ遮断薬のラベタロール塩酸塩（トランデート®）が主たる降圧薬．必要に応じ慎重かつ患者と十分なインフォームドコンセントを得てCa拮抗薬を用いる．

■ 両側性腎動脈狭窄または片腎で腎動脈狭窄
- RA系を抑制するβ遮断薬が効果的．Ca拮抗薬とβ遮断薬の併用も可能．利尿薬はRA系を亢進させるため補助的に使用．

治療効果がみられなかった患者には？
- 相加，相乗効果が期待できるCa拮抗薬や利尿薬を併用．忍容性が許せば増量するが，通常量の2倍以上にはしない．2剤用いても目標に達しない場合は3剤併用．

副作用が発現した患者には？
- 重大な副作用が起こった場合は，直ちに中止．適宜Ca拮抗薬，ACE阻害薬，利尿薬，β遮断薬へ変更．

[金田亜季子，山本康次郎]

第4章 降圧薬

❷ARB ❸ARB

バルサルタン

💊 ディオバン®

◆製剤・包装
ディオバン®錠 20 mg・40 mg・80 mg・160 mg

◆効能効果
- 高血圧症

◆用法用量
- 1回40〜80 mgを1日1回経口投与．年齢，症状に応じて適宜増減するが，1日最大量は 160 mg まで

◆体内動態
- $t_{max} = 2 \sim 3$ 時間，$t_{1/2} = 3.7 \sim 5.7$ 時間
- 4%以下がCYP2C9で代謝．ほとんどが未変化体のまま胆汁を介して糞中へ排泄

◆警告
なし

◆患者への注意事項

副作用初期症状
- 顔面や唇，咽頭や舌の腫れ，息苦しい [血管浮腫]
- 食欲不振，全身倦怠感，皮膚や白目が黄色くなる [肝炎]
- 尿量減少，手足のむくみ，食欲不振 [腎不全]
- 意識消失，嘔吐，冷感 [ショック，失神，意識消失]
- 力が入らない，手足や唇のしびれ，手足の麻痺 [高K血症]

生活との関係，食・OTCとの相互作用
- めまい，ふらつきがあらわれることがあるので，高所での作業，運転など危険を伴う機械の操作などには十分注意する

◆重大な副作用

血管浮腫
肝炎
腎不全 (0.1%未満)
高K血症 (0.1%未満)
ショック，失神
意識消失 (0.1%未満)
無顆粒球症
白血球減少
血小板減少 (0.1%未満)
間質性肺炎
低血糖

	横紋筋融解症（0.1％未満）

◆**相互作用（禁・慎）**
なし

◆**禁忌・慎重投与の患者**

禁	妊婦または妊娠している可能性のある婦人には投与しない．また，投与中に妊娠が判明した場合には，直ちに投与を中止する［妊娠中期および末期に本薬を含むARBを投与された高血圧症の患者で羊水過少症，胎児・新生児の死亡，新生児の低血圧，腎不全，多臓器不全，頭蓋の形成不全および羊水過少症によると推測される四肢の奇形，頭蓋顔面の奇形，肺の発育不全等があらわれたとの報告がある］
慎	両側性腎動脈狭窄または片腎で腎動脈狭窄
	高K血症
	重篤な腎機能障害
	肝機能障害またはその既往
	脳血管障害
	高齢者

使い分け・処方変更のポイント

同効薬

ARBのみを示す

▶ ロサルタンカリウム＊（ニューロタン®）
▶ カンデサルタン シレキセチル＊（ブロプレス®）
▶ テルミサルタン＊（ミカルディス®）
▶ オルメサルタン メドキソミル＊（オルメテック®）
▶ イルベサルタン＊（イルベタン®，アバプロ®）　　　　（＊：本書に該当項目あり）

他の同効薬と比べた本薬の特徴は？

▶ アンジオテンシン受容体のAT$_1$を阻害することにより，降圧作用を示す．

▶ バルサルタンはほとんどが未変化体のまま胆汁を介して糞中へ排泄．4％以下がCYP2C9により4-ヒドロキシ体になるが，薬理作用への寄与はない．

▶ バルサルタンの受容体選択性は約30,000倍以上で**他のARBよりも高い**．AT$_1$受容体拮抗様式は非競合的．カルボキシル基をもち，インバースアゴニスト作用を有する．

▶ T/P比（トラフ/ピーク比）は65％で高い，**降圧作用はテルミサルタンやカンデ**

サルタンと同程度でロサルタンより強い．

- 糞中に80％（96時間まで），尿中に13％が排泄．
- 主に胆汁中へ排泄されるため，**軽度〜中程度の肝障害患者でバルサルタンの血中濃度が2倍に上昇**した報告がある．
- 透析で除去されない．
- 食事摂取により吸収が低下するが降圧効果に差は認められない．
- VALUE試験，REAL VALUE試験：危険因子が複数ある高血圧患者でバルサルタンとアムロジピンを比較．バルサルタン群ではアムロジピン群より心筋梗塞，脳卒中，全死亡の発症率に有意差はなかったが，**心不全の新規発症は有意に減少した**．
- The JIKEI HEART Study：日本人心血管病患者にバルサルタンを追加投与し心血管イベントを比較．バルサルタン投与群では入院が必要な脳卒中，狭心症の新規発症は有意に減少した．
- Val-HeFT試験：50歳以上の高血圧患者で危険因子が複数ある患者を対象として標準治療（ACE阻害薬を含む）にバルサルタンを追加投与し心血管イベントを比較．バルサルタン群では対照群と比較して全死亡率には差がなかったが，心停止，心不全増悪などは有意に減少した．

こんな症例に最適！

- **心不全，心筋梗塞**（海外で適応があり，大規模臨床試験で臨床的有用性が証明されている）．
- 腎不全（腎排泄型薬剤でないため減量の必要がない）．
- 透析患者（透析で除去されず，ACE阻害薬で認められる陰性荷電透析膜併用によるショック症状を認めないため）．

本薬が適さない症例と対策（用法用量の調節，代替薬の選び方と処方変更時のポイント）

■ 妊婦または妊娠している可能性のある婦人

- 交感神経抑制薬のメチルドパ水和物（アルドメット），血管拡張薬のヒドララジン塩酸塩（アプレゾリン®），αβ遮断薬のラベタロール塩酸塩（トランデート®）が主たる降圧薬．必要に応じ慎重かつ患者と十分なインフォームドコンセントを得てCa拮抗薬を用いる．

■ 両側性腎動脈狭窄または片腎で腎動脈狭窄

- RA系を抑制するβ遮断薬が効果的．Ca拮抗薬とβ遮断薬の併用も可能．利尿薬はRA系を亢進させるため補助的に使用．

■ 胆汁性肝硬変および胆汁うっ滞

▶ 用量を20〜40 mgへ減量し投与を行う．または，腎排泄型のACE阻害薬へ変更．

治療効果がみられなかった患者には？

▶ 相加，相乗効果が期待できるCa拮抗薬や利尿薬を併用．忍容性が許せば増量するが，通常量の2倍以上にはしない．2剤用いても目標に達しない場合は3剤併用．

副作用が発現した患者には？

▶ 重大な副作用が起こった場合は，直ちに中止．適宜Ca拮抗薬，ACE阻害薬，利尿薬，β遮断薬へ変更．

［金田亜季子，山本康次郎］

第4章 降圧薬

❷ARB ❸ARB

テルミサルタン

● ミカルディス®

◆ **製剤・包装**
ミカルディス® 錠 20 mg・40 mg・80 mg

◆ **効能効果**
- 高血圧症

◆ **用法用量**
- 1回40 mgを1日1回経口投与．1日20 mgから投与を開始し漸次増量．年齢・症状により適宜増減するが，1日最大量は80 mgまで
- 肝障害のある患者に投与する場合，最大投与量は1日1回40 mg

◆ **体内動態**
- t_{max} ＝ 3.6〜6.9時間，$t_{1/2}$ ＝ 20.3〜24時間
- 主として，UGT酵素によるグルクロン酸抱合で代謝．CYP450では代謝されない

◆ **警告**
なし

◆ **患者への注意事項**

(副作用初期症状)

- まぶた・唇・舌・のどの腫れ，呼吸困難，血圧低下［血管浮腫，アナフィラキシー様症状］
- 手や唇のしびれ，筋力の減退，手足の麻痺［高K血症］
- 冷感，嘔吐，意識を失う［ショック，失神，意識消失］
- 脱力感，空腹感，冷や汗［低血糖］
- 尿量減少，むくみ，全身がだるい［腎機能障害］
- 空咳，発熱，呼吸困難（労作時の息切れ）［間質性肺炎］
- 脱力感，筋肉痛，褐色の尿［横紋筋融解症］

(生活との関係，食・OTCとの相互作用)

- めまい，ふらつきがあらわれることがあるので，高い所での作業や運転など危険を伴う機械操作には十分に注意

◆ **重大な副作用**

血管浮腫（0.1％未満）
高K血症
腎機能障害
ショック
失神，意識消失（0.1％）
肝機能障害，黄疸
低血糖

	アナフィラキシー様症状
	間質性肺炎
	横紋筋融解症

◆相互作用（禁・慎）
なし

◆禁忌・慎重投与の患者

禁	妊婦または妊娠している可能性のある婦人には投与しない．また，投与中に妊娠が判明した場合には，直ちに投与を中止する［妊娠中期および末期に本薬を含むARBを投与された高血圧症の患者で羊水過少症，胎児・新生児の死亡，新生児の低血圧，腎不全，多臓器不全，頭蓋の形成不全および羊水過少症によると推測される四肢の奇形，頭蓋顔面の奇形，肺の発育不全等があらわれたとの報告がある］
	胆汁の分泌がきわめて悪い患者または重篤な肝障害のある患者［本薬は主に胆汁中に排泄されるため，テルミサルタンのクリアランスが低下することがある］
慎	両側性腎動脈狭窄または片腎で腎動脈狭窄
	高K血症
	重篤な腎機能障害
	肝機能障害またはその既往
	脳血管障害
	高齢者

使い分け・処方変更のポイント

同効薬

ARBのみを示す
- ロサルタンカリウム＊（ニューロタン®）
- バルサルタン＊（ディオバン®）
- カンデサルタン シレキセチル＊（ブロプレス®）
- オルメサルタン メドキソミル＊（オルメテック®）
- イルベサルタン＊（イルベタン®，アバプロ®）　　　（＊：本書に該当項目あり）

他の同効薬と比べた本薬の特徴は？

- アンジオテンシン受容体のAT_1を阻害することにより，降圧作用を示す．
- テルミサルタンはARBのなかで**高い脂溶性**を有する．
- テルミサルタンはCYP450による代謝の寄与はない．UGT酵素によるグルクロン酸抱合によって代謝される．グルクロン酸抱合体には活性はない．

- テルミサルタンのAT₁受容体選択性は約2,700倍以上．AT1受容体拮抗様式は非競合的．AT₁受容体の疎水ポケットを含めた3点で結合するため遮断活性が高い．
- T/P比（トラフ/ピーク比）60％以上と高い．**降圧効果はカンデサルタンやバルサルタンと同程度でロサルタンより強い．**
- 糞中に未変化体98％，残りはグルクロン酸抱合体が排出．尿中への排泄率は0.1％未満．
- **血中半減期がARBのなかで最も長い．**
- テルミサルタンはインスリン抵抗性の改善，抗炎症作用，抗酸化作用を引き起こす**PPARγ活性化作用**が報告されている．
- 透析で除去されない．
- 食事摂取により吸収速度と吸収量が低下する．
- **胆汁の分泌がきわめて悪い患者または重篤な肝障害のある患者には禁忌．**
- INNOVATION試験：日本人2型糖尿病性腎症患者に対する**顕性腎症への移行抑制**効果を比較．顕性腎症への移行率は，テルミサルタン80 mg群16.7％，40 mg群22.6％，プラセボ群49.9％であり，テルミサルタンは顕性腎症への移行を有意に抑制した．
- TRANSCEND試験：心血管イベント高リスク患者に対する**心血管イベント抑制**効果を比較．テルミサルタン群はプラセボ群と比較し，心血管死，心筋梗塞，脳卒中発症リスクを13％抑制した．

こんな症例に最適！

- **モーニングサージ**に有効（血中半減期が長いため翌朝までの降圧効果が持続するため）．
- 腎不全（CYPの影響を受けず，ほぼ100％が胆汁排泄されるため減量の必要がない）．
- **肥満・メタボリックシンドローム合併高血圧**（脂溶性が高く，AT₁受容体遮断活性が高く，PPARγ活性化作用をもつため）．
- 心血管リスク（海外では心血管リスクの減少に適応があり，大規模臨床試験で臨床的有用性が証明されている）．
- 透析患者（透析で除去されず，ACE阻害薬で認められる陰性荷電透析膜併用によるショック症状を認めないため）．

本薬が適さない症例と対策 （用法用量の調節，代替薬の選び方と処方変更時のポイント）

■ 妊婦または妊娠している可能性のある婦人
- 交感神経抑制薬のメチルドパ水和物（アルドメット），血管拡張薬のヒドララジン塩酸塩（アプレゾリン®），αβ遮断薬のラベタロール塩酸塩（トランデート®）が主たる降圧薬．必要に応じ慎重かつ患者から十分なインフォームドコンセントを得てCa拮抗薬を用いる．

■ 両側性腎動脈狭窄または片腎で腎動脈狭窄
- RA系を抑制するβ遮断薬が効果的．Ca拮抗薬とβ遮断薬の併用も可能．利尿薬はRA系を亢進させるため補助的に使用．

■ 肝障害
- 肝障害のある患者に投与する場合，最大投与量は1日1回40 mgとする．ただし，胆汁の分泌がきわめて悪い患者または重篤な肝障害のある患者は禁忌のため，腎排泄型のACE阻害薬へ変更．

治療効果がみられなかった患者には？

- 相加，相乗効果が期待できるCa拮抗薬や利尿薬を併用．忍容性が許せば増量するが，通常量の2倍以上にはしない．2剤用いても目標に達しない場合は3剤併用．

副作用が発現した患者には？

- 重大な副作用が起こった場合は，直ちに中止．適宜Ca拮抗薬，ACE阻害薬，利尿薬，β遮断薬へ変更．

[金田亜季子，山本康次郎]

第4章 降圧薬
❷ARB ❸ARB

オルメサルタン メドキソミル
💊 オルメテック®

◆製剤・包装
オルメテック®錠 5 mg・10 mg・20 mg・40 mg

◆効能効果
- 高血圧症

◆用法用量
- 1回10〜20 mgを1日1回経口投与．1日5〜10 mgから投与を開始し，年齢，症状により適宜増減するが，1日最大投与量は40 mgまで

◆体内動態
- $t_{max} = 1.67 \sim 2.17$ 時間, $t_{1/2} = 8.66 \sim 11.0$ 時間
- オルメサルタン メドキソミルは肝臓で加水分解され活性代謝物オルメサルタンへ変換される．オルメサルタンはCYP450での代謝は受けない

◆警告
なし

◆患者への注意事項

副作用初期症状
- 呼吸困難，まぶた・唇・舌の腫れ，蕁麻疹［血管浮腫］
- 尿量減少，むくみ，頭痛［腎不全］
- 手足や唇のしびれ，筋力の減退，手足の麻痺［高K血症］
- 冷感，嘔吐，意識がなくなる［ショック，失神，意識消失］
- 全身倦怠感，食欲不振，皮膚や白目が黄色くなる［肝機能障害，黄疸］
- 鼻血，歯ぐきの出血，皮下出血［血小板減少］
- 発汗，動悸，脱力感［低血糖］
- 筋肉の痛み，力がぬける，赤褐色の尿［横紋筋融解症］

生活との関係，食・OTCとの相互作用
- めまい，ふらつきがあらわれることがあるので，高所での作業，運転など，危険を伴う機械の操作には注意

◆重大な副作用

血管浮腫
腎不全（0.1％未満）
高K血症
ショック，失神，意識消失
肝機能障害（0.1％未満）
黄疸
血小板減少

	低血糖
	横紋筋融解症
	アナフィラキシー様症状

◆ **相互作用（禁・慎）**
なし

◆ **禁忌・慎重投与の患者**

禁	妊婦または妊娠している可能性のある婦人には投与しない．また，投与中に妊娠が判明した場合には，直ちに投与を中止する［妊娠中期および末期に本薬を含むARBを投与された高血圧症の患者で羊水過少症，胎児・新生児の死亡，新生児の低血圧，腎不全，多臓器不全，頭蓋の形成不全および羊水過少症によると推測される四肢の奇形，頭蓋顔面の奇形，肺の発育不全等があらわれたとの報告がある］
慎	両側性腎動脈狭窄または片腎で腎動脈狭窄
	高K血症
	重篤な腎機能障害
	肝機能障害またはその既往
	脳血管障害
	高齢者

使い分け・処方変更のポイント

同効薬

ARBのみを示す
▶ ロサルタンカリウム*（ニューロタン®）
▶ カンデサルタン シレキセチル*（ブロプレス®）
▶ バルサルタン*（ディオバン®）
▶ テルミサルタン*（ミカルディス®）
▶ イルベサルタン*（イルベタン®，アバプロ®）　　　（＊：本書に該当項目あり）

他の同効薬と比べた本薬の特徴は？

▶ アンジオテンシン受容体のAT_1を阻害することにより，降圧作用を示す．

▶ オルメサルタン メドキソミルは肝臓で加水分解され，活性代謝物オルメサルタンへ変換される．オルメサルタンはCYP450での代謝は受けない．

▶ オルメサルタンのAT_1受容体への選択性は約12,500倍以上．AT_1受容体拮抗様式は非競合的．イミダゾール基の側鎖に水酸基とカルボキシル基を有し，ダブルチェーンドメインをもつためAT_1受容体結合が強い．

オルメサルタン メドキソミル

- T/P比（トラフ/ピーク比）は57〜70％と高い．**持続した降圧効果**がある．降圧作用はロサルタン，カンデサルタン，バルサルタン，テルミサルタンより強く，**1週間で降圧効果が発現し，2週間以内に有意な降圧**を示す．
- 糞中に約77％（240時間まで），尿中へ約13％が排泄．
- 透析で除去されない．
- 食事摂取による影響を受けない．
- OLIVUS試験：冠動脈アテローム性硬化の進行に及ぼす効果を対照群と比較．アテローム体積率の変化は，オルメサルタン群で−0.7％，対照群で3.1％であり，オルメサルタン群の方が有意に低値であった．
- ROADMAP試験：2型糖尿病患者の微量アルブミン尿の発症または進展を抑制できるか検討．微量アルブミン尿はオルメサルタン群で8.2％，プラセボ群では9.8％であり，オルメサルタンによる微量アルブミン尿の発症抑制効果が示されている．

こんな症例に最適！

- モーニングサージに有効（半減期が長く翌朝までの降圧効果が持続するため）．
- **Ⅱ度以上の高血圧**（≧160/100 mmHg）患者（降圧効果が他のARBより強力で効果は1週間であらわれる）．
- 腎不全（CYPの影響を受けず，70％以上が胆汁排泄されるため減量の必要がない）．
- 透析患者（透析で除去されず，ACE阻害薬で認められる陰性荷電透析膜併用によるショック症状を認めない）．

本薬が適さない症例と対策 （用法用量の調節，代替薬の選び方と処方変更時のポイント）

■ 妊娠または妊娠している可能性のある婦人

- 交感神経抑制薬のメチルドパ水和物（アルドメット），血管拡張薬のヒドララジン塩酸塩（アプレゾリン®），αβ遮断薬のラベタロール塩酸塩（トランデート®）が主たる降圧薬．必要に応じ慎重かつ患者と十分なインフォームドコンセントを得てCa拮抗薬を用いる．

■ 両側性腎動脈狭窄または片腎で腎動脈狭窄

- RA系を抑制するβ遮断薬が効果的．Ca拮抗薬とβ遮断薬の併用も可能．利尿薬はRA系を亢進させるため補助的に使用．

治療効果がみられなかった患者には？

▶ 相加，相乗効果が期待できるCa拮抗薬や利尿薬を併用．忍容性が許せば増量するが，通常量の2倍以上にはしない．2剤用いても目標に達しない場合は3剤併用．

副作用が発現した患者には？

▶ 重大な副作用が起こった場合は，直ちに中止．適宜Ca拮抗薬，ACE阻害薬，利尿薬，β遮断薬へ変更．

［金田亜季子，山本康次郎］

第4章 降圧薬
❷ARB ❸ARB

イルベサルタン

💊 イルベタン®, アバプロ®

◆製剤・包装
イルベタン® 錠 50 mg・100 mg／アバプロ® 錠 50 mg・100 mg

◆効能効果
- 高血圧症

◆用法用量
- 1回50〜100 mgを1日1回経口投与．年齢，症状により適宜増減．1日最大投与量は200 mgまで

◆体内動態
- $t_{max}=1.4〜2$時間，$t_{1/2}=10.1〜15.2$時間
- 主にCYP2C9とグルクロン酸抱合により肝で代謝

◆警告
なし

◆患者への注意事項

副作用初期症状
- 息苦しい，顔・舌・のどなどの腫れ［血管浮腫］
- 手足に力が入らない，唇がしびれる，筋肉が衰える［高K血症］
- 嘔吐，気を失う，意識がなくなる［ショック，失神，意識消失］
- むくみ，体がだるい，尿量が減るまたは尿が出ない［腎不全］
- 体がだるい，嘔吐，皮膚や白目が黄色くなる［肝機能障害，黄疸］

生活との関係，食・OTCとの相互作用
- めまい，ふらつきがあらわれることがあるので高所での作業，運転や危険を伴う機械を扱うときは注意

◆重大な副作用

血管浮腫
高K血症
ショック，失神，意識消失
腎不全
肝機能障害，黄疸（0.1〜1％未満）
低血糖
横紋筋融解症

◆相互作用（禁・慎）
なし

◆ 禁忌・慎重投与の患者

禁 妊婦または妊娠している可能性のある婦人には投与しない．また，投与中に妊娠が判明した場合には，直ちに投与を中止する［妊娠中期および末期に本薬を含む ARB を投与された高血圧症の患者で羊水過少症，胎児・新生児の死亡，新生児の低血圧，腎不全，多臓器不全，頭蓋の形成不全および羊水過少症によると推測される四肢の奇形，頭蓋顔面の奇形，肺の発育不全等があらわれたとの報告がある］

慎 両側性腎動脈狭窄または片腎で腎動脈狭窄

高 K 血症

重篤な腎機能障害

肝機能障害またはその既往

脳血管障害

高齢者

使い分け・処方変更のポイント

同効薬

ARB のみを示す
- ロサルタンカリウム*（ニューロタン®）
- カンデサルタン シレキセチル*（ブロプレス®）
- バルサルタン*（ディオバン®）
- テルミサルタン*（ミカルディス®）
- オルメサルタン メドキソミル*（オルメテック®）　　（＊：本書に該当項目あり）

他の同効薬と比べた本薬の特徴は？

- アンジオテンシン受容体の AT_1 を阻害することにより，降圧作用を示す．
- イルベサルタンは肝臓で主に CYP2C9 およびグルクロン酸抱合で代謝される．代謝物はほとんど薬理活性を示さない．
- イルベサルタンの AT_1 受容体への選択性は約 8,500 倍以上．AT_1 受容体拮抗様式は非競合拮抗．イミダゾール基の側鎖にシクロペンタン環を有し，強いインバースアゴニスト作用をもつ．
- T/P 比（トラフ/ピーク比）は 70％ と高く，**持続した降圧作用**がある．**降圧効果はカンデサルタン，バルサルタン，テルミサルタンと同様でロサルタンより強い**．
- 糞中に 60％（168 時間まで），尿中に 20％ が排泄．

- イルベサルタンは**PPARγの活性化**によりアディポネクチン分泌量を増加させ，NF-κBの活性を抑制する作用も有する報告がある．
- 透析で除去されない．
- 食事摂取によりt_{max}は延長がみられるが，C_{max}は影響なくAUC低下は16％程度であり影響は少ない．
- IDNT試験：高血圧を合併した2型糖尿病による腎症の患者を対象とした腎保護作用の比較．イルベサルタン群ではプラセボ群，アムロジピン群に比べCCr2倍上昇や末期腎不全へ移行などで有意に低値を示した．イルベサルタンは2型糖尿病による顕性腎症期の腎症における腎機能低下を遅延させ，**腎保護作用**を有することが示された．
- IRMA2試験：2型糖尿病および微量アルブミン尿を有する高血圧患者において腎保護作用を検討．イルベサルタン群はプラセボ群と比べて顕性糖尿病性腎症への移行率が低く，尿中アルブミン量の正常化率が高いなど腎保護作用が認められた．

こんな症例に最適！

- **肥満・メタボリックシンドローム合併高血圧**（AT_1受容体遮断活性が高く，PPARγ活性化作用をもつため）．
- **2型糖尿病を合併する高血圧症**（海外では適応があり，大規模臨床試験で臨床的有用性が証明されている）．
- **モーニングサージ**に有効（血中半減期が長いため翌朝までの降圧効果が持続するため）．
- **腎不全**（肝代謝型薬剤であるため減量の必要がない）．
- **透析患者**（透析で除去されず，ACE阻害薬で認められる陰性荷電透析膜併用によるショック症状を認めないため）．

本薬が適さない症例と対策（用法用量の調節，代替薬の選び方と処方変更時のポイント）

■ 妊娠または妊娠している可能性のある婦人

- 交感神経抑制薬のメチルドパ水和物（アルドメット），血管拡張薬のヒドララジン塩酸塩（アプレゾリン®），αβ遮断薬のラベタロール塩酸塩（トランデート®）が主たる降圧薬．必要に応じ慎重かつ患者と十分なインフォームドコンセントを得てCa拮抗薬を用いる．

■ **両側性腎動脈狭窄または片腎で腎動脈狭窄**
▶ RA系を抑制するβ遮断薬が効果的．Ca拮抗薬とβ遮断薬の併用も可能．利尿薬はRA系を亢進させるため補助的に使用．

■ **CYP2C9を阻害する薬の併用**
▶ CYP2C9が関与しないオルメサルタン（オルメテック®）やテルミサルタン（ミカルディス®）へ変更．

治療効果がみられなかった患者には？

▶ 相加，相乗効果が期待できるCa拮抗薬や利尿薬を併用．忍容性が許せば増量するが，通常量の2倍以上にはしない．2剤用いても目標に達しない場合は3剤併用．

副作用が発現した患者には？

▶ 重大な副作用が起こった場合は，直ちに中止．適宜Ca拮抗薬，ACE阻害薬，利尿薬，β遮断薬へ変更．

[金田亜季子，山本康次郎]

第4章 降圧薬

❷ARB ❺ARB・利尿薬配剤

ロサルタンカリウム・ヒドロクロロチアジド

○ プレミネント®

◆製剤・包装
プレミネント® 配合錠

◆効能効果
- 高血圧症（過度な血圧低下のおそれ等があり，本薬を高血圧治療の第一選択薬としない）

◆用法用量
- 1日1回1錠（ロサルタンカリウムとして50 mgおよびヒドロクロロチアジドとして12.5 mg）を経口投与．
- 本薬は高血圧治療の第一選択薬として用いない．
- 本薬は，ロサルタンカリウム50 mg あるいはヒドロクロロチアジド12.5 mg 以外の薬剤との降圧効果の比較検討は行われておらず，原則として，ロサルタンカリウム50 mgで効果不十分な場合に本薬の使用を検討する

◆体内動態
- ロサルタン：$t_{max} = 1.4$時間，$t_{1/2} = 1.7$時間
- カルボン酸体：$t_{max} = 3.7$時間，$t_{1/2} = 5.8$時間
- ヒドロクロロチアジド：$t_{max} = 2.8$時間，$t_{1/2} = 7.9$時間
- ロサルタンはCYP2C9およびCYP3A4で代謝される
- ヒドロクロロチアジドはほとんど代謝されない

◆警告
なし

◆患者への注意事項

副作用初期症状
- 呼吸困難，蕁麻疹，全身の痒みを伴った発赤［アナフィラキシー様症状］
- 口唇，舌の腫れ，呼吸困難［血管浮腫］
- 食欲不振，全身倦怠感，吐き気［急性肝炎または劇症肝炎］
- 尿量減少，むくみ，頭痛［腎不全］
- 顔面蒼白，冷汗，気を失う［ショック，失神，意識消失］

生活との関係，食・OTCとの相互作用
- めまい，ふらつきなどがあらわれることがあるので，運転，高所での作業，危険を伴う機械の操作等には注意
- アルコールは薬の作用を強めることがあるので注意

◆重大な副作用

アナフィラキシー様症状
血管浮腫
急性肝炎または劇症肝炎

	急性腎不全
	ショック，失神，意識障害
	横紋筋融解症
	低K血症，高K血症
	不整脈
	汎血球減少，白血球減少，血小板減少
	再生不良性貧血，溶血性貧血
	壊死性血管炎
	間質性肺炎，肺水腫
	全身性エリテマトーデスの悪化
	低血糖
	低Na血症

◆相互作用（禁・慎）
なし

◆禁忌・慎重投与の患者

禁	妊婦または妊娠している可能性のある婦人には投与しない．また，投与中に妊娠が判明した場合には，直ちに投与を中止する［妊娠中期および末期に本薬の成分を含むARBを投与された高血圧症の患者で羊水過少症，胎児・新生児の死亡，新生児の低血圧，腎不全，多臓器不全，頭蓋の形成不全および羊水過少症によると推測される四肢の奇形，頭蓋顔面の奇形，肺の発育不全等があらわれたとの報告がある］
	重篤な肝機能障害［外国において，軽・中等度のアルコール性肝硬変患者にロサルタンカリウム50 mgを単回経口投与すると，健康成人と比較してロサルタンの消失速度が遅延し，ロサルタンおよびカルボン酸体の血漿中濃度がそれぞれ約5倍および約2倍に上昇することが報告されている．また，ヒドロクロロチアジドは肝性昏睡を誘発するおそれ］
	無尿の患者または透析患者
	急性腎不全［腎機能を悪化］
	体液中のNa・Kの明らかな減少［低Na血症，低K血症等の電解質失調を悪化］
慎	両側性腎動脈狭窄または片腎で腎動脈狭窄，腎機能障害
	血清K値異常
	肝機能障害またはその既往
	脳血管障害
	体液量が減少している患者
	減塩療法中
	重篤な冠硬化症または脳動脈硬化症
	本人または両親，兄弟に痛風，糖尿病，または高尿酸血症
	下痢，嘔吐のある患者
	高Ca血症，副甲状腺機能亢進症

| ジギタリス製剤,副腎皮質ホルモン製剤またはACTHの投与中 |
| 交感神経切除後 |
| 高齢者,乳児 |

使い分け・処方変更のポイント

同効薬

- カンデサルタン シレキセチル・ヒドロクロロチアジド（エカード® 配合錠）
- バルサルタン・ヒドロクロロチアジド（コディオ® 配合錠）
- テルミサルタン・ヒドロクロロチアジド（ミコンビ® 配合錠）

他の同効薬と比べた本薬の特徴は？

- 日本初のARBと少量利尿薬の配合剤で,ロサルタン単剤より優位に優れた降圧効果を示す.
- 服薬錠剤数を減らすことによるアドヒアランスの向上が期待できる.
- 相補的な薬理作用により1錠で強力な効果を発揮するとともに,利尿薬による血清K低下などの副作用を軽減することができる.
- 配合剤のため過度な血圧低下のおそれ等があり,**高血圧治療の第一選択としない**.
- ロサルタンが尿酸トランスポーターであるURAT1阻害作用に基づく尿酸排泄作用を有するため,ヒドロクロロチアジドによる血清尿酸値上昇を低下させることが報告されている.
- 透析ではロサルタンは透析されないが,ヒドロクロロチアジドはある程度透析される.

こんな症例に最適！

- アドヒアランスに不安がある患者（服用錠数を減らすことができる）.
- **痛風や高尿酸血症**（尿酸の再吸収を抑制することで血中の尿酸値を低下させる作用があるため）.

本薬が適さない症例と対策（用法用量の調節,代替薬の選び方と処方変更時のポイント）

■ 妊婦または妊娠している可能性のある婦人

- 交感神経抑制薬のメチルドパ水和物（アルドメット）,血管拡張薬のヒドララジン塩酸塩（アプレゾリン®）,αβ遮断薬のラベタロール塩酸塩（トランデー

ト®）が主たる降圧薬．必要に応じ慎重かつ患者と十分なインフォームドコンセントを得てCa拮抗薬を用いる．

■ 腎不全
▶ CCrが2.0 mg/dLを超える腎機能障害患者においては，ヒドロクロロチアジドにより腎血流量が低下し，ロサルタンカリウムにより腎機能障害が悪化するおそれがあるので，腎機能の悪化および高K血症に注意しながら慎重に投与する．無尿の患者や透析患者は禁忌なので投与しない．

■ 両側性腎動脈狭窄または片腎で腎動脈狭窄
▶ RA系を抑制するβ遮断薬が効果的である．Ca拮抗薬とβ遮断薬の併用も可能．利尿薬はRA系を亢進させるため補助的に使用．

■ 重篤な肝障害
▶ 重篤な肝障害のある患者への投与は禁忌のため，腎排泄型のACE阻害薬へ変更．

■ CYP2C9を阻害する薬の併用
▶ CYP2C9が関与しないテルミサルタン・ヒドロクロロチアジド（ミコンビ®配合錠AP/BP）へ変更．

■ 高血圧治療を始める患者
▶ 配合剤のため過度な血圧低下のおそれ等があり，高血圧治療の第一選択としない．Ca拮抗薬，ARB，ACE阻害薬，利尿薬，β遮断薬のいずれかから単剤もしくは少量の2剤で開始．

治療効果がみられなかった患者には？
▶ Ca拮抗薬を併用．2剤用いても目標に達しない場合は3剤併用．

副作用が発現した患者には？
▶ 重大な副作用が起こった場合は，直ちに中止．適宜Ca拮抗薬，ACE阻害薬，利尿薬，β遮断薬へ変更．

［金田亜季子，山本康次郎］

第4章 降圧薬

❸ Ca拮抗薬　❺ジヒドロピリジン系

アムロジピンベシル酸塩

💊 アムロジン®，ノルバスク®

◆製剤・包装
アムロジン®錠 2.5 mg・5 mg・10 mg／アムロジン®OD錠 2.5 mg・5 mg・10 mg／ノルバスク®錠 2.5 mg・5 mg・10 mg／ノルバスク®OD錠 2.5 mg・5 mg・10 mg

◆効能効果
- 高血圧症，狭心症

◆用法用量
- 高血圧症：2.5〜5 mgを1日1回経口投与．症状に応じ適宜増減．効果不十分な場合には1日1回10 mgまで増量可
- 狭心症：5 mgを1日1回経口投与．症状に応じ適宜増減

◆体内動態
- 5 mgを単回投与時のt_{max}＝約6時間，$t_{1/2}$＝約36時間
- CYP3A4で代謝される代謝型薬剤
- 未変化体の尿中排泄率は8％

◆警告
なし

◆患者への注意事項

副作用初期症状
- 全身倦怠感，食欲不振，皮膚や白目が黄色くなる［肝機能障害，黄疸］
- 出血しやすい（歯ぐきからの出血や鼻血など），出血が止まりにくい，皮下出血［血小板減少］
- のどの痛み，発熱，頭痛［白血球減少］
- 徐脈，めまい，失神［房室ブロック］

生活との関係，食・OTCとの相互作用
- 血圧低下により，めまい，ふらつき．運転や高い所での作業，危険を伴う機械の操作などには十分注意
- グレープフルーツジュースにより，作用増強の可能性があるので併用は回避
- 吸収に及ぼす食事の影響は少ない

製剤・包装の問題
- OD錠：口腔内で崩壊するが，口腔粘膜から吸収されないため，唾液または水で服用
- 分割後は早めに使用（湿気，光を避けて保存）

◆重大な副作用

肝機能障害，黄疸（0.1％未満）
白血球減少（0.1％未満），血小板減少
房室ブロック（0.1％未満）

◆相互作用（禁・慎）

慎	CYP3A4阻害薬（エリスロマイシン，ジルチアゼム，リトナビル，イトラコナゾール等）：本薬の血中濃度が上昇［本薬の代謝を競合的に阻害］
	CYP3A4誘導薬（リファンピシン等）：本薬の血中濃度が低下［本薬の代謝を促進］

◆禁忌・慎重投与の患者

禁	妊婦または妊娠の可能性のある婦人［動物実験で妊娠末期に投与すると妊娠期間および分娩時間が延長］
	ジヒドロピリジン系化合物に対する過敏症既往歴
慎	肝機能障害［肝代謝型のため，肝機能障害で，血中濃度半減期延長およびAUCが増大．高用量（10 mg）で副作用の発現率が高まる可能性，増量時には慎重投与］
	高齢者［過度の降圧は好ましくない．血中濃度が高く，血中濃度半減期が長くなる傾向．低用量（2.5 mg/日）から投与開始して慎重投与］

使い分け・処方変更のポイント

同効薬

ジヒドロピリジン系Ca拮抗薬のみを示す

- アゼルニジピン＊（カルブロック®）
- アラニジピン（サプレスタ®，ベック®）
- エホニジピン塩酸塩エタノール付加物（ランデル®）
- シルニジピン＊（アテレック®）
- ニカルジピン塩酸塩（ペルジピン®，ペルジピン®LA，ニコデール®，ニコデール®LA）
- ニソルジピン（バイミカード®）
- ニトレンジピン（バイロテンシン®）
- ニフェジピン徐放剤＊（アダラート®L，アダラート®CR）
- ニルバジピン（ニバジール®）
- バルニジピン塩酸塩（ヒポカ®）
- フェロジピン（ムノバール®，スプレンジール®）
- ベニジピン塩酸塩＊（コニール®）
- マニジピン塩酸塩（カルスロット®）　　　　　　（＊：本書に該当項目あり）

アムロジピンベシル酸塩

他の同効薬と比べた本薬の特徴は？〔他の降圧薬（特にCa拮抗薬）との比較〕

- 長期に使用して，安定した降圧効果，抗狭心症効果ならびに忍容性が認められている．
- 徐々に血中濃度が上昇する（**効果発現が緩徐**）ため，急激な血管拡張作用を示さない．血漿カテコラミン値，心拍数の上昇（**反跳性頻脈**）をきたしにくい．しかし，緊急な治療を要する不安定狭心症には効果が期待できない．
- 血中濃度半減期は約36時間と長く，1日1回の投与で24時間優れた降圧効果と抗狭心症効果を示す．効果消失も緩徐であるため，投与中止後に他の降圧薬を使用するときは，用量ならびに投与間隔に留意するなど患者の状態を観察しながら慎重に投与する．
- **重篤な副作用，相互作用が少ない**ため本邦で最も使用されている．
- バイオアベイラビリティは64％と高く，薬物相互作用をきたしにくい．
- グレープフルーツ（ジュース）との相互作用症例報告があるが，他のCa拮抗薬より弱い．
- 5 mg/日から10 mg/日への増量で副作用発現率2.5倍に，特に浮腫の発現率は0.65％から3.31％（5倍）に増加．
- 高齢者に使用しやすい（Ca拮抗薬全般）．
- 治療中に心筋梗塞や不整脈（心室性頻拍を含む）がみられたとの報告がある（因果関係不明）．

こんな症例に最適！

- 高齢者（効果発現が緩徐，反跳性頻脈をきたしにくい）．
- 夜間血圧が昼間の20％以上下降する患者（夜間低下する血圧をさらに下降させることがない）．
- **CYP3A4の阻害薬との併用が必須**な患者（他のCa拮抗薬に比べて相互作用が弱い）．

本薬が適さない症例と対策〔用法用量の調節，代替薬の選び方と処方変更時のポイント〕

■ 妊婦または妊娠している可能性のある婦人
- アダラート®L錠，アダラート®CR錠は妊娠20週以降の妊婦に投与可（メチルドパ，ヒドララジンにて制御不良時）．

■ 肝機能障害
▶ 低用量 2.5 mg 以下から開始．

■ 重篤な腎機能障害
▶ 低用量 2.5 mg 以下から開始．

治療効果がみられなかった患者には？

▶ 高血圧症：効果不十分な場合には1日1回10 mgまで増量．

▶ 狭心症：症状に応じ適宜増減（10 mg/日まで）．

▶ 高血圧症：L型チャネル・T型チャネルを抑制するエホニジピン（ランデル® 他），ニルバジピン（ニバジール® 他），アゼルニジピン（カルブロック®）へ変更．

▶ 高血圧症：L型チャネル・N型チャネルを抑制するシルニジピン（アテレック® 他）に変更．

▶ 高血圧症：L型チャネル・T型チャネル・N型チャネルを抑制するベニジピン（コニール® 他）に変更．

▶ 降圧に関して，ACE阻害薬，ARB，β遮断薬およびサイアザイド系利尿薬との併用．

副作用が発現した患者には？

副作用が起こったときは直ちに中止し，以下の代替薬に変更．変更時には同様の副作用が起こる可能性があるので十分に注意．

▶ 肝機能障害，黄疸→利尿薬，レニン阻害薬に変更．

▶ 房室ブロック→利尿薬，レニン阻害薬に変更．

▶ 血小板減少→利尿薬，β遮断薬，レニン阻害薬に変更．

▶ 白血球減少→利尿薬，β遮断薬，レニン阻害薬に変更．

［澤田康文］

第4章 降圧薬

❸Ca拮抗薬　ⓐジヒドロピリジン系

アゼルニジピン

◯ カルブロック®

◆製剤・包装
カルブロック®錠 8 mg・16 mg

◆効能効果
- 高血圧症

◆用法用量
- 8～16 mgを1日1回朝食後経口投与．1回8 mgあるいはさらに低用量から投与を開始し，症状により適宜増減．1日最大16 mgまで

◆体内動態
- 8 mgを1日1回7日間連続経口投与時，$t_{max}=2$～3時間，$t_{1/2}=19$～23時間
- 主としてCYP3A4で代謝

◆警告
なし

◆患者への注意事項

副作用初期症状
- 全身倦怠感，食欲不振，皮膚や白目が黄色くなる［肝機能障害，黄疸］
- めまい，ふらつき［房室ブロック，洞停止，徐脈］

生活との関係，食・OTCとの相互作用
- 空腹時投与のC_{max}，$AUC_{0-\infty}$は食後投与の38％，69％
- 血圧低下でめまい，高所作業，運転など，危険を伴う機械の操作に注意
- グレープフルーツ（ジュース）摂取で本薬の血中濃度上昇，過度の血圧低下のおそれ（併用禁止）

製剤・包装の問題
- 光により着色するので遮光保存

◆重大な副作用

AST（GOT），ALT（GPT），γ-GTPの上昇等の肝機能障害，黄疸
房室ブロック，洞停止，徐脈

◆相互作用（禁・慎）

禁	イトラコナゾール（イトリゾール®），ミコナゾール（フロリード）等：イトラコナゾールとの併用で本薬のAUCが2.8倍に上昇［これら薬剤がCYP3A4を阻害］
	リトナビル（ノービア®），サキナビル（インビラーゼ®），インジナビル（クリキシバン®）等：併用により本薬の作用が増強［これら薬剤がCYP3A4を阻害］

慎	ジゴキシン：ジゴキシンの C_{max}，AUCが1.5倍，1.3倍に上昇．必要があればジゴキシンを減量［ジゴキシンの腎排泄（尿細管分泌）および腎外からの排泄を阻害］
	シメチジン，イマチニブメシル酸塩，デラビルジンメシル酸塩，マクロライド系抗生物質（エリスロマイシン，クラリスロマイシン等），シクロスポリン：本薬の作用が増強．必要があれば本薬を減量あるいはこれらの薬剤の投与を中止［これらの薬剤がCYP3A4を阻害］
	シンバスタチン：シンバスタチンのAUCが2.0倍に上昇．必要があれば本薬またはシンバスタチンの投与を中止．腎機能障害のある患者は特に注意［これらの薬剤によるCYP3A4の競合的阻害］
	ジアゼパム，ミダゾラム，トリアゾラム等，経口避妊薬等：本薬またはこれらの薬剤の作用が増強．必要があれば本薬またはこれらの薬剤を減量［これら薬剤によるCYP3A4の競合的阻害］
	リファンピシン，フェニトイン，フェノバルビタール：本薬の作用が減弱［これら薬剤の代謝酵素誘導作用］

◆ 禁忌・慎重投与の患者

禁	妊婦，妊娠の可能性のある婦人［ラットで妊娠前〜初期の投与において着床前および着床後胚死亡率の増加，出生仔の体重低下，妊娠期間および分娩時間の延長．妊娠末期の投与において妊娠期間および分娩時間の延長］
慎	重篤な肝・腎機能障害［肝臓代謝型．重篤な腎機能障害のある患者では，降圧に伴い腎機能が低下］
	高齢者（8 mg以下の用量から投与を開始．経過を十分に観察しながら慎重に投与）［過度の降圧は好ましくない（脳梗塞が起こるおそれ）］

使い分け・処方変更のポイント

同効薬

ジヒドロピリジン系 Ca 拮抗薬のみを示す

- アムロジピンベシル酸塩*（アムロジン®，ノルバスク®）
- アラニジピン（サプレスタ®，ベック®）
- エホニジピン塩酸塩エタノール付加物（ランデル®）
- シルニジピン*（アテレック®）
- ニカルジピン塩酸塩（ペルジピン®，ペルジピン® LA，ニコデール®，ニコデール® LA）
- ニソルジピン（バイミカード®）
- ニトレンジピン（バイロテンシン®）
- ニフェジピン徐放剤*（アダラート® L，アダラート® CR）
- ニルバジピン（ニバジール®）

- ▶ バルニジピン塩酸塩（ヒポカ®）
- ▶ フェロジピン（ムノバール®，スプレンジール®）
- ▶ ベニジピン塩酸塩*（コニール®）
- ▶ マニジピン塩酸塩（カルスロット®）　　　　　（*：本書に該当項目あり）

他の同効薬と比べた本薬の特徴は？〔他の降圧薬（特にCa拮抗薬）との比較〕

- ▶ 血中半減期が長く，血管組織に長く留まり，1日1回投与で24時間持続した降圧作用を示す**長時間作用型**Ca拮抗薬．
- ▶ 交感神経亢進を抑制して心拍数の増加を抑える（**頻脈をきたしにくい**）．
- ▶ 急激な血管拡張に伴うと考えられる**頭痛，顔面潮紅，ほてり等の発現率が低い**．
- ▶ CYP3A4の阻害作用を示す各種薬剤（イトラコナゾールなど）・グレープフルーツ（ジュース）との**相互作用がかなり強い**．
- ▶ 高齢者に使用しやすい（Ca拮抗薬一般）．

こんな症例に最適！

- ▶ 高齢者（反跳性頻脈をきたしにくい）．

本薬が適さない症例と対策〔用法用量の調節，代替薬の選び方と処方変更時のポイント〕

■ 妊婦または妊娠している可能性のある婦人
- ▶ アダラート®L錠，アダラート®CR錠は妊娠20週以降の妊婦に投与可（メチルドパ，ヒドララジンにて制御不良時）．

■ 重篤な肝・腎機能障害
- ▶ 低用量8 mg以下から開始．

■ CYP3A4の阻害作用のある他薬の併用
- ▶ 相互作用の少ないアムロジピン（ノルバスク®，アムロジン®他）へ変更．

治療効果がみられなかった患者には？

- ▶ 最大16 mgまで増量．
- ▶ L型チャネル・T型チャネルを抑制するエホニジピン（ランデル®他），ニルバジピン（ニバジール®他）へ変更．
- ▶ L型チャネル・N型チャネルを抑制するシルニジピン（アテレック®他）に変更．
- ▶ L型チャネル・T型チャネル・N型チャネルを抑制するベニジピン（コニール®他）に変更．

▶降圧に関して，ACE阻害薬，ARB，β遮断薬およびサイアザイド系利尿薬との併用．

副作用が発現した患者には？

副作用が起こったときは直ちに中止し，以下の代替薬に変更．変更時には同様の副作用が起こる可能性があるので十分に注意．

▶肝機能障害，黄疸→利尿薬，レニン阻害薬に変更．

▶房室ブロック，洞停止，徐脈→利尿薬，β遮断薬，レニン阻害薬に変更．

[澤田康文]

第4章 降圧薬
❸Ca拮抗薬 ⓐジヒドロピリジン系

シルニジピン

● アテレック®

◆ **製剤・包装**
　アテレック®錠 5・10（mg）

◆ **効能効果**
- 高血圧症

◆ **用法用量**
- 1日1回5～10 mgを朝食後経口投与．年齢，症状により適宜増減．効果不十分の場合には，1日1回20 mgまで増量可
- 重症高血圧症には1日1回10～20 mgを朝食後経口投与

◆ **体内動態**
- 10 mg経口投与時の t_{max} ＝2.8時間，$t_{1/2}$ ＝5.2時間
- 主としてCYP3A4で代謝，一部CYP2C19が関与
- 未変化体の尿中排泄なし

◆ **警告**
　なし

◆ **患者への注意事項**

(副作用初期症状)
- 全身倦怠感，食欲不振，皮膚や白目が黄色くなる［肝機能障害，黄疸］
- 鼻血，歯ぐきの出血，皮下出血［血小板減少］

(生活との関係，食・OTCとの相互作用)
- 血圧低下に伴うめまいの可能性，高所作業，運転など危険を伴う機械の操作に注意
- グレープフルーツジュースが本薬の作用を強める可能性，グレープフルーツジュースは禁

◆ **重大な副作用**

肝機能障害，黄疸
血小板減少（0.1％未満）

◆ **相互作用（禁・慎）**

慎	ジゴキシン：他のCa拮抗薬（ニフェジピン等）でジゴキシンの血中濃度上昇が報告されているため，本薬でも起こるおそれ．ジゴキシン中毒症状（悪心・嘔吐，頭痛，視覚異常，不整脈等）の場合，ジゴキシンの用量調節，本薬の投与中止［ジゴキシンの腎および腎外クリアランスが減少］
	シメチジン：他のCa拮抗薬（ニフェジピン等）の作用増強が報告されているため，本薬でも起こるおそれ［シメチジンが肝血流量を低下させ，Ca拮抗薬の代謝を抑制．胃酸低下で，Ca拮抗薬の吸収増加］
	リファンピシン：他のCa拮抗薬（ニフェジピン等）の作用減弱が報告されているため，本薬でも起こるおそれ［リファンピシンによりCYPの誘導で代謝亢進］

	イトラコナゾール，ミコナゾール等：本薬の血中濃度上昇［アゾール系抗真菌薬がCYP3A4を阻害］

◆**禁忌・慎重投与の患者**

禁	妊婦，妊娠の可能性のある婦人［ラットで，胎仔毒性ならびに妊娠期間および分娩時間の延長が報告］
慎	重篤な肝機能障害［血中濃度上昇］
	Ca拮抗薬による重篤な副作用発現の既往
	高齢者［過度の降圧注意．低用量（例えば5 mg）から投与開始．65歳以上の高齢者での副作用（臨床検査値の異常変動を含む）は5.3％］

使い分け・処方変更のポイント

同効薬

ジヒドロピリジン系Ca拮抗薬のみを示す

- アゼルニジピン*（カルブロック®）
- アムロジピンベシル酸塩*（アムロジン®，ノルバスク®）
- アラニジピン（サプレスタ®，ベック®）
- エホニジピン塩酸塩エタノール付加物（ランデル®）
- ニカルジピン塩酸塩（ペルジピン®，ペルジピン®LA，ニコデール®，ニコデール®LA）
- ニソルジピン（バイミカード®）
- ニトレンジピン（バイロテンシン®）
- ニフェジピン徐放剤*（アダラート®L，アダラート®CR）
- ニルバジピン（ニバジール®）
- バルニジピン塩酸塩（ヒポカ®）
- フェロジピン（ムノバール®，スプレンジール®）
- ベニジピン塩酸塩*（コニール®）
- マニジピン塩酸塩（カルスロット®）　　　　　　　　　（＊：本書に該当項目あり）

他の同効薬と比べた本薬の特徴は？（他の降圧薬（特にCa拮抗薬）との比較）

- 降圧作用の発現が緩徐で，1日1回投与により24時間安定した降圧効果．
- 降圧時の交感神経興奮によって引き起こされるノルアドレナリン放出を抑制し，心拍数の上昇やストレス性昇圧を抑制する．24時間自由行動下血圧・心拍数測定の結果，降圧時の心拍数増加を抑制した．

- ▶ **精神ストレス**（白衣現象），**寒冷ストレス**などの各種ストレス性昇圧に臨床効果が報告されている．
- ▶ **L型・N型**の両Caチャネルをブロックし，**腎保護作用**あり．
- ▶ 高齢者に使用しやすい（Ca拮抗薬一般）．

こんな症例に最適！

- ▶ 高齢者（反跳性頻脈をきたしにくい）．

本薬が適さない症例と対策（用法用量の調節，代替薬の選び方と処方変更時のポイント）

■ 妊婦または妊娠している可能性のある婦人

- ▶ アダラート®L錠，アダラート®CR錠は妊娠20週以降の妊婦に投与可（メチルドパ，ヒドララジンにて制御不良時）．

■ 重篤な肝機能障害

- ▶ 低用量5 mgから開始．

治療効果がみられなかった患者には？

- ▶ 1日1回20 mgまで増量．
- ▶ L型チャネル・T型チャネルを抑制するエホニジピン（ランデル®他），ニルバジピン（ニバジール®他）へ変更．
- ▶ L型チャネル・T型チャネル・N型チャネルを抑制するベニジピン（コニール®他）に変更．
- ▶ 降圧に関して，ACE阻害薬，ARB，β遮断薬およびサイアザイド系利尿薬との併用．

副作用が発現した患者には？

副作用が起こったときは直ちに中止し，以下の代替薬に変更．変更時には同様の副作用が起こる可能性があるので十分に注意．

- ▶ 肝機能障害，黄疸→利尿薬，レニン阻害薬に変更．
- ▶ 血小板減少→利尿薬，β遮断薬，レニン阻害薬に変更．

［澤田康文］

第4章 降圧薬

❸Ca拮抗薬　ⓐジヒドロピリジン系

ニフェジピン徐放剤

アダラート®L，アダラート®CR

◆製剤・包装
アダラート®CR錠 10 mg・20 mg・40 mg／アダラート®L錠 10 mg・20 mg

◆効能効果
- L錠：本態性高血圧症，腎性高血圧症，狭心症
- CR錠：高血圧症，腎実質性高血圧症，腎血管性高血圧症，狭心症，異型狭心症

◆用法用量
【L錠】
- 本態性高血圧症，腎性高血圧症：1回10〜20 mgを1日2回経口投与．症状に応じ適宜増減
- 狭心症：1回20 mgを1日2回経口投与．症状に応じ適宜増減

【CR錠】
- 高血圧症，腎実質性高血圧症，腎血管性高血圧症：20〜40 mgを1日1回経口投与．1日10〜20 mgより投与開始．必要に応じ漸次増量
- 狭心症，異型狭心症：40 mgを1日1回経口投与．症状に応じ適宜増減．最高用量は1日1回60 mg

◆体内動態
- 共通：主にCYP3A4により代謝
- L錠：20 mg，40 mgを空腹時経口投与，$t_{max}=2〜3$時間．$t_{1/2}=$約4時間
- CR錠：20 mg，40 mg経口投与で血漿中濃度は，約3時間後および約12時間後にピーク（二峰性）．最小有効血中濃度は，高血圧症：12 ng/mL（平均血圧を13 mmHg下降）

◆警告
なし

◆患者への注意事項

副作用初期症状
- 全身皮膚の発赤・皮膚のはがれ，発熱，全身倦怠感［紅皮症（剥脱性皮膚炎）］
- 頭痛・発熱，のどの痛み，筋肉痛，鼻血，皮下出血［無顆粒球症，血小板減少］
- 顔面蒼白・冷や汗，立ちくらみ，意識がもうろうとする［ショック］
- 意識が薄れる，考えがまとまらない，判断力が低下する［意識障害］
- 全身倦怠感，皮膚や白目が黄色くなる，食欲不振［肝機能障害，黄疸］

生活との関係，食・OTCとの相互作用
- 血圧低下により，めまいやふらつき．高所作業，運転，危険を伴う機械の操作などには注意
- グレープフルーツジュースは薬の作用を強めるので同時服用禁止

製剤・包装の問題
- L錠：徐放性フィルムコーティング錠，粉砕により作用持続性および光に対する安

定性消失．粉砕使用禁，室温で遮光した気密容器に保存
- CR錠：有核二層構造の徐放性フィルムコーティング錠，粉砕により作用持続性および光に対する安定性が消失．八分割錠投与後の平均血漿中濃度推移は対照ならびに二分割錠と比較して有意に高い．室温で気密容器に保存

◆重大な副作用

紅皮症（剥脱性皮膚炎）（0.1％未満）
無顆粒球症，血小板減少（0.1％未満）
肝機能障害，黄疸（0.1％未満）
意識障害（0.1％未満）

◆相互作用（禁・慎）

慎	アテノロール，アセブトロール塩酸塩，プロプラノロール塩酸塩等：相互に血圧低下作用を増強．過度の血圧低下の場合，本薬またはβ遮断薬を減量，中止［薬理学的な相加・相乗作用］
	ジゴキシン：ジゴキシンの血中濃度が上昇．ジゴキシン中毒症状（悪心・嘔吐，頭痛，視覚異常，不整脈等）の場合，ジゴキシン用量の調節，本薬の投与中止［ジゴキシンの腎および腎外クリアランスの減少］
	シメチジン：本薬の血中濃度が上昇し，作用増強．過度の血圧低下や頻脈等の症状の場合，本薬を減量またはシメチジンの投与中止［シメチジンの肝血流量低下作用による本薬の代謝抑制，胃酸低下から本薬の吸収増加］
	ジルチアゼム：本薬の血中濃度が上昇し，作用増強．過度の血圧低下等の症状の場合，本薬の減量，ジルチアゼムの投与中止［ジルチアゼムが本薬の代謝を抑制］
	イトラコナゾール，フルコナゾール等：本薬の血中濃度が上昇し，作用増強．過度の血圧低下等の症状の場合，本薬の減量，トリアゾール系抗真菌薬の投与中止［トリアゾール系抗真菌薬が本薬の代謝を抑制］
	リファンピシン，フェニトイン，カルバマゼピン：本薬の有効血中濃度が低下し作用減弱．血圧上昇や狭心症発作の悪化等の症状の場合，他薬への変更またはリファンピシン，フェニトイン，カルバマゼピンの投与中止［CYPの酵素誘導］
	タクロリムス：タクロリムスの血中濃度が上昇．腎機能障害等の症状の場合，タクロリムスの用量を調節，本薬の投与中止［本薬がタクロリムスのCYP代謝を抑制］
	シクロスポリン：歯肉肥厚の報告．歯肉肥厚の場合，本薬またはシクロスポリンの投与中止［両薬の相加的な作用］
	サキナビル，リトナビル等：本薬のAUCが上昇．過度の血圧低下等の症状の場合，本薬の減量［CYP3A4の阻害］
	キヌプリスチン・ダルホプリスチン：本薬の血中濃度上昇，作用増強．過度の血圧低下等の症状の場合，本薬減量［キヌプリスチン・ダルホプリスチンが，CYP3A4を阻害］

◆禁忌・慎重投与の患者

禁	妊婦（妊娠20週未満），妊娠している可能性のある婦人［動物実験において，催奇形性および胎仔毒性］
	心原性ショック［血圧低下により症状が悪化］
慎	妊娠20週以降の妊婦［妊娠中の投与に関する安全性は確立していない．治療上の有益性が危険性を上回ると判断される場合にのみ投与］
	大動脈弁狭窄，僧帽弁狭窄，肺高血圧［血管拡張作用により重篤な血行動態の悪化］
	過度の低血圧［さらに血圧が低下］
	血液透析療法中の循環血液量減少を伴う高血圧［過度に血圧が低下］
	重篤な腎機能障害［急速な降圧等で腎機能悪化］
	重篤な肝機能障害［血中濃度上昇．また門脈圧上昇］
	うっ血性心不全（特に高度の左室収縮機能障害）［心不全が悪化］
	高齢者［低用量（10 mg/日）から投与を開始］

使い分け・処方変更のポイント

同効薬

ジヒドロピリジン系Ca拮抗薬のみを示す

- アゼルニジピン*（カルブロック®）
- アムロジピンベシル酸塩*（アムロジン®，ノルバスク®）
- アラニジピン（サプレスタ®，ベック®）
- エホニジピン塩酸塩エタノール付加物（ランデル®）
- シルニジピン*（アテレック®）
- ニカルジピン塩酸塩（ペルジピン®，ペルジピン®LA，ニコデール®，ニコデール®LA）
- ニソルジピン（バイミカード®）
- ニトレンジピン（バイロテンシン®）
- ニルバジピン（ニバジール®）
- バルニジピン塩酸塩（ヒポカ®）
- フェロジピン（ムノバール®，スプレンジール®）
- ベニジピン塩酸塩*（コニール®）
- マニジピン塩酸塩（カルスロット®）　　　　　　（＊：本書に該当項目あり）

ニフェジピン徐放剤

他の同効薬と比べた本薬の特徴は？ (他の降圧薬 (特にCa拮抗薬) との比較)

- 豊富なエビデンス．
- 血管拡張作用は他のCa拮抗薬のなかで群を抜いている．**強力な降圧効果と抗狭心症効果がある．**
- 血管拡張作用による反射性の交感神経刺激による**頻脈**や**利尿作用，下肢浮腫**がみられる．
- 狭心症の適応あり．**異型狭心症にはノルバスク®より効果が強い．**
- **歯肉肥厚**がよくみられる．
- **妊娠20週以降の妊婦に投与可**（メチルドパ，ヒドララジンにて制御不良時）．
- 適応外で**食道アカラシア**に使用．

こんな症例に最適！

- 狭心症を合併した高血圧症．
- 厳格な降圧が必要な左室肥大，糖尿病合併高血圧症．
- 急性大動脈解離後，点滴から経口へ移行する患者（**服用後すぐに降圧効果が得られる**）．

本薬が適さない症例と対策 (用法用量の調節，代替薬の選び方と処方変更時のポイント)

■ 妊婦（妊娠20週未満）または妊娠している可能性のある婦人
- フルイトランに変更（妊娠後期，治療上有益性が危険性を上回る場合）．

■ 心原性ショック／過度の低血圧
- 利尿薬，ACE阻害薬，ARB，レニン阻害薬に変更．

■ 大動脈弁狭窄，僧帽弁狭窄，肺高血圧
- 低用量（10 mg/日）から投与を開始．または，利尿薬，ACE阻害薬，ARB，レニン阻害薬に変更．

■ 血液透析療法中の循環血液量減少を伴う高血圧
- 低用量（10 mg/日）から投与を開始．または，ARB，β遮断薬，レニン阻害薬に変更．

■ 重篤な腎機能障害
- ARB，β遮断薬，レニン阻害薬に変更．

■ 重篤な肝機能障害
- 低用量（10 mg/日）から投与を開始．Ca拮抗薬，利尿薬，ACE阻害薬，ARB，

β遮断薬，レニン阻害薬に変更．

■ **うっ血性心不全**
▶ Ca拮抗薬，利尿薬，ACE阻害薬，ARB，β遮断薬，レニン阻害薬に変更．

■ **高齢者**
▶ 低用量（10 mg/日）から投与を開始．

■ **CYP3A4の阻害作用のある他剤の併用**
▶ 相互作用の少ないアムロジピン（ノルバスク®，アムロジン®他）へ変更．

治療効果がみられなかった患者には？

▶ CR錠
高血圧症，腎実質性高血圧症，腎血管性高血圧症：適宜増量．
狭心症，異型狭心症：60 mg/日まで増量．

▶ L錠
本態性高血圧症，腎性高血圧症，狭心症：適宜増量．

▶ L型チャネル・T型チャネルを抑制する他のエホニジピン（ランデル®他），ニルバジピン（ニバジール®他）へ変更．

▶ L型チャネル・N型チャネルを抑制するシルニジピン（アテレック®他）に変更．

▶ L型チャネル・T型チャネル・N型チャネルを抑制するベニジピン（コニール®他）に変更．

▶ 降圧に関して，ACE阻害薬，ARB，β遮断薬およびサイアザイド系利尿薬との併用．

副作用が発現した患者には？

副作用が起こったときは直ちに中止し，以下の代替薬に変更．変更時には同様の副作用が起こる可能性があるので十分に注意．

▶ 剥脱性皮膚炎→利尿薬，ARB，β遮断薬，レニン阻害薬に変更．

▶ 無顆粒球症，血小板減少→利尿薬，β遮断薬，レニン阻害薬に変更．

▶ ショック→利尿薬，レニン阻害薬に変更．

▶ 意識障害→利尿薬，β遮断薬，レニン阻害薬に変更．

▶ 肝機能障害，黄疸→利尿薬，レニン阻害薬に変更．

[澤田康文]

第4章 降圧薬

❸Ca拮抗薬　ⓐジヒドロピリジン系

ベニジピン塩酸塩

💊 コニール®

◆製剤・包装
- コニール®錠 2・4・8（mg）

◆効能効果
- 高血圧症，腎実質性高血圧症，狭心症

◆用法用量
- 高血圧症，腎実質性高血圧症：1日1回2～4 mgを朝食後経口投与．年齢，症状により適宜増減．効果不十分な場合には，1日1回8 mgまで増量可．重症高血圧症には1日1回4～8 mgを朝食後経口投与
- 狭心症：1回4 mgを1日2回朝・夕食後経口投与．年齢，症状により適宜増減

◆体内動態
- 4 mg空腹時に単回経口投与時，$t_{max}=0.8$時間，$t_{1/2}=1.7$時間
- 主としてCYP3A4で代謝

◆警告
なし

◆患者への注意事項

副作用初期症状
- 全身がだるく食欲がない，吐き気がする，皮膚や白目が黄色くなる［肝機能障害，黄疸］

生活との関係，食・OTCとの相互作用
- 血圧低下で，めまい，ふらつき．運転や高所作業，危険を伴う機械操作などには注意
- グレープフルーツジュースとの併用は禁．本薬の作用が増強

製剤・包装の問題
- 4 mg製剤，8 mg製剤（割線入り錠剤）は，錠剤半切機は適用不可［均等に二分割できない］

◆重大な副作用

肝機能障害，黄疸

◆相互作用（禁・慎）

慎	ジゴキシン：ジギタリス中毒．ジゴキシンの血中濃度と心臓の状態をモニター．異常の場合，ジゴキシンの用量の調節，本薬の投与中止［本薬が，ジゴキシンの尿細管分泌を阻害し，血中ジゴキシン濃度を上昇］
	シメチジン：過度の血圧低下［シメチジンが肝代謝酵素阻害，胃酸を低下させ薬物の吸収増加］
	リファンピシン：降圧作用の減弱［リファンピシンが肝代謝酵素誘導，本薬の代謝促進で血中濃度低下］
	イトラコナゾール：過度の血圧低下［トラコナゾールが肝代謝酵素阻害，本薬の血中濃度上昇］

◆ 禁忌・慎重投与の患者

禁	心原性ショック［症状が悪化］
	妊婦，妊娠の可能性のある婦人［ラット，ウサギで胎仔毒性が，また妊娠末期に投与すると妊娠期間および分娩時間が延長との報告］
慎	重篤な肝機能障害［肝機能障害が悪化］
	高齢者［過度の降圧は好ましくない．低用量（2 mg/日）から投与開始］

使い分け・処方変更のポイント

同効薬

ジヒドロピリジン系 Ca 拮抗薬のみを示す
- アゼルニジピン*（カルブロック®）
- アムロジピンベシル酸塩*（アムロジン®，ノルバスク®）
- アラニジピン（サプレスタ®，ベック®）
- エホニジピン塩酸塩エタノール付加物（ランデル®）
- シルニジピン*（アテレック®）
- ニカルジピン塩酸塩（ペルジピン®，ペルジピン® LA，ニコデール®，ニコデール® LA）
- ニソルジピン（バイミカード®）
- ニトレンジピン（バイロテンシン®）
- ニフェジピン徐放剤*（アダラート® L，アダラート® CR）
- ニルバジピン（ニバジール®）
- バルニジピン塩酸塩（ヒポカ®）
- フェロジピン（ムノバール®，スプレンジール®）
- マニジピン塩酸塩（カルスロット®）　　　　　　　（＊：本書に該当項目あり）

他の同効薬と比べた本薬の特徴は？〔他の降圧薬（特にCa拮抗薬）との比較〕

- L型，T型，N型チャネルを抑制．

- **持続的な抗高血圧作用**と**抗狭心症作用**を有する．血管平滑筋の細胞膜に対する親和性が高く，降圧作用等の薬理効果は**薬物血中濃度と相関することなく長時間持続**する．

- 1日1回投与により dipper 型の高血圧症（夜間の正常血圧低下を示すタイプ）に対しては夜間の過降圧をきたすことなく良好に血圧をコントロールし，他方 non-dipper 型の高血圧症（十分な夜間の血圧低下が認められないタイプ）に対しては24時間安定して血圧をコントロールする．

ベニジピン塩酸塩

- 腎輸出細動脈の拡張作用により糸球体内圧低下（微量アルブミン減少），糸球体濾過率増加作用，腎血流量増加作用，腎不全患者の**腎機能改善作用**がある．
- **心血管保護作用**あり．

こんな症例に最適！

- 狭心症を合併した高血圧症．

本薬が適さない症例と対策（用法用量の調節，代替薬の選び方と処方変更時のポイント）

■ 心原性ショック
- 利尿薬，ACE阻害薬，ARB，レニン阻害薬に変更．

■ 妊婦または妊娠している可能性のある婦人
- アダラート®L錠，アダラート®CR錠は妊娠20週以降の妊婦に投与可（メチルドパ，ヒドララジンにて制御不良時）．

■ 重篤な肝機能障害
- 1日1回2 mgから開始．

■ CYP3A4の阻害作用のある他薬の併用
- 相互作用の少ないアムロジピン（ノルバスク®，アムロジン®他）へ変更．

治療効果がみられなかった患者には？

- 高血圧症，腎実質性高血圧症：1日1回8 mgまで増量．狭心症：適宜増量．
- L型チャネル・T型チャネルを抑制する他のエホニジピン（ランデル®他），ニルバジピン（ニバジール®他）へ変更．
- L型チャネル・N型チャネルを抑制するシルニジピン（アテレック®他）に変更．
- 降圧に関して，ACE阻害薬，ARB，β遮断薬およびサイアザイド系利尿薬との併用．

副作用が発現した患者には？

副作用が起こったときは直ちに中止し，以下の代替薬に変更．変更時には同様の副作用が起こる可能性があるので十分に注意．

- 肝機能障害，黄疸→利尿薬，レニン阻害薬に変更．

［澤田康文］

第4章　降圧薬
❸ Ca拮抗薬　ⓑ ベンゾチアゼピン系

ジルチアゼム塩酸塩

💊 ヘルベッサー®

◆製剤・包装
ヘルベッサー®錠 30・60（mg）／ヘルベッサー®Rカプセル 100 mg・200 mg／ヘルベッサー®注射用 10・50・250（mg）

◆効能効果
- 錠剤・徐放カプセル：本態性高血圧症（軽症～中等症），狭心症，異型狭心症
- 注射：手術時の異常高血圧の救急処置（10 mg，50 mg製剤のみ），高血圧性緊急症，不安定狭心症，頻脈性不整脈（上室性）（10 mg，50 mg製剤のみ）

◆用法用量
【錠剤】
- 本態性高血圧症（軽症～中等症）：1回30～60 mgを1日3回経口投与．年齢，症状により適宜増減
- 狭心症，異型狭心症：1回30 mgを1日3回経口投与．効果不十分な場合には，1回60 mgを1日3回まで増量可

【徐放カプセル】
- 本態性高血圧症（軽症～中等症）：1日1回100～200 mgを経口投与．年齢，症状により適宜増減
- 狭心症，異型狭心症：1日1回100 mgを経口投与．効果不十分な場合には，1日1回200 mgまで増量可

【注射】
- 5 mL以上の生理食塩液またはブドウ糖注射液に用時溶解
- 手術時の異常高血圧の救急処置
  ⅰ）1回静注
   1回10 mgを約1分間で緩徐に静注．年齢，症状により適宜増減
  ⅱ）点滴静注
   5～15 μg/kg/分を点滴静注．目標値まで血圧を下げ，以後血圧をモニターしながら点滴速度を調節
- 高血圧性緊急症：5～15 μg/kg/分を点滴静注．目標値まで血圧を下げ，以後血圧をモニターしながら点滴速度を調節
- 不安定狭心症：1～5 μg/kg/分を点滴静注．投与量は低用量から開始し，患者の病態に応じて適宜増減．最高用量は1分間に5 μg/kgまで
- 頻脈性不整脈（上室性）：1回10 mgを約3分間で緩徐に静注．年齢，症状により適宜増減

◆体内動態
- 共通：CYP3A4で代謝
- 錠剤：60 mg単回投与時，$t_{max}=3～5$時間，$t_{1/2}=4.5$時間
- 徐放カプセル：100 mg単回投与時，$t_{max}=14$時間，$t_{1/2}=7$時間
- 注射：1回静注時の$t_{1/2}=1.9$時間．点滴静注投与開始後5～6時間で定常状態

◆警告
なし

◆患者への注意事項

副作用初期症状
- 脈が遅くなる,めまい,ふらつき[完全房室ブロック,高度徐脈]
- 呼吸困難,全身のむくみ[うっ血性心不全]
- 発熱,中央に浮腫を伴った紅斑(赤い皮疹),眼球結膜の充血,唇や口内のただれ[皮膚粘膜眼症候群]
- 皮膚が黄色くなる,尿が褐色になる,白眼が黄色くなる[黄疸]

生活との関係,食・OTCとの相互作用
- 血圧低下でめまい,ふらつき.運転や高い所での作業,危険を伴う機械の操作などには注意

製剤・包装の問題
- 錠剤:噛まずに服用[徐放性が損なわれる]
- 徐放カプセル:カプセルを開けず,噛み砕かずに服用[徐放性が損なわれる]

◆重大な副作用

【錠剤・徐放カプセル】

完全房室ブロック,高度徐脈(0.1%未満)
うっ血性心不全
皮膚粘膜眼症候群(Stevens-Johnson症候群),中毒性表皮壊死症(Lyell症候群),紅皮症(剥脱性皮膚炎),急性汎発性発疹性膿疱症
AST(GOT),ALT(GPT),γ-GTPの上昇等を伴う肝機能障害や黄疸

【注射】

完全房室ブロック,高度徐脈(0.1〜5%未満),うっ血性心不全(0.1%未満)

◆相互作用(禁・慎)

慎	ビソプロロールフマル酸塩,プロプラノロール塩酸塩,アテノロール等:徐脈,房室ブロック,洞房ブロック等.心電図をモニターし,異常が認められた場合には減量,投与中止[相加的に作用(心刺激生成・伝導抑制作用,陰性変力作用,降圧作用)の増強による].特にジギタリス製剤との3剤併用時には注意
	ジギタリス製剤(ジゴキシン,メチルジゴキシン):徐脈,房室ブロック等.また,これらの不整脈を含めジギタリス製剤の血中濃度上昇による中毒症状(悪心・嘔吐,頭痛,めまい,視覚異常等).心電図モニター,定期的なジギタリス中毒有無の観察,ジギタリス製剤の血中濃度測定.異常の場合に減量,投与中止[相加的作用(心刺激生成・伝導抑制作用)の増強].特にβ遮断薬との3剤併用時には注意
	アミオダロン塩酸塩,メキシレチン塩酸塩等:徐脈,房室ブロック,洞停止等.心電図モニター,異常時に減量,投与中止[相加的作用(心刺激生成・伝導抑制作用)の増強]
	アプリンジン塩酸塩:両薬の血中濃度上昇.徐脈,房室ブロック,洞停止,振戦,めまい,ふらつき等.心電図モニターが必要※

	ニフェジピン，アムロジピンベシル酸塩等：ジヒドロピリジン系Ca拮抗薬の血中濃度上昇．降圧作用の増強等※
	トリアゾラム：トリアゾラムの血中濃度上昇．睡眠時間の延長等※
	ミダゾラム：ミダゾラムの血中濃度上昇．鎮静・睡眠作用の増強等※
	カルバマゼピン：カルバマゼピンの血中濃度上昇．眠気，悪心・嘔吐，めまい等※
	セレギリン塩酸塩：セレギリン塩酸塩の作用，毒性増強※
	テオフィリン：テオフィリンの血中濃度上昇．悪心・嘔吐，頭痛，不眠等※
	シロスタゾール：シロスタゾールの作用が増強※
	ビノレルビン酒石酸塩：ビノレルビン酒石酸塩の作用増強※
	シクロスポリン：シクロスポリンの血中濃度上昇．腎障害等※
	タクロリムス水和物：タクロリムスの血中濃度上昇．腎障害等※
	フェニトイン：フェニトインの血中濃度上昇．運動失調，めまい，眼振等※
	シメチジン：本薬の血中濃度上昇．降圧作用の増強，徐脈等．血圧を測定し，また，心電図モニター，異常時には減量，投与中止※
	リトナビル，サキナビルメシル酸塩等：本薬の血中濃度上昇．降圧作用の増強，徐脈等．血圧測定，心電図のモニター，異常時に減量，投与中止
	リファンピシン：本薬の作用が低下．定期的臨床症状の観察，本薬の血中濃度測定，異常時には，他薬への変更，本薬の増量［代謝酵素（CYP3A4）の誘導で本薬の血中濃度を低下］
	イソフルラン，エンフルラン，ハロタン等：徐脈，房室ブロック，洞停止等．心電図モニター，異常時には減量，投与中止［相加的に作用（心刺激生成・伝導抑制作用）の増強］

※ 定期的な臨床症状観察，異常時に減量，投与中止．相互代謝阻害（CYP3A4）で，両薬の血中濃度上昇

◆禁忌・慎重投与の患者

禁	重篤な低血圧，心原性ショック［症状の悪化］（注射のみ）
	II度以上の房室ブロック，洞不全症候群〔持続性の洞性徐脈（50/分未満），洞停止，洞房ブロック等〕［本薬の心刺激生成抑制作用，心伝導抑制作用が過度にあらわれる］
	重篤なうっ血性心不全［心不全症状の悪化］
	重篤な心筋症［心不全症状の悪化］（注射のみ）
	妊婦，妊娠の可能性のある婦人［動物実験で催奇形作用（マウス：骨格異常，外形異常）および胎仔毒性（マウス，ラット：致死）の報告］
慎	うっ血性心不全［心不全症状の悪化］
	心筋症［心不全症状の悪化］（注射のみ）
	急性心筋梗塞［心不全症状の悪化］（注射のみ）
	徐脈，I度の房室ブロック［本剤の心刺激生成抑制作用，心伝導抑制作用が過度にあらわれる］
	低血圧［血圧のさらなる低下］

ジルチアゼム塩酸塩

WPW，LGL症候群を伴う心房細動，心房粗動［低血圧を伴う心拍数増加，心室細動］（注射のみ）
β遮断薬の投与を受けている患者［徐脈，心伝導抑制作用が過度にあらわれる］（注射のみ）
重篤な肝・腎機能障害［薬物代謝，排泄の遅延，作用の増強］

使い分け・処方変更のポイント

同効薬

ジヒドロピリジン系Ca拮抗薬のみを示す
- アゼルニジピン*（カルブロック®）
- アムロジピンベシル酸塩*（アムロジン®，ノルバスク®）
- アラニジピン（サプレスタ®，ベック®）
- エホニジピン塩酸塩エタノール付加物（ランデル®）
- シルニジピン*（アテレック®）
- ニカルジピン塩酸塩（ペルジピン®，ペルジピン®LA，ニコデール®，ニコデール®LA）
- ニソルジピン（バイミカード®）
- ニトレンジピン（バイロテンシン®）
- ニフェジピン徐放剤*（アダラート®L，アダラート®CR）
- ニルバジピン（ニバジール®）
- バルニジピン塩酸塩（ヒポカ®）
- フェロジピン（ムノバール®，スプレンジール®）
- ベニジピン塩酸塩*（コニール®）
- マニジピン塩酸塩（カルスロット®）

（*：本書に該当項目あり）

他の同効薬と比べた本薬の特徴は？（他の降圧薬（特にCa拮抗薬）との比較）

- 唯一の**ベンゾチアゼピン系**Ca拮抗薬．
- ジヒドロピリジン系Ca拮抗薬ほど降圧効果は強力ではないが，高血圧症に適応のあるCa拮抗薬のうちで唯一**陰性変時・変力作用**を有する．
- 降圧効果より抗狭心効果を期待．
- ジヒドロピリジン系Ca拮抗薬との**併用で相加作用**あり（Caチャネルへの結合部位が異なる）．重症の**冠攣縮性狭心症**に期待できる．

- β遮断薬・ジゴキシンとの併用で**徐脈**や**房室ブロック**が出現する可能性がある（特に高齢者に注意）．
- ジゴキシンの血中濃度上昇による中毒症状の可能性に注意．
- 血管のみならず洞房結節や房室結節などの刺激伝導系も多少抑制するため，心臓に直接作用して心拍数を増加させない．
- 適応外として，心房細動や頻脈性不整脈の心拍数のコントロールに使用．

こんな症例に最適！

- 頻脈傾向があってβ遮断薬が使いにくい患者．
- ジヒドロピリジン系Ca拮抗薬に過敏症の既往歴．
- 狭心症を合併した高血圧症．
- 虚血性心臓病（ジヒドロピリジン系Ca拮抗薬に比べて血管拡張作用が弱いため，降圧効果は弱い）．

本薬が適さない症例と対策（用法用量の調節，代替薬の選び方と処方変更時のポイント）

■ 重篤な低血圧あるいは心原性ショック／Ⅱ度以上の房室ブロック，洞不全症候群／重篤なうっ血性心不全
- 利尿薬，ACE阻害薬，ARB，レニン阻害薬に変更．

■ 重篤な心筋症
- 利尿薬，ACE阻害薬，ARB，β遮断薬，レニン阻害薬に変更．

■ 妊婦または妊娠している可能性のある婦人
- 妊婦または妊娠している可能性のある婦人には投与しない．妊娠20週以降の妊婦に対して，ジヒドロピリジン系Ca拮抗薬使用可ならアダラート®L錠，アダラート®CR錠は投与可（メチルドパ，ヒドララジンにて制御不良時）．

■ 重症高血圧症
- ジヒドロピリジン系Ca拮抗薬を使用．

■ 高齢者
- 少量から投与開始．

治療効果がみられなかった患者には？

- ジヒドロピリジン系Ca拮抗薬を使用．
- より強い降圧のために少量の利尿薬，ACE阻害薬，ARBの併用を考える（β遮断薬との併用は徐脈や心収縮抑制を伴うので避ける）．

ジルチアゼム塩酸塩

副作用が発現した患者には？

　副作用が起こったときは直ちに中止し，以下の代替薬に変更．変更時には同様の副作用が起こる可能性があるので十分に注意．

- 完全房室ブロック→利尿薬，ACE阻害薬，ARB，レニン阻害薬に変更．
- 高度徐脈→利尿薬，ACE阻害薬，ARB，レニン阻害薬に変更．
- うっ血性心不全→利尿薬，ACE阻害薬，ARB，レニン阻害薬に変更．
- 皮膚粘膜眼症候群→利尿薬，ACE阻害薬，ARB，β遮断薬，レニン阻害薬に変更．
- 黄疸→利尿薬，レニン阻害薬に変更．

[澤田康文]

第4章 降圧薬

❹β遮断薬　ⓐβ₁選択性ISA（−）

アテノロール

🔴 テノーミン®

◆製剤・包装
- テノーミン®錠 25・50（mg）

◆効能効果
- 本態性高血圧症（軽症〜中等症），狭心症，頻脈性不整脈（洞性頻脈，期外収縮）

◆用法用量
- 50 mgを1日1回経口投与．年齢，症状により，適宜増減
- 最高量は1日1回100 mgまで
- 褐色細胞腫患者ではα遮断薬で初期治療を行った後に投与（単独投与で急激に血圧が上昇することがある）

◆体内動態
- 25 mg，50 mg投与時，$t_{max}=4〜5$時間，$t_{1/2}=8〜11$時間
- 約50％が消化管から吸収され，肝臓で初回通過効果を受けない
- 腎排泄型薬剤．肝代謝はほとんどなく，尿中，糞中に投与量のそれぞれ約50％を排泄（その約90％は未変化体）

◆警告
なし

◆患者への注意事項

副作用初期症状

- 倦怠感，呼吸困難，全身のむくみ［うっ血性心不全］
- 徐脈，脈がとぶ，意識障害［徐脈，房室ブロック，洞房ブロック］
- 立ちくらみ，めまい，失神［失神を伴う起立性低血圧］
- 息切れ，呼吸困難，喘鳴［呼吸困難，気管支痙攣］
- 鼻や歯ぐきからの出血，あざ，皮下出血［血小板減少症，紫斑病］

生活との関係，食・OTCとの相互作用

- めまい，ふらつきなどが起こる．特に投与初期は，高所作業や運転など危険を伴う機械の作業には注意

◆重大な副作用

徐脈，心不全，心胸比増大（0.1〜5％未満）
房室ブロック，洞房ブロック，失神を伴う起立性低血圧（0.1％未満）
呼吸困難，気管支痙攣，喘鳴（0.1％未満）
血小板減少症，紫斑病（0.1％未満）

◆相互作用（禁・慎）

慎	インスリン，グリベンクラミド等：血糖降下作用の増強．低血糖症状（頻脈等）のマスク．血糖値に注意［本薬のβ遮断作用により，低血糖からの回復が遅延］．低血糖に伴う交感神経系の症状をマスク

	I群抗不整脈薬（ジソピラミド，プロカインアミド，アジマリン等），アミオダロン：過度の心機能抑制のため用量に注意［ともに心機能抑制作用を有する］
	ジギタリス製剤：房室伝導時間が延長し，徐脈，房室ブロック等．心機能に注意［ともに刺激伝導速度の抑制作用を有する］
	ベラパミル，ジルチアゼム，ニフェジピン等：ベラパミル，ジルチアゼム等は，低血圧，徐脈，房室ブロック等の伝導障害，心不全を発現し，心停止/洞停止に至る可能性がある．減量など注意．ジヒドロピリジン系薬剤でも低血圧，心不全が発現．本薬からCa拮抗薬の静脈投与に変更する場合，48時間以上あける

◆ 禁忌・慎重投与の患者

禁	糖尿病性ケトアシドーシス，代謝性アシドーシス［アシドーシスでみられる心筋収縮力抑制を増強］
	高度の徐脈（著しい洞性徐脈），房室ブロック（Ⅱ，Ⅲ度），洞房ブロック，洞不全症候群［心刺激伝導系を抑制し，症状を悪化］
	心原性ショック，肺高血圧による右心不全，うっ血性心不全，低血圧症［心筋収縮力を抑制し，症状を悪化］
	重症の末梢循環障害（壊疽等）［症状を悪化］
	未治療の褐色細胞腫［本薬単独投与で急激に血圧が上昇．α遮断薬で初期治療の後に本薬を投与し，常にα遮断薬を併用］
慎	気管支喘息，気管支痙攣のおそれのある患者［喘息等の症状を誘発・悪化］
	うっ血性心不全のおそれのある患者［心筋収縮力を抑制し，症状を誘発．ジギタリス製剤を併用するなど慎重に投与］
	低血糖症，コントロール不十分な糖尿病，長期間絶食状態［低血糖症状．低血糖の前駆症状である頻脈等の症状をマスクしやすい．血糖値に注意］
	重篤な肝・腎障害［代謝または排泄が遅延］
	異型狭心症［症状を悪化］
	甲状腺中毒症［頻脈等の中毒症状をマスク］
	末梢循環障害（レイノー症候群，間欠性跛行症等）［症状を悪化］
	高齢者［腎機能低下のため血中濃度が上昇．過度な降圧は好ましくない（脳梗塞等のおそれ）．低用量から開始．特に高齢の重症慢性心不全患者で本薬の副作用が生じやすい］

使い分け・処方変更のポイント

同効薬

$β_1$選択性 ISA（－）

▶ ビソプロロールフマル酸塩＊（メインテート®）

▶ ベタキソロール塩酸塩（ケルロング®）

▶ メトプロロール酒石酸塩＊（ロプレソール®，ロプレソール®SR，セロケン®，セロ

ケン®L)

β₁選択性 ISA（＋）
- アセブトロール塩酸塩（アセタノール®）
- セリプロロール塩酸塩（セレクトール®）

β₁非選択性 ISA（－）
- ニプラジロール（ハイパジール）
- プロプラノロール塩酸塩（インデラル®，インデラル®LA）
- チリソロール塩酸塩（セレカル®）
- ナドロール（ナディック®）

β₁非選択性 ISA（＋）
- カルテオロール塩酸塩（ミケラン®，ミケラン®LA）
- ピンドロール（カルビスケン®），ピンドロール徐放剤（ブロクリン®L）

αβ遮断薬
- アモスラロール塩酸塩（ローガン®）
- アロチノロール塩酸塩*（アロチノロール塩酸塩）
- カルベジロール*（アーチスト®）
- ラベタロール塩酸塩*（トランデート®）
- ベバントロール塩酸塩（カルバン®）

（＊：本書に該当項目あり）

他の同効薬と比べた本薬の特徴は？

- 朝1回の服用で効果が得られる．
- **β₁選択性が高い**ことから，喘息や肺気腫のある症例に使用可能．しかし，β₂遮断作用も弱いながらあることに注意．
- インスリン使用中の糖尿病患者において，**低血糖症状をマスクしたり遷延したりする**ので注意．
- 併用薬としてジルチアゼムやベラパミルを使用時には心ブロック，心不全に注意．
- 水溶性のβ遮断薬であり，**脳への移行が低く，比較的抑うつを増悪させない**．
- 高血圧患者の心血管イベントの抑制効果はARBと比較して弱い．
- 高齢者における高度徐脈の出現頻度は，ビソプロロールに比してアテノロールで高頻度との報告あり．
- 水溶性であり**心保護効果は期待できない**．

- 脂溶性のβ遮断薬に比べて左室肥大の抑制効果は弱い．
- 水溶性であり**腎排泄型**であることから腎不全患者においては減量が必要．
- 大動脈瘤の形成の予防や拡大防止，拡大速度の抑制，動脈の障害組織への改善促進に使用．

こんな症例に最適！

- 喘息や肺気腫（ただし，注意は必須）．
- うつ病．
- 大動脈瘤．

本薬が適さない症例と対策 （用法用量の調節，代替薬の選び方と処方変更時のポイント）

■ 糖尿病性ケトアシドーシス，代謝性アシドーシス／高度または症状を呈する徐脈，房室ブロック（Ⅱ，Ⅲ度），洞房ブロック，洞不全症候群／肺高血圧による右心不全／うっ血性心不全／低血圧症／重度の末梢循環障害／未治療の褐色細胞腫
- Ca拮抗薬，利尿薬，ACE阻害薬，ARB，レニン阻害薬に変更．

■ 気管支喘息，気管支痙攣のおそれのある患者
- 他に代わるβ遮断薬なし．発作を確認しながら低用量を投与．

■ 低血糖症，コントロール不十分な糖尿病，長期間絶食状態
- 頻脈等の確認．

■ 重篤な腎障害
- CCr値が35 mL/分以下の場合は，例えば2日に1回投与するなど投与間隔をあける．

■ 甲状腺中毒症
- 中毒症状のマスクに注意．

■ 重度でない末梢循環障害
- 慎重に使用．

■ 高齢者
- 徐脈に注意．

■ ジルチアゼムやベラパミルの併用
- 心ブロック，心不全に注意．

治療効果がみられなかった患者には？

- 他のβ₁選択性内因性交感神経刺激作用（ISA）（−）のβ遮断薬のビソプロロールフマル酸塩（メインテート®錠），ベタキソロール塩酸塩（ケルロング®錠），メトプロロール酒石酸塩（ロプレソール®錠，ロプレソール®SR錠，セロケン®錠，セロケン®L錠）に変更．
- 心拍数減少＋血圧降下のためにはベラパミル，ジルチアゼム，アゼルニジピンなど徐脈をきたすCa拮抗薬に変更．
- 心不全の予後のためにはARBやACE阻害薬へ変更．

副作用が発現した患者には？

副作用が起こったときは直ちに中止し，以下の代替薬に変更．変更時には同様の副作用が起こる可能性があるので十分に注意．

- うっ血性心不全→Ca拮抗薬，利尿薬，ACE阻害薬，ARB，レニン阻害薬に変更．
- 徐脈，房室ブロック，洞房ブロック→利尿薬，ACE阻害薬，ARB，レニン阻害薬に変更．
- 失神を伴う起立性低血圧→Ca拮抗薬，利尿薬，ACE阻害薬，ARB，レニン阻害薬に変更．
- 呼吸困難，気管支痙攣→Ca拮抗薬，利尿薬，ACE阻害薬，ARB，レニン阻害薬に変更．
- 血小板減少症，紫斑病→利尿薬，レニン阻害薬に変更．

［澤田康文］

第4章 降圧薬

④β遮断薬 ⓐβ₁選択性 ISA（−）

ビソプロロールフマル酸塩

💊 メインテート®

◆製剤・包装
- メインテート® 錠 0.625 mg・2.5 mg・5 mg

◆効能効果
- 本態性高血圧症（軽症〜中等症），狭心症，心室性期外収縮〔0.625 mg を除く〕
- 虚血性心疾患または拡張型心筋症に基づく慢性心不全の状態で，ACE 阻害薬または ARB，利尿薬，ジギタリス製剤等の基礎治療を受けている患者

◆用法用量
- 本態性高血圧症（軽症〜中等症），狭心症，心室性期外収縮：5 mg を1日1回経口投与．年齢，症状により適宜増減．
- 虚血性心疾患または拡張型心筋症に基づく慢性心不全：1日1回0.625 mg 経口投与から開始．1日1回0.625 mg の用量で2週間以上経口投与後，1日1回1.25 mg に増量．4週間以上の間隔で忍容性をみながら段階的に増量．忍容性がない場合は減量．用量の増減は1回投与量を 0.625, 1.25, 2.5, 3.75 または5 mg として必ず段階的に行う．いずれの用量においても，1日1回経口投与．維持量として1日1回1.25〜5 mg を経口投与．年齢，症状により，開始用量はさらに低用量に，増量幅はさらに小さくしてよい．また，患者の本薬に対する反応性により，維持量は適宜増減．最高投与量は1日1回5 mg を超えない
- 褐色細胞腫患者ではα遮断薬で初期治療を行った後に投与（単独投与で急激に血圧が上昇することがある）

◆体内動態
- 5 mg を単回経口投与時，t_{max} = 3.1時間，$t_{1/2}$ = 8.6時間．反復経口投与で3〜4日で定常状態
- 肝代謝/腎排泄比は50%/50%
- 20 mg を単回経口投与時の，未変化体尿中排泄率：43%，代謝産物：アルキル側鎖の開裂体およびその酸化体
- CYP2D6 と CYP3A4 で代謝

◆警告
- 慢性心不全患者への使用：経験が十分にある医師のもとで使用．投与初期および増量時の症状悪化に注意，慎重に用量調節

◆患者への注意事項

副作用初期症状
- めまい，息苦しい，むくみ［心不全，完全房室ブロック，高度徐脈，洞不全症候群］

生活との関係，食・OTC との相互作用
- 降圧作用に基づくめまい，ふらつき．運転など危険を伴う機械の操作を行うときは注意．特に服用しはじめは，効果が強くあらわれることがある

◆重大な副作用

心不全（高血圧症等の場合：0.1％未満，慢性心不全の場合：7.0％），完全房室ブロック，高度徐脈，洞不全症候群（高血圧症等の場合：0.1％未満，慢性心不全の場合：頻度不明）

◆相互作用（禁・慎）

慎	Ⅰ群抗不整脈薬（ジソピラミド，プロカインアミド，アジマリン等），アミオダロン：過度の心機能抑制のため用量に注意［ともに心機能抑制作用を有する］
	ジギタリス製剤：房室伝導時間が延長し，徐脈，房室ブロック等．心機能に注意［ともに刺激伝導速度の抑制作用を有する］
	血糖降下薬（インスリン製剤，トルブタミド等）：血糖降下作用が増強．低血糖症状（頻脈，発汗等）をマスク．血糖値に注意．異常の場合，本薬の減量，投与中止．$β_2$遮断により肝臓でのグリコーゲン分解が抑制．低血糖時のアドレナリンによる低血糖症状をマスク
	Ca拮抗薬（ベラパミル塩酸塩，ジルチアゼム塩酸塩等）：徐脈，房室ブロック，洞房ブロック等．定期的に脈拍数を測定し，必要に応じて心電図検査．異常の場合，両薬の減量，投与中止［相加的に作用（心刺激生成・伝導抑制作用，陰性変力作用，降圧作用）増強］．特にジギタリス製剤との3剤併用時には注意

◆禁忌・慎重投与の患者

禁	糖尿病性ケトアシドーシス，代謝性アシドーシス［アシドーシスでみられる心筋収縮力抑制を増強］
	高度の徐脈（著しい洞性徐脈），房室ブロック（Ⅱ，Ⅲ度），洞房ブロック，洞不全症候群［心刺激伝導系を抑制し，症状を悪化］
	心原性ショック，肺高血圧による右心不全［心筋収縮力を抑制し，症状を悪化］
	重症の末梢循環障害（壊疽等）［症状を悪化］
	未治療の褐色細胞腫［本薬単独投与で急激に血圧が上昇．α遮断薬で初期治療の後に本薬を投与し，常にα遮断薬を併用］
	強心薬または血管拡張薬を静脈内投与する必要のある心不全［心収縮力抑制作用により，心不全が悪化］
	非代償性の心不全［心収縮力抑制作用により，心不全が悪化］
	妊婦，妊娠の可能性のある婦人［ラットで胎仔毒性（致死，発育抑制）および新生仔毒性（発育毒性等）の報告］
慎	気管支喘息，気管支痙攣のおそれのある患者［喘息等の症状を誘発・悪化］
	低血糖症，コントロール不十分な糖尿病，長期間絶食状態［低血糖症状，低血糖の前駆症状である頻脈等の症状をマスクしやすい．血糖値に注意］
	重篤な肝・腎障害［代謝または排泄が遅延］
	徐脈，房室ブロック（Ⅰ度）［心刺激伝導系を抑制し，症状を悪化．心機能に注意］
	異型狭心症［症状を悪化］
	甲状腺中毒症［頻脈等の中毒症状をマスク］
	末梢循環障害（レイノー症候群，間欠性跛行症等）［症状を悪化］

ビソプロロールフマル酸塩

高齢者［肝・腎機能低下のため血中濃度が上昇．過度な降圧は好ましくない（脳梗塞等のおそれ）．低用量から開始．特に高齢の重症慢性心不全患者で本薬の副作用が生じやすい］
過度の低血圧［血圧をさらに低下］
乾癬または乾癬の既往［症状を悪化または誘発］

使い分け・処方変更のポイント

同効薬

$β_1$選択性ISA（−）
- アテノロール*（テノーミン®）
- ベタキソロール塩酸塩（ケルロング®）
- メトプロロール酒石酸塩*（ロプレソール®，ロプレソール®SR，セロケン®，セロケン®L）

$β_1$選択性ISA（＋）
- アセブトロール塩酸塩（アセタノール®）
- セリプロロール塩酸塩（セレクトール®）

$β_1$非選択性ISA（−）
- ニプラジロール（ハイパジール）
- プロプラノロール塩酸塩（インデラル®，インデラル®LA）
- チリソロール塩酸塩（セレカル®）
- ナドロール（ナディック®）

$β_1$非選択性ISA（＋）
- カルテオロール塩酸塩（ミケラン®，ミケラン®LA）
- ピンドロール（カルビスケン®），ピンドロール徐放剤（ブロクリン®L）

$αβ$遮断薬
- アモスラロール塩酸塩（ローガン®）
- アロチノロール塩酸塩*（アロチノロール塩酸塩）
- カルベジロール*（アーチスト®）
- ラベタロール塩酸塩*（トランデート®）
- ベバントロール塩酸塩（カルバン®）　　　　　　　　　　（*：本書に該当項目あり）

他の同効薬と比べた本薬の特徴は？

- **長時間作用型**の$β_1$**選択的**遮断薬．内因性交感神経刺激作用はなく，徐脈化が強い．

- 1日1回投与で**24時間効果が持続**．
- 肝代謝/腎排泄比が50％/50％．
- 高血圧症患者の**腎機能に影響を及ぼさない**．
- 心収縮力，心拍数，心仕事量を減少させ抗狭心症作用．
- 心拍出量減少，レニン分泌・交感神経の抑制により降圧作用．
- 2011年5月に慢性心不全に対する効能・効果および用法・用量が追加承認．低用量（1日1回0.625 mg）から投与を開始し，継続投与することで**慢性心不全に対する有用性**が認められた．
- **腎機能障害で心不全患者においても予後を改善**．

こんな症例に最適！

- 慢性心不全．
- 腎機能障害の慢性心不全．
- 心拍数，心臓の交感神経活動をしっかり抑制したい患者．
- 頻脈や心房細動を合併した慢性心不全（心拍数低下効果）．
- COPD（慢性閉塞性肺疾患）や貧血を合併した慢性心不全（高いβ_1選択性）．

本薬が適さない症例と対策（用法用量の調節，代替薬の選び方と処方変更時のポイント）

■ 高度の徐脈（著しい洞性徐脈），房室ブロック（Ⅱ，Ⅲ度），洞房ブロック，洞不全症候群
- 利尿薬，ACE阻害薬，ARB，レニン阻害薬に変更．

■ 糖尿病性ケトアシドーシス，代謝性アシドーシス／心原性ショック／肺高血圧による右心不全／強心薬または血管拡張薬を静脈内投与する必要のある心不全／非代償性の心不全／重度の末梢循環障害（壊疽等）／未治療の褐色細胞腫
- Ca拮抗薬，利尿薬，ACE阻害薬，ARB，レニン阻害薬に変更．

■ 妊婦または妊娠している可能性のある婦人
- 妊娠20週以降の妊婦に対して，ジヒドロピリジン系Ca拮抗薬使用可ならアダラート®L錠，アダラート®CR錠は投与可（メチルドパ，ヒドララジンにて制御不良時）．ラベタロール塩酸塩（トランデート®錠）も使用可．

■ 気管支喘息，気管支痙攣のおそれのある患者
- 使用するなら慎重に．

■ 特発性低血糖症，コントロール不十分な糖尿病，長期間絶食状態
▶ 低血糖の前駆症状である頻脈等の交感神経系反応をマスクしやすいので注意．

■ 甲状腺中毒症
▶ 頻脈等の中毒症状をマスクすることがあるので慎重投与．

■ 重篤な肝，腎機能障害
▶ 低用量，例えば2日に1回投与するなど投与間隔をあける．

■ 乾癬または乾癬の既往
▶ 中止，使用するなら慎重に．

■ 高齢者
▶ 低用量，例えば2日に1回投与するなど投与間隔をあける．

治療効果がみられなかった患者には？

▶ 高血圧症，狭心症には他のβ_1選択性内因性交感神経刺激作用（ISA）（−）の，アテノロール（テノーミン®錠），ベタキソロール塩酸塩（ケルロング®錠），メトプロロール酒石酸塩（ロプレソール®錠，ロプレソール®SR錠，セロケン®錠，セロケン®L錠）に変更．

▶ 期外収縮にはアテノロール（テノーミン®錠）に変更．

▶ 慢性心不全にはカルベジロール（アーチスト®錠）に変更．

▶ 心拍数減少＋血圧降下のためにはベラパミル，ジルチアゼム，アゼルニジピンなど徐脈をきたすCa拮抗薬に変更．

▶ 心不全の予後のためにはARBやACE阻害薬へ変更．

副作用が発現した患者には？

副作用が起こったときは直ちに中止し，以下の代替薬に変更．変更時には同様の副作用が起こる可能性があるので十分に注意．

▶ 心不全，完全房室ブロック，高度徐脈，洞不全症候群→利尿薬，ACE阻害薬，ARB，β遮断薬，レニン阻害薬に変更．

[澤田康文]

第4章 降圧薬

④β遮断薬　ⓐβ₁選択性ISA（－）

メトプロロール酒石酸塩

🔴 ロプレソール®，セロケン®

◆製剤・包装
ロプレソール®錠 20 mg・40 mg／ロプレソール®SR錠 120 mg／セロケン®錠 20 mg・40 mg／セロケン®L錠 120 mg

◆効能効果
- 普通錠：狭心症，頻脈性不整脈，本態性高血圧症（軽症～中等症）
- 徐放錠：本態性高血圧症（軽症～中等症）

◆用法用量
【普通錠】
- 狭心症，頻脈性不整脈：1日60～120 mgを1日2～3回に分割経口投与．年齢・症状により適宜増減
- 本態性高血圧症（軽症～中等症）：1日60～120 mgを1日3回に分割経口投与．効果不十分な場合は240 mgまで増量可．年齢・症状により適宜増減
- 褐色細胞腫患者ではα遮断薬で初期治療を行った後に投与（単独投与で急激に血圧が上昇することがある）

【徐放錠】
- 本態性高血圧症（軽症～中等症）：1日1回1錠（120 mg）を朝食後経口投与．年齢，症状により適宜増減
- 褐色細胞腫患者ではα遮断薬で初期治療を行った後に投与（単独投与で急激に血圧が上昇することがある）

◆体内動態
- 共通：肝代謝型薬物．主な代謝酵素はCYP2D6
- 普通錠：40 mgを単回経口投与時，$t_{max}=1.9$時間，$t_{1/2}=2.8$時間
- 徐放錠：徐放錠（120 mg）を単回経口投与時，$t_{max}=3.7$時間，$t_{1/2}=6.2$時間

◆警告
なし

◆患者への注意事項

副作用初期症状
- 意識障害，顔面蒼白，冷や汗［心原性ショック］
- 咳，横になっているより座る方が呼吸が楽，手足のむくみ［うっ血性心不全］
- 脈が遅い，めまい，失神［徐脈，洞房ブロック，洞機能不全］
- 息切れ，息をするとき喉がヒューヒュー鳴る，息苦しい［喘息症状の誘発・悪化］
- 食欲不振，全身倦怠感，皮膚や白目が黄色くなる［肝機能障害，黄疸］

生活との関係，食・OTCとの相互作用
- めまい，ふらつき．運転や危険を伴う機械の操作には注意
- 徐放錠1錠を投与したとき，食後投与でのC_{max}，AUCは空腹時投与に比べ有意に高く，食事によるバイオアベイラビリティ増加

> 製剤・包装の問題

- 本薬は2分割して服用可能．徐放性製剤であることより噛まずに服用

◆重大な副作用

心原性ショック
うっ血性心不全（0.1％未満）
房室ブロック（0.1％未満）
徐脈（0.1％〜5％未満）
洞機能不全
喘息症状の誘発・悪化（0.1％未満）
肝機能障害，黄疸

◆相互作用（禁・慎）

慎	インスリン，グリベンクラミド等：血糖降下作用の増強．低血糖症状（頻脈等）のマスク．血糖値に注意［本薬のβ遮断作用により，低血糖からの回復が遅延．低血糖に伴う交感神経系の症状をマスク
	ベラパミル，ジルチアゼム等：相互に作用増強．過度の降圧または心機能抑制のため用量に注意［ともに陰性変時・変力作用，降圧作用を有する］
	I群抗不整脈薬（ジソピラミド，プロカインアミド，アジマリン等），アミオダロン：過度の心機能抑制のため用量に注意［ともに心機能抑制作用を有する］
	キニジン，プロパフェノン，アミオダロン等，シメチジン，選択的セロトニン再取込み阻害薬（パロキセチン等），抗ヒスタミン薬（ジフェンヒドラミン等）：本薬の血中濃度が上昇し，作用が増強．用量に注意［薬物代謝酵素阻害］
	ジギタリス製剤：房室伝導時間が延長し，徐脈，房室ブロック等．心機能に注意［ともに刺激伝導速度の抑制作用を有する］
	ニトログリセリン等：過度の降圧をきたす．用量に注意［ともに降圧作用を有する］
	リファンピシン：本薬の血中濃度が低下し，作用減弱．用量に注意［リファンピシンの肝代謝酵素誘導作用］
	リドカイン：リドカインの血中濃度を上昇．用量に注意［本薬による肝血流量の減少および肝代謝酵素活性阻害］

◆禁忌・慎重投与の患者

禁	糖尿病性ケトアシドーシス，代謝性アシドーシス［アシドーシスでみられる心筋収縮力抑制を増強］
	高度の徐脈（著しい洞性徐脈），房室ブロック（Ⅱ，Ⅲ度），洞房ブロック，洞不全症候群［心刺激伝導系を抑制し，症状を悪化］
	心原性ショック，肺高血圧による右心不全，うっ血性心不全［心筋収縮力を抑制し，症状を悪化］
	低血圧症［降圧作用により症状を悪化］（普通錠のみ）
	重症の末梢循環障害（壊疽等）［症状を悪化］

	未治療の褐色細胞腫［本薬単独投与で急激に血圧が上昇．α遮断薬で初期治療の後に本薬を投与し，常にα遮断薬を併用］
	妊婦，妊娠の可能性のある婦人［妊娠中の投与に関する安全性は未確立］
慎	気管支喘息，気管支痙攣のおそれのある患者［喘息等の症状を誘発・悪化］
	うっ血性心不全のおそれのある患者［心筋収縮力を抑制し，症状を誘発．ジギタリス製剤を併用するなど慎重に投与］
	低血糖症，コントロール不十分な糖尿病，長期間絶食状態［低血糖症状．低血糖の前駆症状である頻脈等の症状をマスクしやすい．血糖値に注意］
	重篤な肝・腎障害［代謝または排泄が遅延］
	徐脈，房室ブロック（Ⅰ度）［心刺激伝導系を抑制し，症状を悪化．心機能に注意］
	異型狭心症［症状を悪化］
	甲状腺中毒症［頻脈等の中毒症状をマスク］
	末梢循環障害（レイノー症候群，間欠性跛行症等）［症状を悪化］
	高齢者［肝機能低下のため血中濃度が上昇．過度の降圧は好ましくない（脳梗塞等のおそれ）．低用量から開始．特に高齢の重症慢性心不全患者で本薬の副作用が生じやすい］
	小児等［低出生体重児，新生児，乳児，幼児または小児に対する安全性は未確立］

使い分け・処方変更のポイント

同効薬

β_1 選択性 ISA（−）

- アテノロール*（テノーミン®）
- ビソプロロールフマル酸塩*（メインテート®）
- ベタキソロール塩酸塩（ケルロング®）

β_1 選択性 ISA（＋）

- アセブトロール塩酸塩（アセタノール®）
- セリプロロール塩酸塩（セレクトール®）

β_1 非選択性 ISA（−）

- ニプラジロール（ハイパジール）
- プロプラノロール塩酸塩（インデラル®，インデラル®LA）
- チリソロール塩酸塩（セレカル®）
- ナドロール（ナディック®）

β_1 非選択性 ISA（＋）

- カルテオロール塩酸塩（ミケラン®，ミケラン®LA）
- ピンドロール（カルビスケン®），ピンドロール徐放剤（ブロクリン®L）

> **αβ遮断薬**
> ▶ アモスラロール塩酸塩（ローガン®）
> ▶ アロチノロール塩酸塩*（アロチノロール塩酸塩）
> ▶ カルベジロール*（アーチスト®）
> ▶ ラベタロール塩酸塩*（トランデート®）
> ▶ ベバントロール塩酸塩（カルバン®）　　　　　　（＊：本書に該当項目あり）

他の同効薬と比べた本薬の特徴は？

▶ **高いβ₁選択性**を示す．

▶ SR錠は1日1回の徐放性製剤である．

▶ 血管や気管支に対する作用が，心臓に対する作用に比して弱い．内因性交感神経刺激作用を有さず，心拍数の良好なコントロールが可能．

▶ **心保護作用**があり，心不全に効果があると言われている．

▶ 大動脈瘤の形成の予防や拡大防止，拡大速度の抑制，動脈の障害組織への改善促進に使用．

▶ 慢性心不全における死亡においてカルベジロールは本薬より優位．

▶ **脳血管障害発症率，冠動脈バイパス術施行率を低下**させる．

こんな症例に最適！

▶ 心不全．

本薬が適さない症例と対策（用法用量の調節，代替薬の選び方と処方変更時のポイント）

■ 糖尿病性ケトアシドーシス，代謝性アシドーシス／心原性ショック，肺高血圧による右心不全，うっ血性心不全／低血圧症／重症の末梢循環障害（壊疽等）／未治療の褐色細胞腫

▶ Ca拮抗薬，利尿薬，ACE阻害薬，ARB，レニン阻害薬に変更．

■ 高度の徐脈（著しい洞性徐脈），房室ブロック（Ⅱ，Ⅲ度），洞房ブロック，洞不全症候群

▶ 利尿薬，ACE阻害薬，ARB，レニン阻害薬に変更．

■ 妊婦または妊娠している可能性のある婦人

▶ 妊娠20週以降の妊婦に対して，ジヒドロピリジン系Ca拮抗薬使用可ならアダラート®L錠，アダラート®CR錠は投与可（メチルドパ，ヒドララジンにて制御不良時）．ラベタロール塩酸塩（トランデート®）に変更．

■ 気管支喘息，気管支痙攣のおそれのある患者
- 喘息等の症状を誘発・悪化させるおそれがあるので，気管支拡張薬を併用するなど慎重に投与．

■ 低血糖症，コントロール不十分な糖尿病，長期間絶食状態
- 低血糖症状を起こしやすく，かつ低血糖の前駆症状である頻脈等の症状をマスクしやすいので慎重投与．

■ 重篤な肝・腎障害
- 低用量から開始．

■ 甲状腺中毒症
- 頻脈等の中毒症状をマスクすることがあるので慎重投与．

■ 高齢者
- 低用量から開始．

治療効果がみられなかった患者には？

- 他のβ₁選択性内因性交感神経刺激作用（ISA）（−）のアテノロール（テノーミン®錠），ビソプロロールフマル酸塩（メインテート®錠），ベタキソロール塩酸塩（ケルロング®錠）に変更．
- 心拍数減少＋血圧降下のためにはベラパミル，ジルチアゼム，アゼルニジピンなど徐脈をきたすCa拮抗薬に変更．
- 心不全の予後のためにはARBやACE阻害薬へ変更．

副作用が発現した患者には？

副作用が起こったときは直ちに中止し，以下の代替薬に変更．変更時には同様の副作用が起こる可能性があるので十分に注意．

- 心原性ショック→Ca拮抗薬，利尿薬，ACE阻害薬，ARB，レニン阻害薬に変更．
- うっ血性心不全→Ca拮抗薬，利尿薬，ACE阻害薬，ARB，レニン阻害薬に変更．
- 徐脈，洞房ブロック，洞機能不全→利尿薬，ACE阻害薬，ARB，β遮断薬，レニン阻害薬に変更．
- 喘息症状の誘発・悪化→Ca拮抗薬，利尿薬，ACE阻害薬，ARB，レニン阻害薬に変更．
- 肝機能障害，黄疸→利尿薬，レニン阻害薬に変更．

［澤田康文］

第4章 降圧薬

❹β遮断薬　❺αβ遮断薬

アロチノロール塩酸塩

○ アロチノロール塩酸塩

◆製剤・包装
アロチノロール塩酸塩錠 5 mg・10 mg「DSP」

◆効能効果
- 本態性高血圧症（軽症～中等症），狭心症，頻脈性不整脈
- 本態性振戦

◆用法用量
- 本態性高血圧症（軽症～中等症），狭心症，頻脈性不整脈：1日 20 mg を分2．年齢・症状等により適宜増減．効果不十分な場合は，1日 30 mg まで増量可
- 本態性振戦：1日量 10 mg から開始し，効果不十分な場合は，1日 20 mg を維持量として分2．年齢・症状等により適宜増減．1日 30 mg を超えない
- 褐色細胞腫患者ではα遮断薬で初期治療を行った後に投与（単独投与で急激に血圧が上昇することがある）

◆体内動態
- 1回 10 mg を経口投与時，$t_{max}=2$ 時間，$t_{1/2}=10$ 時間．連続投与による蓄積性はない
- 主に肝エステラーゼにより代謝され，主要代謝体 AC-623（アロチノロール塩酸塩と同程度のβ遮断作用あり）の生成
- 未変化体，AC-623 の尿中排泄率はそれぞれ 3.6～5.2％，2.9％

◆警告
なし

◆患者への注意事項

副作用初期症状
- 呼吸困難，失神，めまい［心不全，房室ブロック，洞房ブロック，洞不全症候群］
- 息切れ，めまい［徐脈］

生活との関係，食・OTCとの相互作用
- めまい，ふらつき．本薬投与中（特に投与初期）は運転等危険を伴う機械の作業に注意

◆重大な副作用

心不全，房室ブロック，洞房ブロック，洞不全症候群（0.1％未満）	
徐脈（0.1～5％未満）	

◆相互作用（禁・慎）

慎	ベラパミル，ジルチアゼム等：相互に作用増強．過度の降圧または心機能抑制のため用量に注意［ともに陰性変時・変力作用，降圧作用を有する］
	I 群抗不整脈薬（ジソピラミド，プロカインアミド，アジマリン等），アミオダロン：過度の心機能抑制のため用量に注意［ともに心機能抑制作用を有する］

	ジギタリス製剤：房室伝導時間が延長し，徐脈，房室ブロック等．心機能に注意［ともに刺激伝導速度の抑制作用を有する］
	血糖降下薬：血糖降下作用が増強．血糖回復作用が本薬のβ遮断作用により妨げられる可能性［低血糖時の頻脈等の症状を本薬のβ遮断作用がマスク］

◆**禁忌・慎重投与の患者**

禁	糖尿病性ケトアシドーシス，代謝性アシドーシス［アシドーシスでみられる心筋収縮力抑制を増強］
	高度の徐脈（著しい洞性徐脈），房室ブロック（Ⅱ，Ⅲ度），洞房ブロック，洞不全症候群［心刺激伝導系を抑制し，症状を悪化］
	心原性ショック，肺高血圧による右心不全，うっ血性心不全［心筋収縮力を抑制し，症状を悪化］
	未治療の褐色細胞腫［本薬単独投与で急激に血圧が上昇．α遮断薬で初期治療の後に本薬を投与し，常にα遮断薬を併用］
	気管支喘息，気管支痙攣のおそれのある患者［喘息等の症状を誘発・悪化］
	妊婦，妊娠の可能性のある婦人［ラットにおける器官形成期投与試験で臨床用量の250倍（100 mg/kg）以上で腎盂拡大，また600倍（250 mg/kg）以上で視神経欠損の自然発生頻度の増加］
慎	うっ血性心不全のおそれのある患者［心筋収縮力を抑制し，症状を誘発．ジギタリス製剤を併用するなど慎重に投与］
	低血糖症，コントロール不十分な糖尿病，長期間絶食状態［低血糖症状．低血糖の前駆症状である頻脈等の症状をマスクしやすい．血糖値に注意］
	重篤な肝・腎障害［代謝または排泄が遅延］
	末梢循環障害（レイノー症候群，間欠性跛行症等）［症状を悪化］
	高齢者［肝機能低下のため血中濃度が上昇．過度な降圧は好ましくない（脳梗塞等のおそれ）．低用量から開始．特に高齢の重症慢性心不全患者で本薬の副作用が生じやすい］
	低血圧，徐脈，房室ブロック（Ⅰ度）［症状が悪化］

使い分け・処方変更のポイント

同効薬

β₁選択性ISA（−）

- アテノロール*（テノーミン®）
- ビソプロロールフマル酸塩*（メインテート®）
- ベタキソロール塩酸塩（ケルロング®）
- メトプロロール酒石酸塩*（ロプレソール®，ロプレソール®SR，セロケン®，セロケン®L）

β₁選択性ISA（＋）
- アセブトロール塩酸塩（アセタノール®）
- セリプロロール塩酸塩（セレクトール®）

β₁非選択性ISA（－）
- ニプラジロール（ハイパジール）
- プロプラノロール塩酸塩（インデラル®，インデラル®LA）
- チリソロール塩酸塩（セレカル®）
- ナドロール（ナディック®）

β₁非選択性ISA（＋）
- カルテオロール塩酸塩（ミケラン®，ミケラン®LA）
- ピンドロール（カルビスケン®），ピンドロール徐放剤（ブロクリン®L）

αβ遮断薬
- アモスラロール塩酸塩（ローガン®錠）
- カルベジロール＊（アーチスト®錠）
- ラベタロール塩酸塩＊（トランデート®錠）
- ベバントロール塩酸塩（カルバン®錠)   （＊：本書に該当項目あり）

他の同効薬と比べた本薬の特徴は？

- $α_1$，$β_1$，$β_2$遮断作用をもち，内因性交感神経刺激作用（ISA）（－）．α遮断作用：β遮断作用＝1：8．
- 1日2回分割投与．
- 高血圧では，ストレス過多，若年，頻脈傾向，血圧の変動が大きいなどの場合に適応．
- α，β遮断作用により**早朝高血圧に有効**，起立性低血圧や長期連用による**耐性を生じにくい**．
- 慢性心不全に対するエビデンスなし．
- 手術前48時間は投与しない．
- **本態性振戦**に保険適応あり．

こんな症例に最適！

- 高血圧症でストレス過多，若年，頻脈傾向，血圧の変動が大きい患者．
- 本態性振戦．

本薬が適さない症例と対策 （用法用量の調節，代替薬の選び方と処方変更時のポイント）

■ 高度の徐脈（著しい洞性徐脈），房室ブロック（Ⅱ，Ⅲ度），洞房ブロック，洞不全症候群／糖尿病性ケトアシドーシス，代謝性アシドーシス／気管支喘息，気管支痙攣のおそれのある患者／心原性ショック／肺高血圧による右心不全／うっ血性心不全／未治療の褐色細胞腫
▶ Ca拮抗薬，利尿薬，ACE阻害薬，ARB，レニン阻害薬に変更．

■ 妊婦または妊娠している可能性のある婦人
▶ 妊娠20週以降の妊婦に対して，ジヒドロピリジン系Ca拮抗薬使用可ならアダラート®L錠，アダラート®CR錠は投与可（メチルドパ，ヒドララジンにて制御不良時）．ラベタロール塩酸塩（トランデート錠）も使用可．

■ 慢性心不全のおそれのある患者
▶ ビソプロロール（メインテート®），カルベジロール（アーチスト®）に変更．

■ 特発性低血糖症，コントロール不十分な糖尿病，長期間絶食状態
▶ 低血糖の前駆症状である頻脈等の交感神経系反応をマスクするため注意．

■ 重篤な肝・腎機能障害のある患者
▶ 減量．

■ 高齢者
▶ 例えば5 mgから投与開始，患者の状態を観察しながら慎重に投与．

治療効果がみられなかった患者には？

▶ 他のαβ遮断薬のアモスラロール塩酸塩（ローガン®錠），カルベジロール（アーチスト®錠），ラベタロール塩酸塩（トランデート®錠），ベバントロール塩酸塩（カルバン®錠）に変更．

▶ 心拍数減少＋血圧降下のためにはベラパミル，ジルチアゼム，アゼルニジピンなど徐脈をきたすCa拮抗薬に変更．

▶ 心不全の予後のためにはARBやACE阻害薬へ変更．

副作用が発現した患者には？

副作用が起こったときは直ちに中止し，以下の代替薬に変更．変更時には同様の副作用が起こる可能性があるので十分に注意．

▶ 心不全，房室ブロック，洞房ブロック，洞不全症候群，徐脈→利尿薬，ACE阻害薬，ARB，レニン阻害薬に変更．

［澤田康文］

第4章　降圧薬

❹β遮断薬　❺αβ遮断薬

カルベジロール

- アーチスト®

◆製剤・包装
アーチスト®錠 1.25 mg・2.5 mg・10 mg・20 mg

◆効能効果
- 本態性高血圧症（軽症～中等症），腎実質性高血圧症，狭心症〔10 mg・20 mgのみ〕
- 虚血性心疾患または拡張型心筋症に基づく慢性心不全で，ACE阻害薬，利尿薬，ジギタリス製剤等の基礎治療を受けている患者〔20 mgを除く〕

◆用法用量
- 本態性高血圧症（軽症～中等症）：1回10～20 mgを1日1回経口投与．年齢，症状により適宜増減
- 腎実質性高血圧症：1回10～20 mgを1日1回経口投与．年齢，症状により適宜増減
- 狭心症：1回20 mgを1日1回経口投与．年齢，症状により適宜増減
- 虚血性心疾患または拡張型心筋症に基づく慢性心不全：1回1.25 mg, 1日2回食後経口投与から開始．1回1.25 mg, 1日2回の用量に忍容性がある場合，1週間以上の間隔で忍容性をみながら段階的に増量．忍容性がない場合は減量．用量の増減は必ず段階的に行い，1回投与量は1.25 mg, 2.5 mg, 5 mgまたは10 mgのいずれかとし，いずれの用量においても，1日2回食後経口投与とする．維持量として1回2.5～10 mgを1日2回食後経口投与．年齢，症状により，開始用量はさらに低用量としてもよい．また，患者の本薬に対する反応性により，維持量は適宜増減する
- 褐色細胞腫患者ではα遮断薬で初期治療を行った後に投与（単独投与で急激に血圧が上昇することがある）

◆体内動態
- 5 mg, 10 mg, 20 mg投与で，t_{max} = 0.6, 0.8, 0.9時間，$t_{1/2}$ = 1.95, 3.60, 7.72時間
- 肝代謝型で主な分子種はCYP2D6およびCYP2C9（ついでCYP3A4, CYP1A2, CYP2E1）
- 尿中未変化体排泄率は投与量の約0.2％
- 絶対生物学的利用率は22～24％と低い

◆警告
- 慢性心不全患者に使用する場合，慢性心不全治療の経験が十分にある医師が使用

◆患者への注意事項
副作用初期症状
- 息切れ，めまい，失神［高度な徐脈，完全房室ブロック，心不全，心停止］
- 顔面蒼白，冷や汗，ふらつき［ショック］
- 全身倦怠感，食欲不振，皮膚や白目が黄色くなる［肝機能障害，黄疸］
- 全身倦怠感，尿量減少，手足や顔のむくみ［急性腎不全］
- 呼吸困難，ふらふら感，眼や唇の周りがはれる［アナフィラキシー様症状］

生活との関係，食・OTCとの相互作用

- めまい，ふらつき．本薬投与中の患者（特に投与初期や増量時），運転等危険を伴う機械の操作の禁止

◆重大な副作用

高度な徐脈，ショック，完全房室ブロック，心不全，心停止
肝機能障害，黄疸
急性腎不全
アナフィラキシー様症状

◆相互作用（禁・慎）

慎	ベラパミル，ジルチアゼム等：相互に作用増強．過度の降圧または心機能抑制のため用量に注意［ともに陰性変時・変力作用，降圧作用を有する］
	Ⅰ群抗不整脈薬（ジソピラミド，プロカインアミド，アジマリン等），アミオダロン：過度の心機能抑制のため用量に注意［ともに心機能抑制作用を有する］
	ジギタリス製剤：房室伝導時間が延長し，徐脈，房室ブロック等．心機能に注意［ともに刺激伝導速度の抑制作用を有する］
	リファンピシン：本薬の血中濃度が低下し，作用減弱．用量に注意［リファンピシンの肝代謝酵素誘導作用］
	血糖降下薬：血糖降下作用増強［非選択性β遮断薬はカテコラミンと競合的に拮抗して肝臓での糖新生を抑制］
	アミオダロン：心刺激伝導抑制障害（徐脈，心停止等）．定期的な心電図モニターを実施［アミオダロンで本薬の肝初回通過効果が減少し，血中濃度上昇］
	シクロスポリン：シクロスポリンの血中濃度上昇．用量を調節
	シメチジン：本薬の作用が増強［シメチジンにより，CYPの阻害で血中濃度の上昇］
	利尿降圧薬：降圧作用が増強．用量調節［相加的に降圧作用を増強］

◆禁忌・慎重投与の患者

禁	糖尿病性ケトアシドーシス，代謝性アシドーシス［本症でみられる心筋収縮力抑制を増強］
	高度の徐脈（著しい洞性徐脈），房室ブロック（Ⅱ，Ⅲ度），洞房ブロック［心刺激伝導系を抑制し，症状を悪化］
	心原性ショック，肺高血圧による右心不全［心筋収縮力を抑制し，症状を悪化］
	未治療の褐色細胞腫［本薬単独投与で急激に血圧が上昇．α遮断薬で初期治療の後に本薬を投与し，常にα遮断薬を併用］
	気管支喘息，気管支痙攣のおそれのある患者［喘息等の症状を誘発・悪化］
	強心薬または血管拡張薬を静脈内投与する必要のある心不全［心収縮力抑制作用により，心不全が悪化］
	非代償性の心不全［心収縮力抑制作用により，心不全が悪化］

	妊婦，妊娠の可能性のある婦人［安全性が確立していない．ラットにおける妊娠前および妊娠初期投与試験で，臨床用量の約900倍（300 mg/kg）で黄体数の減少および骨格異常（13肋骨の短小）の増加］
慎	低血糖症，コントロール不十分な糖尿病，長期間絶食状態［低血糖症状．低血糖の前駆症状である頻脈等の症状をマスクしやすい．血糖値に注意］
	重篤な肝・腎障害［代謝または排泄が遅延］
	徐脈，房室ブロック（Ⅰ度）［心刺激伝導系を抑制し，症状を悪化．心機能に注意］
	末梢循環障害（レイノー症候群，間欠性跛行症等）［症状を悪化］
	高齢者［肝機能低下のため血中濃度が上昇．過度な降圧は好ましくない（脳梗塞等のおそれ）．低用量から開始．特に高齢の重症慢性心不全患者で本薬の副作用が生じやすい］
	糖尿病を合併した慢性心不全［血糖値が変動］
	過度の低血圧［血圧がさらに低下］

使い分け・処方変更のポイント

同効薬

β_1 選択性ISA（−）
- アテノロール*（テノーミン®）
- ビソプロロールフマル酸塩*（メインテート®）
- ベタキソロール塩酸塩（ケルロング®）
- メトプロロール酒石酸塩*（ロプレソール®，ロプレソール®SR，セロケン®，セロケン®L）

β_1 選択性ISA（＋）
- アセブトロール塩酸塩（アセタノール®）
- セリプロロール塩酸塩（セレクトール®）

β_1 非選択性ISA（−）
- ニプラジロール（ハイパジール）
- プロプラノロール塩酸塩（インデラル®，インデラル®LA）
- チリソロール塩酸塩（セレカル®）
- ナドロール（ナディック®）

β_1 非選択性ISA（＋）
- カルテオロール塩酸塩（ミケラン®，ミケラン®LA）
- ピンドロール（カルビスケン®），ピンドロール徐放剤（ブロクリン®L）

$\alpha\beta$ 遮断薬
- アモスラロール塩酸塩（ローガン®）

- アロチノロール塩酸塩*（アロチノロール塩酸塩）
- ラベタロール塩酸塩*（トランデート®）
- ベバントロール塩酸塩（カルバン®）　　　　　　（*：本書に該当項目あり）

他の同効薬と比べた本薬の特徴は？

- α受容体とβ受容体の遮断比率は1：8である．
- β受容体非選択的（$β_1$：$β_2$＝7：1），持続的なβ遮断薬．内因性交感神経刺激作用（ISA）はない．血管拡張作用の反作用のため徐脈作用はやや弱い．
- α遮断作用があるため血管拡張作用があり，降圧作用はやや強い．しかし，**起立性低血圧をきたしにくい**．
- 心収縮力，心拍数，心仕事量を減少させ抗狭心症作用．
- 心拍出量減少，レニン分泌・交感神経の抑制により降圧作用．
- 急性心筋梗塞発症から平均10日の患者で，死亡率が減少し，**主要冠動脈イベントの発生を減少**．
- **血液透析中の拡張型心筋症**患者で心機能の改善および予後改善効果あり．
- 本態性高血圧症（軽症～中等症）・腎実質性高血圧症・狭心症に対して
  - 血管拡張作用を有する1日1回投与の製剤．
  - 24時間安定した降圧効果，優れた抗狭心症効果．
  - 主要臓器の血流量を維持する．脳血流を増加させる．
- 慢性心不全に対して
  - 本邦ではじめての慢性心不全適応β遮断薬．
  - 低用量（1回1.25 mg，1日2回）から投与を開始し，継続投与することで慢性心不全の進展を抑制し，心不全悪化による入院を減少．
  - 慢性心不全患者の心機能障害の改善および左室リモデリングを抑制．

こんな症例に最適！

- 慢性心不全．
- 血液透析中の拡張型心筋症．

本薬が適さない症例と対策（用法用量の調節，代替薬の選び方と処方変更時のポイント）

■ **気管支喘息，気管支痙攣のおそれのある患者／糖尿病性ケトアシドーシス，代謝性アシドーシス／高度の徐脈（著しい洞性徐脈），房室ブロック（Ⅱ，Ⅲ度），洞房ブロック／心原性ショック／強心薬または血管拡張薬を静脈内投与する必要のある心不全／非代償性の心不全／肺高血圧による右心不全／未治療の褐色細胞腫**
▶ Ca拮抗薬，利尿薬，ACE阻害薬，ARB，レニン阻害薬に変更．

■ **妊婦または妊娠している可能性のある婦人**
▶ 妊婦または妊娠している可能性のある婦人には投与しないこと．妊娠20週以降の妊婦に対して，ジヒドロピリジン系Ca拮抗薬使用可ならアダラート®L錠，アダラート®CR錠は投与可（メチルドパ，ヒドララジンにて制御不良時）．ラベタロール塩酸塩（トランデート®錠）．

■ **特発性低血糖症，コントロール不十分な糖尿病，絶食状態，栄養状態が不良**
▶ 低血糖症状を起こしやすく，かつその症状をマスクしやすいので慎重投与．

■ **重篤な肝機能障害**
▶ 投与量を減じるか，例えば2日に1回投与するなど投与間隔をあけて使用．

■ **重篤な腎機能障害**
▶ 投与量を減じるか，例えば2日に1回投与するなど投与間隔をあけて使用．特に慢性心不全の患者では腎機能が悪化するおそれ．

■ **高齢者**
▶ 投与量を減じるか投与間隔をあけて使用．

治療効果がみられなかった患者には？

▶ 高血圧症，狭心症には，他のαβ遮断薬であるアモスラロール塩酸塩（ローガン®錠），アロチノロール塩酸塩（アロチノロール塩酸塩錠），ラベタロール塩酸塩（トランデート®錠），ベバントロール塩酸塩（カルバン®錠）．

▶ 慢性心不全治療には，ビソプロロールフマル酸塩（メインテート®錠）．

▶ 心拍数減少＋血圧降下のためにはベラパミル，ジルチアゼム，アゼルニジピンなど徐脈をきたすCa拮抗薬に変更．

▶ 心不全の予後のためにはARBやACE阻害薬へ変更．

副作用が発現した患者には？

副作用が起こったときは直ちに中止し，以下の代替薬に変更．変更時には同様の副作用が起こる可能性があるので十分に注意．

- 高度な徐脈，完全房室ブロック，心不全，心停止→利尿薬，ACE阻害薬，ARB，β遮断薬，レニン阻害薬に変更．
- ショック→Ca拮抗薬，利尿薬，レニン阻害薬に変更．
- 肝機能障害，黄疸→利尿薬，レニン阻害薬に変更．
- 急性腎不全→Ca拮抗薬，ARB，レニン阻害薬に変更．
- アナフィラキシー様症状→Ca拮抗薬，利尿薬，ACE阻害薬，ARB，レニン阻害薬に変更．

［澤田康文］

第4章 降圧薬

❹β遮断薬 ❺αβ遮断薬

ラベタロール塩酸塩

● トランデート®

◆製剤・包装
トランデート® 錠 50 mg・100 mg

◆効能効果
- 本態性高血圧症
- 褐色細胞腫による高血圧症

◆用法用量
- 1日 150 mg より投与を開始し,効果不十分な場合には1日 450 mg まで漸増.1日3回に分割,経口投与.年齢・症状により適宜増減

◆体内動態
- 50 mg,100 mg を単回経口投与時,$t_{max} = 1$ 時間,$t_{1/2} = 17$ 時間
- 肝代謝型薬物
- 主な尿中代謝物はラベタロールのグルクロン酸抱合体
- 初回通過効果をかなり受ける
- 尿中未変化体排泄率は投与量の2%

◆警告
なし

◆患者への注意事項

副作用初期症状
- 息切れ,息苦しい,全身のむくみ[うっ血性心不全]
- 全身倦怠感,吐き気,黄疸[肝壊死]
- 筋肉痛,関節痛,発熱,紅斑[SLE様症状],筋肉のこわばり,痛み,筋力の低下[ミオパシー]

生活との関係,食・OTCとの相互作用
- 血圧低下によりめまい,ふらつき.運転,高所での作業,危険を伴う機械の操作などには十分注意
- 食後経口投与のバイオアベイラビリティは空腹時投与に比べ38%増加し,AUCは11%増加

◆重大な副作用

うっ血性心不全
肝壊死等の重篤な肝障害,黄疸等
SLE様症状(筋肉痛,関節痛,抗核抗体陽性),乾癬,ミオパシー

◆相互作用(禁・慎)

慎	I群抗不整脈薬(ジソピラミド,プロカインアミド,アジマリン等),アミオダロン:過度の心機能抑制のため用量に注意[ともに心機能抑制作用を有する]

ジギタリス製剤：房室伝導時間が延長し，徐脈，房室ブロック等．心機能に注意［ともに刺激伝導速度の抑制作用を有する］

インスリン，トルブタミド，アセトヘキサミド等：血糖降下作用増強．低血糖症状（頻脈，発汗等）をマスク．血糖値に注意．低血糖に伴う交感神経系の症状のマスク［β遮断作用により低血糖の回復を遅延］

ベラパミル塩酸塩，ジルチアゼム塩酸塩等：徐脈，房室ブロック等の伝導障害，うっ血性心不全．併用の場合，用量に注意［相加的に作用（陰性変力作用，心刺激伝導抑制作用，降圧作用）を増強］

イミプラミン，アミトリプチリン，デシプラミン等：併用により振戦

シメチジン：併用により本薬の血中濃度が上昇．減量［シメチジンが本薬の肝代謝を阻害して血中濃度が上昇］

◆ 禁忌・慎重投与の患者

禁 糖尿病性ケトアシドーシス，代謝性アシドーシス［アシドーシスでみられる心筋収縮力抑制を増強］

高度の徐脈（著しい洞性徐脈），房室ブロック（Ⅱ，Ⅲ度），洞房ブロック［心刺激伝導系を抑制し，症状を悪化］

心原性ショック，肺高血圧による右心不全，うっ血性心不全［心筋収縮力を抑制し，症状を悪化］

慎 気管支喘息，気管支痙攣のおそれのある患者［喘息等の症状を誘発・悪化］

うっ血性心不全のおそれのある患者［心筋収縮力を抑制し，症状を誘発．ジギタリス製剤を併用するなど慎重に投与］

低血糖症，コントロール不十分な糖尿病，長期間絶食状態［低血糖症状．低血糖の前駆症状である頻脈等の症状をマスクしやすい．血糖値に注意］

重篤な腎障害［排泄が遅延］

徐脈，房室ブロック（Ⅰ度）［心刺激伝導系を抑制し，症状を悪化．心機能に注意］

甲状腺中毒症［頻脈等の中毒症状をマスク］

末梢循環障害（レイノー症候群，間欠性跛行症等）［症状を悪化］

高齢者［肝機能低下のため血中濃度が上昇．過度な降圧は好ましくない（脳梗塞等のおそれ）．低用量から開始．特に高齢の重症慢性心不全患者で本薬の副作用が生じやすい］

肝障害［肝代謝が低下．低用量から投与を開始］

使い分け・処方変更のポイント

同効薬

β₁選択性ISA（−）

- アテノロール*（テノーミン®）
- ビソプロロールフマル酸塩*（メインテート®）

- ベタキソロール塩酸塩（ケルロング®）
- メトプロロール酒石酸塩*（ロプレソール®，ロプレソール®SR，セロケン®，セロケン®L）

$β_1$選択性ISA（＋）
- アセブトロール塩酸塩（アセタノール®）
- セリプロロール塩酸塩（セレクトール®）

$β_1$非選択性ISA（－）
- ニプラジロール（ハイパジール）
- プロプラノロール塩酸塩（インデラル®，インデラル®LA）
- チリソロール塩酸塩（セレカル®）
- ナドロール（ナディック®）

$β_1$非選択性ISA（＋）
- カルテオロール塩酸塩（ミケラン®，ミケラン®LA）
- ピンドロール（カルビスケン®），ピンドロール徐放剤（ブロクリン®L）

αβ遮断薬
- アモスラロール塩酸塩（ローガン®）
- アロチノロール塩酸塩*（アロチノロール塩酸塩）
- カルベジロール*（アーチスト®）
- ベバントロール塩酸塩（カルバン®）　　　　　　　　（＊：本書に該当項目あり）

他の同効薬と比べた本薬の特徴は？

- α遮断作用：β遮断作用＝1：3であり，比較的**α遮断作用が強い**．
- 1日3回投与．
- 妊娠中の高血圧症に対して，アプレゾリン®，アルドメットで効果不十分な場合，使用（日本高血圧学会ガイドラインにあるが，添付文書では禁忌）．
- 心拍出量にほとんど影響を与えることなく全末梢血管抵抗を減少させることにより，**緩和で安定な降圧作用**を示し，**拡張期血圧に対しても正常域まで降圧**させる．
- 早朝覚醒時の急激な血圧上昇を抑制．
- 末梢血管拡張作用を有するため，臓器血流量に対し維持，または増加傾向がある．

こんな症例に最適！

- 妊娠高血圧症．

本薬が適さない症例と対策 （用法用量の調節，代替薬の選び方と処方変更時のポイント）

■ 糖尿病性ケトアシドーシス，代謝性アシドーシス／高度の徐脈（著しい洞性徐脈），房室ブロック（Ⅱ，Ⅲ度），洞房ブロック／心原性ショック，肺高血圧による右心不全，うっ血性心不全／気管支喘息，気管支痙攣のおそれのある患者／うっ血性心不全のおそれのある患者／房室ブロック（Ⅰ度）／末梢循環障害

▶ Ca拮抗薬，利尿薬，ACE阻害薬，ARB，レニン阻害薬に変更．

■ 低血糖症，コントロール不十分な糖尿病，長期間絶食状態

▶ 低血糖の前駆症状である頻脈等の交感神経系反応をマスクしやすいので慎重投与．

■ 甲状腺中毒症

▶ 中毒症状をマスクしやすいので慎重投与．

■ 肝障害

▶ 低用量から投与を開始．

■ 重篤な腎障害

▶ 低用量から投与を開始．

■ 高齢者

▶ 低用量から投与を開始．

治療効果がみられなかった患者には？

▶ 他のαβ遮断薬であるアモスラロール塩酸塩（ローガン®錠），アロチノロール塩酸塩（アロチノロール塩酸塩錠），カルベジロール（アーチスト®錠），ラベタロール塩酸塩（トランデート®錠），ベバントロール塩酸塩（カルバン®錠）へ変更．

▶ 心拍数減少＋血圧降下のためにはベラパミル，ジルチアゼム，アゼルニジピンなど徐脈をきたすCa拮抗薬に変更．

▶ 心不全の予後のためにはARBやACE阻害薬へ変更．

副作用が発現した患者には？

副作用が起こったときは直ちに中止し，以下の代替薬に変更．変更時には同様の副作用が起こる可能性があるので十分に注意．

▶ うっ血性心不全→Ca拮抗薬，利尿薬，ACE阻害薬，ARB，レニン阻害薬に変更．

▶ 肝壊死→利尿薬，レニン阻害薬に変更．

▶ ミオパシー→Ca拮抗薬，利尿薬，ACE阻害薬，レニン阻害薬に変更．

［澤田康文］

第4章 降圧薬

❺α遮断薬

ドキサゾシンメシル酸塩

● カルデナリン®

◆製剤・包装
カルデナリン® 錠 0.5 mg・1 mg・2 mg・4 mg

◆効能効果
- 高血圧症,褐色細胞腫による高血圧症

◆用法用量
- 1日1回 0.5 mg より投与開始.効果不十分な場合は1～2週間の間隔をおいて1～4 mg に漸増し,1日1回経口投与.年齢,症状により適宜増減.最高用量は8 mg.褐色細胞腫では最高用量 16 mg

◆体内動態
- $t_{max}=1.6$～1.7時間, $t_{1/2}=10$～16時間,未変化体の尿中排泄率＝1％以下(0.5, 1, 2 mg 空腹時単回経口投与,健常成人),BA＝63％(2 mg po vs 1 mg iv)
- 肝代謝型薬物

◆警告
なし

◆患者への注意事項

副作用初期症状
- めまい,力が抜ける,意識がなくなる [失神・意識喪失]
- 脈が乱れる [不整脈]
- 頭痛,吐き気,一時的な意識障害 [脳血管障害]
- 胸がしめつけられる,胸が痛い,冷や汗 [狭心症]
- 胸や背中が痛い,胸がしめつけられる,手指が冷たい [心筋梗塞]

生活との関係,食・OTCとの相互作用
- 血圧低下により,めまい,ふらつきなどがあらわれることがあるので,運転や高所作業,危険を伴う機械の操作等に注意
- 白内障の手術時は本薬服用中であることを申告〔α₁遮断薬を服用中または過去に服用経験のある患者において,α₁遮断作用によると考えられるIFIS(術中虹彩緊張低下症候群)があらわれるとの報告がある〕

製剤・包装の問題
- 4規格(0.5, 1, 2, 4 mg 錠)あり,0.5 mg 錠以外には割線がある.粉砕可

◆重大な副作用

失神・意識喪失(0.01％)
不整脈
脳血管障害
狭心症
心筋梗塞

| | 無顆粒球症，白血球減少，血小板減少 |
| | 肝炎，肝機能障害，黄疸 |

◆ **相互作用（禁・慎）**

| 慎 | PDE5阻害薬（バルデナフィル塩酸塩水和物，タダラフィル，シルデナフィルクエン酸塩等）：血管拡張作用による降圧作用を有するため，併用で降圧作用を増強．めまい等の自覚症状を伴う症候性低血圧に注意 |

◆ **禁忌・慎重投与の患者**

| 禁 | 本薬の成分に対する過敏症の既往歴 |
| 慎 | 肝機能障害［主に肝臓で代謝されるため，血中濃度上昇］ |

使い分け・処方変更のポイント

同効薬

▶ **高血圧の適応を有するα遮断薬**：ウラピジル（エブランチル®），テラゾシン塩酸塩水和物（ハイトラシン®，バソメット®），ブナゾシン塩酸塩（デタントール®），プラゾシン塩酸塩*（ミニプレス®）　　　　　　　　　　　（＊：本書に該当項目あり）

他の同効薬と比べた本薬の特徴は？

▶ ウラピジル（エブランチル®），テラゾシン塩酸塩水和物（ハイトラシン®，バソメット®），プラゾシン塩酸塩（ミニプレス®）には**前立腺肥大症に伴う排尿障害の適応**があるが，**本薬にはない**．

▶ 同効薬のなかでは，**消失半減期が長く（約10〜16時間）**，1日1回投与が可能である（このほか，デタントール®Rも1日1回投与可）．

こんな症例に最適！

▶ **利尿薬を含む3剤で目標血圧に達しない場合の選択肢**．α遮断薬は第一選択薬ではなく，他の降圧薬が使用不可または多剤併用のときに使用されることが多い．

▶ **前立腺肥大症を伴う排尿障害を併発している症例**に使いやすい．ただし，このような症例では，タムスロシンなどのα₁A選択性が高く降圧作用が少ない薬剤と他の降圧薬との併用も好まれる．

▶ 糖代謝や電解質に影響がなく，さらに血清コレステロールや中性脂肪を低下させHDLコレステロール上昇作用があるため，**糖尿病**（ただし，第一選択ではない）や**脂質異常症**を合併する場合に使用可能．

▶ **就寝前服用により早朝高血圧に有効**．

ドキサゾシンメシル酸塩

▶ 褐色細胞腫による高血圧症に用いられる.

本薬が適さない症例と対策 （用法用量の調節，代替薬の選び方と処方変更時のポイント）

■ 肝機能障害
▶ 低用量から投与を開始するなど患者の状態を観察しながら慎重に投与. 同効薬の $α_1$ 遮断薬はいずれも肝代謝型薬物. なかでは, ウラピジル（エブランチル®）, テラゾシン塩酸塩水和物（ハイトラシン®, バソメット®）が体内からの消失に一部腎排泄がかかわっているものの, 同様の注意が必要.

■ 高齢者
▶ 高齢者では一般に過度の降圧は好ましくないとされている（脳梗塞等が起こるおそれ）ので, 低用量から投与を開始するなど患者の状態を観察しながら慎重に投与.

■ PDE5阻害薬の併用
▶ PDE5阻害薬治療開始前に $α_1$ 遮断薬をすでに安定して使用している場合は, PDE5阻害薬を低用量から開始すれば症候性低血圧のリスクは低下. 両薬剤の C_{max} をずらして投与すれば, リスクはさらに最小限になる. 逆に, PDE5阻害薬治療中に $α_1$ 遮断薬を開始する場合には, 投与初期の急激な血圧低下に十分注意.

治療効果がみられなかった患者には？

▶ 患者の合併症を考慮しつつ, 患者が使用していない他の作用機序の降圧薬に変更.

副作用が発現した患者には？

▶ 重大な副作用の場合は, 投与を中止するなど適切な処置を行う. 例えば, 失神・意識喪失では, 起立性低血圧によることが多いので投与を中止し, 仰臥位をとらせるなどの処置をとる.

◆ 文 献
1) 「高血圧専門医ガイドブック」（日本高血圧学会 編），診断と治療社，2009
2) 「高血圧治療ガイドライン2009」（日本高血圧学会高血圧治療ガイドライン作成委員会 編），ライフサイエンス出版，2009
3) Baxter, K. : Stockley's Drug Interactions 9th edition, Pharmaceutical Press, 2010

[堀 里子，澤田康文]

第4章 降圧薬
❺α遮断薬

プラゾシン塩酸塩
💊 ミニプレス®

◆ 製剤・包装
ミニプレス® 錠 0.5 mg・1 mg

◆ 効能効果
- 本態性高血圧症，腎性高血圧症，前立腺肥大症に伴う排尿障害

◆ 用法用量
- 1回0.5 mg，1日2～3回より投与開始．効果不十分な場合は1～2週間の間隔をおいて1.5～6 mgまで漸増し，1日2～3回に分割経口投与．稀に1日15 mgまで漸増することもある（本態性高血圧症，腎性高血圧症の場合）．年齢，症状により適宜増減

◆ 体内動態
- t_{max} = 1.2時間，$t_{1/2}$ = 約2時間，未変化体の尿中排泄率 = 2.4％（2 mg経口投与，健常成人），BA = 56.9％（1 mg po vs 1 mg iv）
- 肝代謝型薬物

◆ 警告
なし

◆ 患者への注意事項

副作用初期症状
- めまい，力が抜ける，意識がなくなる［失神・意識喪失］
- 胸がしめつけられる，胸が痛い，冷や汗［狭心症］

生活との関係，食・OTCとの相互作用
- 血圧低下により，めまい，ふらつきなどがあらわれることがあるので，運転や高所作業，危険を伴う機械の操作等に注意
- 白内障の手術時は本薬服用中であることを申告〔$α_1$遮断薬を服用中または過去に服用経験のある患者において，$α_1$遮断作用によると考えられるIFIS（術中虹彩緊張低下症候群）があらわれるとの報告がある〕

製剤・包装の問題
- 2規格（0.5，1 mg錠）あり，ともに割線がある．粉砕可

◆ 重大な副作用

失神・意識喪失（0.11％）
狭心症

◆ 相互作用（禁・慎）

慎	PDE5阻害薬（バルデナフィル塩酸塩水和物，タダラフィル，シルデナフィルクエン酸塩等）：血管拡張作用による降圧作用を有するため，併用で降圧作用を増強．めまい等の自覚症状を伴う症候性低血圧に注意

◆ 禁忌・慎重投与の患者

禁	本薬の成分に対する過敏症の既往歴
慎	肝機能障害［主に肝臓で代謝されるため，血中濃度上昇］

使い分け・処方変更のポイント

同効薬

- 高血圧の適応を有するα遮断薬：ドキサゾシンメシル酸塩＊（カルデナリン®），ウラピジル（エブランチル®），テラゾシン塩酸塩水和物（ハイトラシン®，バソメット®），ブナゾシン塩酸塩（デタントール®）　　　（＊：本書に該当項目あり）

他の同効薬と比べた本薬の特徴は？

- **前立腺肥大症に伴う排尿障害の適応をもつ**〔ウラピジル（エブランチル®），テラゾシン塩酸塩水和物（ハイトラシン®，バソメット®）も同様〕．
- 同効薬のなかでは，**消失半減期が短く（約2時間）**，1日2～3回分割投与される．

こんな症例に最適！

- **利尿薬を含む3剤で目標血圧に達しない場合の選択肢**．α遮断薬は第一選択薬ではなく，他の降圧薬が使用不可または多剤併用のときに使用されることが多い．
- **前立腺肥大症を伴う排尿障害を併発している症例**に使いやすい．ただし，このような症例では，タムスロシンなどのα₁A選択性が高く降圧作用が少ない薬剤と他の降圧薬との併用も好まれる．
- 糖代謝や電解質に影響がなく，さらに血清コレステロールや中性脂肪を低下させHDLコレステロール上昇作用があるため，糖尿病（ただし，第一選択ではない）や脂質異常症を合併する場合に使用可能．

本薬が適さない症例と対策 （用法用量の調節，代替薬の選び方と処方変更時のポイント）

■ 肝機能障害

- 低用量から投与を開始するなど患者の状態を観察しながら慎重に投与．同効薬のα₁遮断薬はいずれも肝代謝型薬物．なかでは，ウラピジル（エブランチル®），テラゾシン塩酸塩水和物（ハイトラシン®，バソメット®）が体内からの消失に一部腎排泄がかかわっているものの，同様の注意が必要．

■ 高齢者

- 高齢者では一般に過度の降圧は好ましくないとされている（脳梗塞等が起こるおそれ）ので，低用量から投与を開始するなど患者の状態を観察しながら慎重に投与．

■ PDE5阻害薬の併用

▶ PDE5阻害薬治療開始前に$α_1$遮断薬をすでに安定して使用している場合は，PDE5阻害薬を低用量から開始すれば症候性低血圧のリスクは低下する．両薬剤のC_{max}をずらして投与すれば，リスクはさらに最小限になる．逆に，PDE5阻害薬治療中に$α_1$遮断薬を開始する場合には，投与初期の急激な血圧低下に十分注意．

治療効果がみられなかった患者には？

▶ 患者の合併症を考慮しつつ，患者が使用していない他の作用機序の降圧薬に変更．

副作用が発現した患者には？

▶ 重大な副作用が起こった場合は，投与を中止するなど適切な処置を行う．例えば，失神・意識喪失では，起立性低血圧によることが多いので投与を中止し，仰臥位をとらせるなどの処置をとる．

◆ 文 献
1)「高血圧専門医ガイドブック」(日本高血圧学会 編)，診断と治療社，2009
2)「高血圧治療ガイドライン2009」(日本高血圧学会高血圧治療ガイドライン作成委員会 編)，ライフサイエンス出版，2009
3) Baxter, K.：Stockley's Drug Interactions 9th edition, Pharmaceutical Press, 2010

[堀　里子，澤田康文]

第4章 降圧薬

❻その他 ❸レニン阻害薬

アリスキレンフマル酸塩
● ラジレス®

◆製剤・包装
ラジレス® 錠 150 mg

◆効能効果
- 高血圧症

◆用法用量
- 1回150 mgを1日1回経口投与．効果不十分な場合は，300 mgまで増量可能

◆体内動態
- t_{max} = 1.5時間，C_{max} = 83.7 ng/mL（150 mg），$t_{1/2}$ = 33.5〜37時間，AUC = 388 ng・時/mL（150 mg）
- **ほとんど体内で代謝を受けないが，代謝には主にCYP3A4が関与**
- 消化管においてP糖蛋白質によるくみ出しを受ける一方で，OATP（organic anion transporting polypeptide）によって取り込まれると考えられる
- バイオアベイラビリティは約2〜3％

◆警告
なし

◆患者への注意事項

副作用初期症状

- 急に，唇，まぶた，舌，口の中，顔，首が大きくはれる．のどのつまり，息苦しい，話しづらい［血管浮腫］
- 胸がしめつけられる，心臓が強くドキドキする，脈がとぶような感じがする，手足に力が入らない，手足がしびれる［高K血症］
- 尿量が少なくなる，ほとんど尿が出ない，一時的に尿量が多くなる，皮疹，むくみ，体がだるい［腎機能障害］

生活との関係，食・OTCとの相互作用

- 降圧作用によるめまいやふらつきがあらわれることがあるので運転や危険な作業には注意
- グレープフルーツジュース，アップルジュース，オレンジジュースによる顕著な吸収低下の報告がある（OATPによる取り込みの阻害？）
- セイヨウオトギリソウ含有食品による吸収低下の可能性（P糖蛋白質の誘導）

◆重大な副作用

血管浮腫
高K血症（1％未満）
腎機能障害（1％未満）

◆ **相互作用（禁・慎）**

禁	イトラコナゾール：本薬のC_{max}が約5.8倍，AUCが約6.5倍に上昇．本薬のP糖蛋白質を介した排出が抑制されると考えられる
	シクロスポリン：本薬のC_{max}が約2.5倍，AUCが約5倍に上昇．本薬のP糖蛋白質を介した排出が抑制されると考えられる
慎	フロセミド：フロセミドの効果が減弱．フロセミドのC_{max}が49％，AUCが28％低下．機序不明
	ベラパミル：本薬のC_{max}およびAUCがそれぞれ約2倍に上昇．本薬のP糖蛋白質を介した排出が抑制されると考えられる
	アトルバスタチン：本薬のC_{max}およびAUCがそれぞれ約1.5倍に上昇．本薬のP糖蛋白質を介した排出が抑制されると考えられる
	K保持性利尿薬，K補給製剤，抗アルドステロン薬：血清K値が上昇．本薬のアルドステロン分泌抑制によるK貯留作用の増強．危険因子として腎機能障害，糖尿病
	ACE阻害薬，ARB：血清K値が上昇．アルドステロン分泌抑制によるK貯留作用の増強．糸球体濾過圧低下による腎機能悪化の可能性

◆ **禁忌・慎重投与の患者**

禁	妊婦または妊娠している可能性のある婦人
	イトラコナゾール，シクロスポリンの投与中（相互作用の項参照）
	ACE阻害薬またはARBを投与中の糖尿病患者（ただし，ACE阻害薬またはARBを含む他の降圧治療を行ってもなお血圧のコントロールが著しく不良の患者を除く）[非致死性脳卒中，腎機能障害，高K血症および高血圧のリスクの増加が報告されている]
慎	両側性もしくは片側性の腎動脈狭窄または片腎の腎動脈狭窄
	高K血症
	腎機能障害
	高齢者

使い分け・処方変更のポイント

同効薬

- ACE阻害薬
- ARB
- Ca拮抗薬
- β遮断薬
- α遮断薬
- アルドステロン阻害薬
- 血管拡張薬

他の同効薬と比べた本薬の特徴は？

- レニン-アンジオテンシン系（RAS）サイクルの起点となるレニンを強力かつ選択的に阻害することにより，アンジオテンシノーゲンからアンジオテンシンIへの変換を遮断し，血漿レニン活性（PRA），アンジオテンシンIおよびアンジオテンシンIIの濃度を低下させ，**持続的な降圧効果を発揮**．
- P糖蛋白質阻害薬との併用で血中濃度が上昇し，副作用があらわれる可能性がある．イトラコナゾール，シクロスポリンは併用禁忌．
- **糖尿病患者**においてACE阻害薬またはARBと併用したALTITUDE試験において，**有害事象発現率が高い**ことが報告されている（禁忌の項参照）．

こんな症例に最適！

- 降圧薬としての位置づけは今後のエビデンスの蓄積が待たれる．

本薬が適さない症例と対策（用法用量の調節，代替薬の選び方と処方変更時のポイント）

■ 妊婦または妊娠している可能性のある婦人
- 妊娠中の降圧薬については，メチルドパとヒドララジンが第一選択薬．

■ イトラコナゾール，シクロスポリンの投与中
- イトラコナゾール：本薬を中止して他の降圧薬〔Ca拮抗薬，エプレレノン（セララ®）を除く〕を考慮．
- シクロスポリン：本薬を中止して他の降圧薬を考慮．

■ ベラパミルの投与中
- 本薬の減量を考慮，あるいは本薬を中止して他の降圧薬を考慮．

■ 糖尿病患者においてACE阻害薬またはARBとの併用
- 他の降圧薬を考慮〔ただし，エプレレノン（セララ®）は微量アルブミン尿または蛋白尿を伴う糖尿病患者に対して投与禁忌〕．

■ 両側性もしくは片側性の腎動脈狭窄または片腎の腎動脈狭窄
- 他の降圧薬（ACE阻害薬，ARBを除く）を考慮．

■ 高K血症
- 他の降圧薬（ACE阻害薬，ARB，アルドステロン阻害薬を除く）を考慮．

治療効果がみられなかった患者には？

- 1回150 mgを1日1回経口投与で効果不十分な場合は，300 mgまで増量することが可能．

副作用が発現した患者には？

▶ 血管浮腫が起こった場合は，直ちに中止．必要に応じて，Ca拮抗薬やβ遮断薬など他の降圧薬（ACE阻害薬，ARBを除く）への変更を検討（ただし，同じ副作用が起こる可能性があるので慎重に）．

▶ 高K血症が起こった場合は，直ちに中止．必要に応じて，Ca拮抗薬やβ遮断薬など他の降圧薬（ACE阻害薬，ARB，アルドステロン阻害薬を除く）への変更を検討．

▶ 腎機能障害が起こった場合は，直ちに中止．必要に応じて，Ca拮抗薬やβ遮断薬など他の降圧薬（ACE阻害薬，ARBを除く）への変更を検討（ただし，腎排泄型のβ遮断薬などは投与量に留意する）．

［大野能之，鈴木洋史］

第4章 降圧薬

❻その他 ❺アルドステロン阻害薬

エプレレノン

💊 セララ®

◆製剤・包装
- セララ®錠 25 mg・50 mg・100 mg

◆効能効果
- 高血圧症

◆用法用量
- 1日1回50 mgから投与を開始し，効果不十分な場合は100 mgまで増量可能

◆体内動態
- $t_{max}=1.46$時間，$C_{max}=1.78\,\mu g/mL$（100 mg），$t_{1/2}=5$時間，$AUC=12.3\,\mu g\cdot$時$/mL$（100 mg）
- 主にCYP3A4で代謝

◆警告
なし

◆患者への注意事項

副作用初期症状
- 胸がしめつけられる，心臓が強くドキドキする，脈がとぶような感じがする，手足に力が入らない，手足がしびれる［高K血症］

生活との関係，食・OTCとの相互作用
- 降圧作用によるめまいやふらつきがあらわれることがあるので運転や危険な作業には注意
- セイヨウオトギリソウ含有食品の併用により血中濃度・AUCが約70％低下（CYP3A4の誘導）

◆重大な副作用

高K血症（1.7％）

◆相互作用（禁・慎）

禁	K製剤，K保持性利尿薬：血清K値が上昇．K貯留作用の増強
	イトラコナゾール，リトナビル，ネルフィナビル：強力なCYP3A4阻害薬であるケトコナゾールの併用で本薬のC$_{max}$が1.7倍，AUCが5.4倍に上昇．本薬の代謝が抑制される
慎	ACE阻害薬，ARB，アリスキレン，シクロスポリン，タクロリムス，ドロスピレノン：血清K値が上昇．K貯留作用の増強．血清K値の定期的な観察が必要
	CYP3A4阻害薬（クラリスロマイシン，エリスロマイシン，フルコナゾール，サキナビル，ベラパミル塩酸塩等）：本薬の代謝が抑制される．エリスロマイシン，ベラパミル塩酸塩，サキナビル，フルコナゾールおよびクラリスロマイシンを併用したとき，本薬のC$_{max}$は1.3〜1.6倍に，AUCは2.0〜3.3倍に増加．これらの薬剤と併用する場合には本薬の投与量を1日1回25 mgとする

CYP3A4誘導薬（デキサメタゾン，フェニトイン，リファンピシン，カルバマゼピン，フェノバルビタール等，セイヨウオトギリソウ含有食品）：本薬の代謝が促進され，血漿中濃度が減少

◆ 禁忌・慎重投与の患者

禁 高K血症もしくは本薬投与開始時に血清K値が5.0 mEq/Lを超えている患者

微量アルブミン尿または蛋白尿を伴う糖尿病

中等度以上の腎機能障害（CCr 50 mL/分未満）

重度の肝機能障害（Child-Pugh分類クラスCの肝硬変に相当）

K製剤，K保持性利尿薬の投与中（相互作用の項参照）

イトラコナゾール，リトナビルおよびネルフィナビルの投与中（相互作用の項参照）

慎 ［軽度の腎機能障害］
［軽度～中等度の肝機能障害］
［高齢者］
・高K血症があらわれることがあるので，血清K値を原則として投与開始前，投与開始後（または用量調節後）の1週間以内および1カ月後に観察し，その後も定期的に観察する
・軽度の腎機能障害のある患者，高齢者，高K血症を誘発しやすい薬剤を併用している患者では，頻回に血清K値を観察するなど，特に注意

使い分け・処方変更のポイント

同効薬

▶ ACE阻害薬
▶ ARB
▶ Ca拮抗薬
▶ β遮断薬
▶ α遮断薬
▶ レニン阻害薬
▶ 血管拡張薬

他の同効薬と比べた本薬の特徴は？

▶ エプレレノンは鉱質コルチコイド受容体に結合し，レニン-アンジオテンシン-アルドステロン系（RAAS）のホルモンであるアルドステロンの結合を阻害．

▶ アルドステロンは腎などの上皮組織ならびに心臓，血管および脳などの非上皮組織における鉱質コルチコイド受容体に結合し，Na再吸収およびその他の機序を介して血圧を上昇．エプレレノンはこれらのアルドステロンの作用を阻害するこ

とで降圧作用を発揮するものと考えられる．

- ▶ エプレレノンはレニン分泌へのアルドステロンによるネガティブフィードバックを抑制するため，血漿中レニン活性および血清中アルドステロン濃度を持続的に上昇させるが，これらの上昇はエプレレノンの作用を減弱しない．
- ▶ **CYP3A4 阻害薬**との併用で血中濃度が上昇し，**副作用**があらわれる可能性がある．イトラコナゾール，リトナビル，ネルフィナビルは併用禁忌．

こんな症例に最適！

- ▶ **重症心不全（NYHA Ⅲ・Ⅳ度）や心筋梗塞後の左室収縮機能低下例**の予後を改善することが報告されている．
- ▶ スピロノラクトンで女性化乳房が問題となる場合（スピロノラクトンとは異なりアルドステロン受容体への選択性が高いため，内分泌・性腺系の副作用が起こりにくいと考えられる）．

本薬が適さない症例と対策 （用法用量の調節，代替薬の選び方と処方変更時のポイント）

■ 高 K 血症
- ▶ 他の降圧薬（ACE 阻害薬，ARB，レニン阻害薬を除く）を考慮．

■ 微量アルブミン尿または蛋白尿を伴う糖尿病
- ▶ 他の降圧薬を考慮．

■ 中等度以上の腎機能障害（CCr 50 mL/分未満）
- ▶ 他の降圧薬を考慮（ただし，腎排泄型の β 遮断薬などは投与量に留意する）．

■ K 製剤，K 保持性利尿薬の投与中
- ▶ 他の降圧薬を考慮．

■ イトラコナゾール，リトナビルおよびネルフィナビルの投与中
- ▶ 本薬を中止して他の降圧薬〔Ca 拮抗薬，アリスキレンフマル酸塩（ラジレス®）を除く〕を考慮．

治療効果がみられなかった患者には？

- ▶ 効果不十分な場合は 100 mg まで増量可能．

副作用が発現した患者には？

- ▶ 高 K 血症が起こった場合は，直ちに中止．必要に応じて，Ca 拮抗薬や β 遮断薬（ACE 阻害薬，ARB，レニン阻害薬を除く）など他の降圧薬への変更を検討．

［大野能之，鈴木洋史］

第4章 降圧薬
❻その他　❻中枢性交感神経抑制薬

クロニジン塩酸塩

- カタプレス®

◆製剤・包装
カタプレス®錠 75μg・150μg

◆効能効果
- 各種高血圧症（本態性高血圧症，腎性高血圧症）

◆用法用量
- 通常1回75μg〜150μgを1日3回経口投与．症状により適宜増減．重症の高血圧症には1回300μgを1日3回投与

◆体内動態
- t_{max} = 1.5時間，C_{max} = 1.3 ng/mL（300μg），$t_{1/2}$ = 約10時間
- **主に未変化体のまま尿中排泄**（96時間で約65%）
- バイオアベイラビリティは約75%

◆警告
なし

◆患者への注意事項

副作用初期症状
- 眠れない，理由がないのにいらいらする，いつもと違った行動をとる[幻覚・錯乱]

生活との関係，食・OTCとの相互作用
- 鎮静作用により反射運動等が低下することがあるので，高所作業，運転等危険を伴う作業に注意

◆重大な副作用

	幻覚，錯乱

◆相互作用（禁・慎）

慎	アルコール：鎮静作用の増強
	β遮断薬：本薬の投与中止後のリバウンド現象増強の可能性がある．本薬の投与を中止する場合には，β遮断薬を先に中止し，数日間経過を観察した後，本薬の投与を中止

◆禁忌・慎重投与の患者

慎	腎障害
	虚血性心疾患または高血圧以外の原因による心不全
	虚血性心疾患およびうっ血性心不全の既往歴
	脳梗塞または脳血管障害
	高度の徐脈（著しい洞性徐脈）
	発熱患者
	高齢者

使い分け・処方変更のポイント

同効薬

- ACE阻害薬
- ARB
- Ca拮抗薬
- β遮断薬
- α遮断薬
- アルドステロン阻害薬
- レニン阻害薬
- 血管拡張薬

他の同効薬と比べた本薬の特徴は？

- 脳幹部の**α₂受容体に選択的に作用**して，交感神経緊張を抑制することにより，末梢血管を拡張させ血圧を降下させる．
- 高血圧症患者に長期投与した場合，**末梢血管抵抗の低下**．また，腎血管抵抗の低下に基づく**腎血流量の増加傾向**．
- 眠気，口渇，倦怠感，レイノー様症状，陰萎など**副作用が多く**，通常他剤を用いることができない場合に使用．

こんな症例に最適！

- 通常他剤を用いることができない場合に使用．

［大野能之，鈴木洋史］

第4章 降圧薬
❻その他　❸中枢性交感神経抑制薬

グアナベンズ酢酸塩

- ワイテンス®

◆製剤・包装
ワイテンス® 錠 2 mg

◆効能効果
- 本態性高血圧症

◆用法用量
- 通常成人1回2 mg，1日2回経口投与．効果が不十分な場合は，1回4 mg，1日2回に増量．年齢，症状に応じて適宜増減

◆体内動態
- t_{max} = 2時間，C_{max} = 2.14 ng/mL（8 mg），$t_{1/2}$ = 約5.4時間
- 主に4-ヒドロキシグアナベンズおよびその抱合体として尿中排泄．未変化体としての尿中排泄はわずか

◆警告
なし

◆患者への注意事項

生活との関係，食・OTCとの相互作用

- 降圧作用によるめまいやふらつきがあらわれることがあるので運転や危険な作業には注意

◆重大な副作用
なし

◆相互作用（禁・慎）

慎	バルビタール，チオペンタールナトリウム，モルヒネ塩酸塩水和物，ブロチゾラム，ジアゼパムなどの中枢神経抑制薬，アルコール：相互に作用が増強
	β遮断薬：本薬の投与中止後のリバウンド現象増強の可能性がある．本薬の投与を中止する場合には，β遮断薬を先に中止し，数日間経過を観察した後，本薬の投与を中止
	セチプチリンマレイン酸塩，ミアンセリン塩酸塩等の抗うつ薬：α₂受容体刺激作用が抗うつ薬により競合的に拮抗され，本薬の降圧効果が減弱するおそれ

◆禁忌・慎重投与の患者

慎	肝障害
	腎障害
	狭心症，心筋梗塞
	高血圧以外の原因による心不全
	虚血性心疾患およびうっ血性心不全の既往歴
	脳血管障害
	高齢者

使い分け・処方変更のポイント

同効薬

- ACE阻害薬
- Ca拮抗薬
- β遮断薬
- α遮断薬
- アルドステロン阻害薬
- レニン阻害薬
- 血管拡張薬

他の同効薬と比べた本薬の特徴は？

- **選択的α_2受容体刺激作用**を有する．
- 中枢部位に作用して遠心性交感神経活動を低下させるとともに交感神経終末における神経伝達を遮断することにより血圧を低下させる．
- 眠気，口渇，倦怠感など**副作用が多く**，通常他剤を用いることができない場合に使用．

こんな症例に最適！

- 通常他剤を用いることができない場合に使用．

［大野能之，鈴木洋史］

第4章 降圧薬
❻その他　❻中枢性交感神経抑制薬

メチルドパ水和物
アルドメット

◆製剤・包装
アルドメット錠 125・250（mg）

◆効能効果
- 高血圧症（本態性，腎性等），悪性高血圧

◆用法用量
- 通常成人初期1日250～750 mgの経口投与から始め，適当な降圧効果が得られるまで数日以上の間隔をおいて1日250 mgずつ増量．通常維持量は1日250～2,000 mgで1～3回に分割経口投与．年齢，症状により適宜増減

◆体内動態
- t_{max} = 2.9時間，C_{max} = 3.55 μg/mL（500 mg），$t_{1/2}$ = 約2.1時間
- メチルドパの降圧作用は，その代謝物であるα-メチルノルアドレナリンに由来する

◆警告
なし

◆患者への注意事項

副作用初期症状
- 「高熱（38℃以上）」，「目の充血」，「くちびるのただれ」，「のどの痛み」，「皮膚の広い範囲が赤くなる」，がみられ，その症状が持続したり，急激に悪くなったりする［中毒性表皮壊死症］
- 顔色が悪い，疲れやすい，だるい，頭が痛い，動悸，息切れ［溶血性貧血］
- 倦怠感，食欲不振，発熱，黄疸，皮疹，吐き気・嘔吐，痒み［肝炎］
- 手足に点状出血，青あざができやすい，出血しやすい（歯ぐきの出血・鼻血・生理が止まりにくい）［血小板減少症］
- 突然の高熱，寒気，のどの痛み［無顆粒球症］

生活との関係，食・OTCとの相互作用
- 眠気，脱力感等があらわれることがあるので，高所作業，運転等危険を伴う作業に注意

◆重大な副作用

溶血性貧血（0.18％）
白血球減少，無顆粒球症，血小板減少
脳血管不全症状，舞踏病アテトーゼ様不随意運動，両側性ベル麻痺
狭心症発作誘発
心筋炎
SLE様症状
脈管炎
うっ血性心不全

	骨髄抑制
	中毒性表皮壊死症
	肝炎

◆相互作用（禁・慎）

慎	チオペンタールナトリウム，他の降圧薬，レボドパ：降圧作用が増強されることがある
	鉄剤：本薬の消化管からの吸収を阻害

◆禁忌・慎重投与の患者

禁	急性肝炎，慢性肝炎・肝硬変の活動期［肝機能障害を悪化］
慎	肝疾患の既往歴または肝機能障害
	高齢者

使い分け・処方変更のポイント

同効薬

- ACE阻害薬
- ARB
- Ca拮抗薬
- β遮断薬
- α遮断薬
- アルドステロン阻害薬
- レニン阻害薬
- 血管拡張薬

他の同効薬と比べた本薬の特徴は？

- 代謝物であるα-メチルノルアドレナリンによる中枢のα受容体の刺激，偽神経伝達，血漿レニン活性の低下等に由来するものといわれている．
- 芳香族アミノ酸脱炭酸酵素阻害作用により，ノルアドレナリン，アドレナリン，ドパミン，セロトニン等の組織内濃度を可逆的に低下させる．
- 眠気，口渇，倦怠感など**副作用が多く**，通常他剤を用いることができない場合に使用．

こんな症例に最適！

▶ 通常他剤を用いることができない場合に使用．

▶ **妊娠中の高血圧**の治療における安全性が十分に確認されている．

[大野能之，鈴木洋史]

第4章 降圧薬
❻その他 ❹血管拡張薬

ヒドララジン塩酸塩

● アプレゾリン®

◆製剤・包装
アプレゾリン®錠 10 mg・25 mg・50 mg／10％アプレゾリン®散「チバ」／アプレゾリン®注射用 20 mg

◆効能効果
- 錠/散：本態性高血圧症，妊娠中毒症による高血圧
- 注射用：高血圧性緊急症（子癇，高血圧性脳症等）

◆用法用量
- 錠/散：最初は，通常成人1日10 mgを1日3～4回経口投与し，血圧値をみながら漸次増量，維持量は各個人により異なるが通常成人1回20～50 mg，1日30～200 mg，年齢，症状により適宜増減
- 注射用：通常成人1回20 mgを筋肉内または徐々に静脈内注射．年齢，症状により適宜増減

◆体内動態
- $t_{max} = 1～2$時間，$C_{max} = 0.4～1.3\ \mu g/mL$（100 mg），$t_{1/2} = 2～4$時間
- N-アセチル化が主要な代謝経路

◆警告
なし

◆患者への注意事項

副作用初期症状
- 動くと息が苦しい，疲れやすい，足がむくむ，急に体重が増えた，咳とピンク色の痰［うっ血性心不全］
- お腹がはる，著しい便秘，腹痛，吐き気，嘔吐［麻痺性イレウス］
- 顔色が悪い，疲れやすい，だるい，頭が痛い，動悸，息切れ［溶血性貧血］
- 尿量が少なくなる，ほとんど尿が出ない，一時的に尿量が多くなる，皮疹，むくみ，体がだるい［急性腎不全］

生活との関係，食・OTCとの相互作用
- 降圧作用によるめまいやふらつきがあらわれることがあるので運転や危険な作業には注意

◆重大な副作用

SLE様症状（発熱，紅斑，関節痛，胸部痛等）
うっ血性心不全，狭心症発作誘発
麻痺性イレウス
呼吸困難
急性腎不全
溶血性貧血，汎血球減少

	多発性神経炎
	血管炎

◆相互作用（禁・慎）

慎	他の降圧薬，フェノチアジン系精神神経用剤：降圧作用の増強
	メトプロロール，プロプラノロール：これらの薬剤の肝臓での初回通過効果が減少し，血中濃度が上昇

◆禁忌・慎重投与の患者

禁	虚血性心疾患［反射性交感神経亢進により，心臓の仕事量が増加し，症状を悪化］
	大動脈弁狭窄，僧帽弁狭窄および拡張不全（肥大型心筋症，収縮性心膜炎，心タンポナーデ等）による心不全［本薬の反射性交感神経亢進作用および血管拡張作用により，症状を悪化］
	高度の頻脈および高心拍出性心不全（甲状腺中毒症等）［本薬の反射性交感神経亢進作用および血管拡張作用により，症状を悪化］
	肺高血圧症による右心不全［本薬の反射性交感神経亢進作用および血管拡張作用により，症状を悪化］
	解離性大動脈瘤［本薬の反射性交感神経亢進作用および血管拡張作用により，症状を悪化］
	頭蓋内出血急性期［本薬の血管拡張作用により，頭蓋内出血を悪化］
慎	腎・肝機能障害
	虚血性心疾患の既往歴
	うっ血性心不全
	脳血管障害

使い分け・処方変更のポイント

同効薬

- ACE阻害薬
- ARB
- Ca拮抗薬
- β遮断薬
- α遮断薬
- アルドステロン阻害薬
- レニン阻害薬
- 中枢性交感神経抑制薬

他の同効薬と比べた本薬の特徴は？

- 降圧作用機序については，まだ十分に解明されていないが，末梢細動脈の血管平滑筋に直接作用し，血管を拡張することが主作用であると考えられている．
- ヒドララジンによる心拍数・心拍出量の増加は血管抵抗減少に伴う反射性の交感神経緊張によるものと考えられている．
- これらの心刺激作用はβ受容体遮断薬または節遮断薬により抑制される．また腎・脳血流量に関しては血管抵抗の減少とともに維持または増加させる．

こんな症例に最適！

- 通常他剤を用いることができない場合に使用．
- **妊娠中の高血圧**の治療における安全性が十分に確認されている．
- **速効性**があるので**高血圧緊急症**に用いることが可能．

［大野能之，鈴木洋史］

第5章　血管拡張薬

❶プロスタグランジン製剤

アルプロスタジル

🔵 パルクス®，リプル®，プリンク®

◆製剤・包装
パルクス®注5μg・10μg／パルクス®注ディスポ10μg／リプル®注5μg・10μg／リプル®キット注10μg／プリンク®注5μg・10μg／プリンク®注シリンジ5μg・10μg

◆効能効果
- 慢性動脈閉塞症（バージャー病，閉塞性動脈硬化症）における四肢潰瘍ならびに安静時疼痛の改善
- 下記疾患における皮膚潰瘍の改善
    - 進行性全身性硬化症
    - 全身性エリテマトーデス
- 糖尿病における皮膚潰瘍の改善
- 振動病における末梢血行障害に伴う自覚症状の改善ならびに末梢循環・神経・運動機能障害の回復
- 動脈管依存性先天性心疾患における動脈管の開存
- 経上腸間膜動脈性門脈造影における造影能の改善（プリンク®を除く：2012年7月時点）

◆用法用量
- 慢性動脈閉塞症（バージャー病，閉塞性動脈硬化症），進行性全身性硬化症，全身性エリテマトーデス，糖尿病，振動病の場合：通常，成人1日1回1～2 mL（5～10μg）をそのままたは輸液に混和して緩徐に静注，または点滴静注．症状により適宜増減
- 動脈管依存性先天性心疾患の場合：輸液に混和し，開始時5 ng/kg/分として持続静注し，その後は症状に応じて適宜増減して有効最小量とする
- 経上腸間膜動脈性門脈造影における造影能の改善の場合：通常，成人には1回1 mL（5μg）を生理食塩液で10 mLに希釈し，造影剤注入30秒前に3～5秒間で経カテーテル的に上腸間膜動脈内に投与する
- 本薬を輸液以外の他の薬剤と混和使用しない．ただし血漿増量剤（デキストラン，ゼラチン製剤等）との混和は避ける．なお，持続投与を行う場合には，ライン内での凝集を防ぐため，必ず単独ラインで投与する
- 経上腸間膜動脈性門脈造影に用いる場合には，凝集・クリーミングを起こす可能性があるため，造影剤と直接混和しない．また，本薬を投与した後，カテーテル内を生理食塩液で洗浄してから造影剤を投与する

◆体内動態
- 微量定量であること，その代謝が速いこと等の理由により不明

◆警告
動脈管依存性先天性心疾患（新生児）の場合には，本薬投与により無呼吸発作が発現することがあるので，呼吸管理設備の整っている施設で投与する

◆患者への注意事項

副作用初期症状

- 息が苦しい，胸がゼーゼーする，咳・痰が出る，呼吸が速くなる，脈が速くなる［肺水腫］
- 皮膚の痒み，蕁麻疹，声のかすれ，くしゃみ，のどの痒み，息苦しさ，動悸，意識の混濁［アナフィラキシー］
- 倦怠感，食欲不振，発熱，黄疸，皮疹，吐き気・嘔吐，痒み［肝障害］
- 「階段を登ったり，少し無理をしたりすると息切れがする・息苦しくなる」，「空咳が出る」，「発熱する」などがみられ，これらの症状が急に出現したり，持続したりする［間質性肺炎］
- 手足に点状出血，青あざができやすい，出血しやすい（歯ぐきの出血・鼻血・生理が止まりにくい）［血小板減少症］
- 突然の高熱，寒気，のどの痛み［無顆粒球症］
- 手足に点状出血，青あざができやすい，皮下出血，鼻血，過多月経，歯ぐきの出血［出血傾向］

◆重大な副作用

ショック，アナフィラキシー様症状
意識消失
心不全，肺水腫
間質性肺炎
心筋梗塞
脳出血，消化管出血
無顆粒球症，白血球減少，血小板減少
肝機能障害，黄疸
無呼吸発作（新生児に投与した場合：12.23％）

◆相互作用（禁・慎）

慎	抗凝固薬，血小板機能を抑制する薬剤，血栓溶解薬：出血傾向の増強

◆禁忌・慎重投与の患者

禁	重篤な心不全［心不全の増強］
	出血（頭蓋内出血，消化管出血，喀血等）［出血を助長］
	妊婦または妊娠している可能性のある婦人［動物実験（ラット，*in vitro*）で子宮収縮作用が報告されており，またヒトにおける妊娠中の投与に関する安全性は確立していない］
慎	心不全［心不全の増強傾向］
	緑内障，眼圧亢進［眼圧を亢進］
	胃潰瘍の合併症および既往歴［胃出血のおそれ］
	間質性肺炎［間質性肺炎の増悪］
	腎不全［腎不全の増悪］

出血傾向［出血を助長］

経上腸間膜動脈性門脈造影に用いる場合，重度の食道静脈瘤［門脈圧を上昇］

使い分け・処方変更のポイント

同効薬

▶ プロスタグランジン製剤：リマプロスト アルファデクス*（オパルモン®，プロレナール®），ベラプロストナトリウム*（ドルナー®，プロサイリン®）

（＊：本書に該当項目あり）

他の同効薬と比べた本薬の特徴は？

▶ プロスタグランジン E_1 製剤である．

▶ 微細な脂肪乳剤粒子中にプロスタグランジン E_1 を溶解しており，この脂肪粒子をプロスタグランジン E_1 の担体として利用している．脂肪粒子が特に障害された血管などに分布しやすい特性をもつことにより，病変部位に効率よくプロスタグランジン E_1 を集積させる．

▶ 既存のプロスタグランジン E_1 製剤の1/4～1/8の用量で同等以上の効果が認められるほか，投与時間の短縮（緩徐に静注も可能），注入局所での刺激性の低減化が可能．

▶ 薬液をあらかじめシリンジ容器に充填したキット製剤（プレフィルドシリンジ製剤）は，薬剤調製時間の短縮・簡便化を可能にし，細菌汚染や異物混入の危険性を軽減できる．

こんな症例に最適！

▶ **臨床症状が強い場合や術後などの速効性を求める際**に本薬を使用する．

本薬が適さない症例と対策（用法用量の調節，代替薬の選び方と処方変更時のポイント）

■ 慢性的病態

▶ 内服薬療法を選択．プロスタグランジン製剤に他の抗血小板薬を併用することが多い．

治療効果がみられなかった患者には？

▶ 間欠性跛行肢に対するエビデンスがある薬剤としてシロスタゾールがある．

▶ 間欠性跛行肢に対して，スタチン薬は内皮障害の改善によって跛行を軽減する可能性がある．

- 重症虚血肢の疼痛に対してはオピオイドや弱オピオイドなどを必要とすることが多い.
- 糖尿病合併患者では血糖値のコントロールが重要.

副作用が発現した患者には？

- 重大な副作用が起こった場合は,直ちに中止.必要に応じて,経口プロスタグランジン製剤への変更を検討(ただし,同じ副作用が起こる可能性があるので慎重に.また,適応症にも留意).

[大野能之,鈴木洋史]

第5章 血管拡張薬

❶プロスタグランジン製剤

リマプロスト アルファデクス

💊 オパルモン®，プロレナール®

◆ 製剤・包装
オパルモン®錠5μg／プロレナール®錠5μg

◆ 効能効果
- 閉塞性血栓血管炎に伴う潰瘍，疼痛および冷感などの虚血性諸症状の改善
- 後天性の腰部脊柱管狭窄症（SLR試験正常で，両側性の間欠跛行を呈する患者）に伴う自覚症状（下肢疼痛，下肢しびれ）および歩行能力の改善

◆ 用法用量
- 閉塞性血栓血管炎に伴う潰瘍，疼痛および冷感などの虚血性諸症状の改善の場合：通常成人に，1日30μgを3回に分けて経口投与
- 後天性の腰部脊柱管狭窄症（SLR試験正常で，両側性の間欠跛行を呈する患者）に伴う自覚症状（下肢疼痛，下肢しびれ）および歩行能力の改善の場合：通常成人に，1日15μgを3回に分けて経口投与

◆ 体内動態
- $t_{max}=0.42$時間，$C_{max}=1.26$ pg/mL（5μg），$t_{1/2}=0.45$時間，AUC$=0.88$ pg・時/mL（5μg）
- α鎖のβ酸化，ω鎖末端の酸化，五員環の異性化，C-9位のカルボニル基の還元等を受けて代謝

◆ 警告
なし

◆ 患者への注意事項

副作用初期症状
- 倦怠感，食欲不振，発熱，黄疸，皮疹，吐き気・嘔吐，痒み［肝障害］

◆ 重大な副作用
肝機能障害，黄疸

◆ 相互作用（禁・慎）
慎 抗凝固薬，抗血小板薬，血栓溶解薬：出血傾向の増強

◆ 禁忌・慎重投与の患者
禁 妊婦または妊娠している可能性のある婦人［動物実験（妊娠サル，妊娠ラット静脈内投与）で子宮収縮作用が報告されており，またヒトにおける妊娠中の投与に関する安全性は確立していない］

慎 出血傾向［出血を助長］

使い分け・処方変更のポイント

同効薬

▶ プロスタグランジン製剤：ベラプロストナトリウム*（ドルナー®，プロサイリン®）

（＊：本書に該当項目あり）

他の同効薬と比べた本薬の特徴は？

▶ 経口のプロスタグランジンE_1誘導体である．

▶ 本薬は血管拡張作用，血流増加作用および血小板凝集抑制作用を有し，臨床的には閉塞性血栓血管炎に伴う潰瘍，疼痛および冷感などの虚血性諸症状に対する効果および後天性の腰部脊柱管狭窄症（SLR試験正常で，両側性の間欠跛行を呈する患者）に伴う自覚症状（下肢疼痛，下肢しびれ）および歩行能力に対する効果が認められている．

こんな症例に最適！

▶ 間欠性跛行肢などの**慢性的病態**．

本薬が適さない症例と対策（用法用量の調節，代替薬の選び方と処方変更時のポイント）

■ 急性期

▶ 臨床症状が強い場合や術後などの速効性を求める際には注射薬を使用する．

治療効果がみられなかった患者には？

▶ 間欠性跛行肢に対するエビデンスがある薬剤としてシロスタゾールがある．

▶ 間欠性跛行肢に対して，スタチン薬は内皮障害の改善によって跛行を軽減する可能性がある．

▶ 重症虚血肢の疼痛に対してはオピオイドや弱オピオイドなどを必要とすることが多い．

▶ 糖尿病合併患者では血糖値のコントロールが重要．

副作用が発現した患者には？

▶ 重大な副作用が起こった場合は，直ちに中止．必要に応じて，他の経口プロスタグランジン製剤への変更を検討（ただし，同じ副作用が起こる可能性があるので慎重に．また，適応症にも留意）．

［大野能之，鈴木洋史］

第5章 血管拡張薬

❶プロスタグランジン製剤

エポプロステノールナトリウム

💊 フローラン®

◆製剤・包装
- 静注用フローラン® 0.5 mg・1.5 mg

◆効能効果
- 肺動脈性肺高血圧症

◆用法用量

【投与開始時】
- 通常,成人には1分間あたり2 ng/kgの投与速度で精密持続点滴装置(シリンジポンプまたは輸液ポンプ)により,持続静脈内投与を開始.患者の状態(症状,血圧,心拍数,血行動態等)を十分観察しながら15分以上の間隔をおいて1〜2 ng/kg/分ずつ増量し,10 ng/kg/分までの範囲で最適投与速度を決定
- 最適投与速度の決定にあたり,増量時における潮紅(軽微なものを除く),頭痛,嘔気等の副作用の発現が重要な指標となる.このような症状が軽度でも認められた場合にはその後の増量を中止し,それらの症状が消失しない場合には15分以上の間隔をおいて2 ng/kg/分ずつ減量する

【継続投与】
- その後は最適投与速度で維持し,定期的に患者を観察し症状に応じて投与速度を適宜調節するが,その場合も患者の状態(症状,血圧,心拍数,血行動態等)を観察しながら15分以上の間隔をおいて1〜2 ng/kg/分ずつ増減

◆体内動態
- $t_{1/2} = 10.7$ 分

◆警告
- 過度の血圧低下,低血圧性ショック,徐脈,意識喪失・意識障害等の重大な副作用が認められているので,本薬の投与は患者の状態を十分観察しながら行う
- 本薬の使用にあたっては,添付文書を遵守
 (1) 本薬は常に専用溶解液のみで溶解し,他の注射剤等と配合しない.また,他の注射剤,輸液等を併用投与する場合は,混合せず別の静脈ラインから投与する[pHが低下し,安定性が損なわれ,本薬の有効成分の含量低下により投与量が不足する可能性がある.投与量の不足により十分な臨床効果が得られず,肺高血圧症状の悪化または再発をきたすおそれ]
 (2) 外国で長期投与後の急激な中止により死亡に至った症例が報告されているので,本薬を休薬または投与中止する場合は,徐々に減量する

◆患者への注意事項

副作用初期症状

- 息が苦しい,胸がゼーゼーする,咳・痰が出る,呼吸が速くなる,脈が速くなる[肺水腫]
- 動悸(胸がドキドキする),頻脈(脈が速くなる),手指のふるえ,食欲があるのに体重が減少する,汗が多い・暑がり,全身倦怠感(体がだるい),疲労感(疲れやすい),神経質で気分がイライラする,微熱[甲状腺機能亢進症]

> 生活との関係，食・OTCとの相互作用

- 長期間にわたって持続注入する際には注射部位からの感染，敗血症があらわれることがあるので，注射部位を常に清潔に保つ

◆重大な副作用

過度の血圧低下や過度の徐脈に引き続き，意識喪失等のショック状態（2.4%）
尿量減少（0.4%）
肺水腫（0.7%）
甲状腺機能亢進症（2%）

◆相互作用（禁・慎）

慎	降圧作用を有する薬剤：相互に降圧作用を増強
	抗凝固薬，抗血小板薬，血栓溶解薬：出血傾向の増強
	ジゴキシン：一過性であるが，ジゴキシンの血中濃度が上昇

◆禁忌・慎重投与の患者

禁	右心不全の急性増悪時（本薬の血管拡張作用により病態を悪化．カテコラミンの投与等の処置を行い，状態が安定するまでは投与しない）
	重篤な左心機能障害（本薬の血管拡張作用により，病態を悪化）
	重篤な低血圧（本薬の血管拡張作用により，病態を悪化）
	用量設定期（投与開始時）に肺水腫が増悪した患者
慎	高度に全肺血管抵抗が上昇（40 mmHg・分/L以上）[全肺血管抵抗が40 mmHg・分/L以上を示し原発性肺高血圧症の末期と考えられる症例で，重大な副作用（血圧低下および徐脈）を発現し死亡に至った報告がある]
	低血圧（収縮期血圧100 mmHg以下）の患者[本薬の血管拡張作用により，血圧をさらに低下]
	高齢者
	妊婦または妊娠している可能性のある患者
	小児等

使い分け・処方変更のポイント

同効薬

- プロスタグランジン製剤：ベラプロストナトリウム*（ドルナー®，プロサイリン®，ケアロード®LA，ベラサス®）
- PDE5阻害薬：シルデナフィルクエン酸塩*（レバチオ®）
- エンドセリン受容体拮抗薬：ボセンタン水和物*（トラクリア®）

（*：本書に該当項目あり）

他の同効薬と比べた本薬の特徴は？

- プロスタグランジンI_2製剤である．
- プロスタグランジンI_2は血管平滑筋および血小板の特異的受容体に結合し，細胞内のcAMP産生を促進することにより血管拡張作用および血小板凝集抑制作用を発現する．
- **肺動脈性肺高血圧症に対する内科的治療としては最も有効性の高い治療法**であり，WHOの肺高血圧症機能分類Ⅲ度およびⅣ度例の治療目的で使用される．

こんな症例に最適！

- 重症例，進行の速い例（WHOの肺高血圧症機能分類Ⅳ度例，Ⅲ度で進行する場合や他の薬剤の効果不十分の場合）．

本薬が適さない症例と対策 （用法用量の調節，代替薬の選び方と処方変更時のポイント）

■ WHOの肺高血圧症機能分類Ⅰ度およびⅡ度例

- WHOの肺高血圧症機能分類Ⅱ度からが治療対象であるが，Ⅱ度ではPDE5阻害薬のシルデナフィル（レバチオ®），プロスタグランジンI_2製剤のベラプロストナトリウム（ドルナー®，プロサイリン®，ケアロード®LA，ベラサス®），などが適応となる．

治療効果がみられなかった患者には？

- PDE5阻害薬のシルデナフィル（レバチオ®）やエンドセリン受容体拮抗薬のボセンタン（トラクリア®）を併用．

副作用が発現した患者には？

- エポプロステノール（フローラン®）を導入困難な場合は，PDE5阻害薬のシルデナフィル（レバチオ®）やエンドセリン受容体拮抗薬のボセンタン（トラクリア®）を開始．

［大野能之，鈴木洋史］

第5章 血管拡張薬

❷エンドセリン受容体拮抗薬

ボセンタン水和物

💊 トラクリア®

◆製剤・包装
- トラクリア®錠 62.5 mg

◆効能効果
- 肺動脈性肺高血圧症（WHO機能分類クラスⅢおよびⅣに限る）

◆用法用量
- 通常，成人には，投与開始から4週間は，1回62.5 mg，1日2回，朝夕食後に経口投与．投与5週目から，1回125 mg，1日2回，朝夕食後に経口投与．患者の症状，忍容性などに応じ適宜増減するが，最大1日250 mgまで

◆体内動態
- $t_{max}=4$時間，$C_{max}=1,748$ ng/mL，$t_{1/2}=5$時間，$AUC_{0-12}=6,996$ ng・時/mL（125 mg）
- 肝代謝型薬物
- **主にCYP2C9，CYP3A4で代謝**
- **CYP2C9およびCYP3A4を誘導**

◆警告
本薬投与により肝機能障害が発現するため，肝機能検査を必ず投与前に行い，投与中においても，少なくとも1カ月に1回実施する．投与開始3カ月間は2週に1回の検査が望ましい．肝機能検査値の異常が認められた場合はその程度および臨床症状に応じて，減量および投与中止など適切な処置をとる

◆患者への注意事項

副作用初期症状
- 倦怠感，食欲不振，発熱，黄疸，皮疹，吐き気・嘔吐，痒み［肝機能障害］
- 手足に点状出血，青あざができやすい，出血しやすい（歯ぐきの出血・鼻血・生理が止まりにくい）［血小板減少症］

生活との関係，食・OTCとの相互作用
- 避妊薬単独での避妊を避け，本薬投与開始前および投与期間中は，毎月妊娠検査を実施すること（動物実験で催奇形性の報告．また，経口避妊薬の血中濃度が低下し，避妊効果が得られないおそれ）
- セイヨウオトギリソウ含有食品を摂取しない（CYP3A4の誘導による吸収低下）
- グレープフルーツジュースを摂取しない（CYP3A4の阻害による血中濃度上昇）

◆重大な副作用

重篤な肝機能障害（1.3％）
汎血球減少，白血球減少，好中球減少，血小板減少，貧血

◆相互作用（禁・慎）

禁	シクロスポリン，タクロリムス：シクロスポリンのCYP3A4活性阻害作用および輸送蛋白質阻害による肝細胞への取り込み阻害により，本薬の血中濃度を上昇させる．タクロリムスは主にCYP3A4で代謝され，シクロスポリンと同等以上に本薬の血中濃度を上昇させる．また，本薬のCYP3A4誘導作用により，シクロスポリン，タクロリムスの血中濃度が低下
	グリベンクラミド：本薬との併用により，肝酵素値上昇の発現率が2倍に増加した．胆汁酸塩の排泄を競合的に阻害し，肝細胞内に胆汁酸塩の蓄積をもたらす．一部の胆汁酸塩の肝毒性作用により，二次的にトランスアミナーゼが上昇
慎	ワルファリン：本薬のCYP2C9およびCYP3A4誘導作用により，ワルファリンの血中濃度が低下．凝血能の変動に十分注意しながら，必要に応じ用量を調整する
	ケトコナゾールなどのCYP3A4阻害薬：本薬の血中濃度が上昇
	フルコナゾール：CYP2C9およびCYP3A4阻害作用により，本薬の血中濃度が上昇
	シンバスタチン，アトルバスタチンなどのHMG-CoA還元酵素阻害薬：本薬のCYP3A4またはCYP2C9誘導作用により，シンバスタチンおよびこれらの酵素により代謝されるスタチン製剤の血中濃度が低下
	リファンピシン：CYP2C9およびCYP3A4誘導作用により，本薬の血中濃度が低下
	プロスタグランジン系薬物（ベラプロストナトリウム，エポプロステノールナトリウム）：血圧低下を助長
	PDE5阻害薬（シルデナフィルクエン酸塩，バルデナフィル塩酸塩）：①本薬との併用により，血圧低下を助長．②本薬との併用により，PDE5阻害薬の血中濃度が低下（本薬のCYP3A4誘導作用）．③本薬との併用により，シルデナフィルの血中濃度が低下し（本薬のCYP3A4誘導作用），本薬の血中濃度が上昇（機序不明）
	HIV感染症治療薬（リトナビル等）：CYP3A4阻害作用により，本薬の血中濃度が上昇

◆禁忌・慎重投与の患者

禁	妊婦または妊娠している可能性のある婦人［動物実験で催奇形性が報告されている］
	中等度あるいは重度の肝障害［肝障害の増悪］
	シクロスポリン，タクロリムスの投与中（相互作用の項参照）
	グリベンクラミドの投与中（相互作用の項参照）
慎	投与開始前のAST，ALT値のいずれかまたは両方が基準値上限の3倍を超える患者［肝機能障害の増悪］
	高齢者
	低血圧の患者［血圧をさらに低下］

使い分け・処方変更のポイント

同効薬

- プロスタグランジン製剤：ベラプロストナトリウム*（ドルナー®, プロサイリン®, ケアロード®LA, ベラサス®), エポプロステノールナトリウム*（フローラン®）
- PDE5阻害薬：シルデナフィルクエン酸塩*（レバチオ®）

(*：本書に該当項目あり)

他の同効薬と比べた本薬の特徴は？

- ボセンタンは、ヒトで知られているエンドセリンのET_AとET_Bの両受容体に非選択的に結合するエンドセリン受容体拮抗薬である。両受容体を阻害することにより、ET-1の上昇に伴う種々の有害作用、特に血管収縮、細胞の増殖と肥大、細胞外マトリックスの形成等を抑制する。

こんな症例に最適！

- WHOの肺高血圧症機能分類Ⅲ度およびⅣ度例〔Ⅳ度であればエポプロステノールナトリウム（フローラン®）の導入を優先〕。

本薬が適さない症例と対策（用法用量の調節，代替薬の選び方と処方変更時のポイント）

■ WHOの肺高血圧症機能分類Ⅰ度

- WHOの肺高血圧症機能分類Ⅱ度からが治療対象である。

治療効果がみられなかった患者には？

- PDE5阻害薬のシルデナフィル（レバチオ®）やプロスタグランジンI_2製剤のベラプロストナトリウム（ドルナー®, プロサイリン®, ケアロード®LA, ベラサス®）の併用療法を考慮。
- エポプロステノールナトリウム（フローラン®）を併用。

副作用が発現した患者には？

- 本薬投与中に、ASTまたはALT値が基準値上限の3倍を超えた場合
  - AST/ALT値：＞3および≦5×ULN[※1]
    投与法と肝機能検査の実施時期：減量または投与を中止。その後少なくとも2週間ごとにAST, ALT値を測定し、それらが治療前値に回復した場合は、適宜投与を継続または再開[※2]。
  - AST/ALT値：＞5および≦8×ULN
    投与法と肝機能検査の実施時期：投与を中止。その後少なくとも2週間ごと

にAST，ALT値を測定し，それらが治療前値に回復した場合は，投与の再開[※2]を考慮．
・AST/ALT値：＞8×ULN
　投与法と肝機能検査の実施時期：投与を中止し再投与不可．
※1：ULN（基準値上限）
※2：再投与する場合は，開始用量から始める．AST，ALT値は3日以内に確認し，2週間後に再度確認後，上記の投与法と肝機能検査の実施時期を参考にして投与．

▶ AST，ALT値の上昇が肝障害の臨床症状，例えば，嘔気，嘔吐，発熱，腹痛，黄疸，嗜眠または疲労，インフルエンザ様症状（関節痛，筋痛，発熱）などを伴う場合，またはビリルビン値が基準値上限の2倍以上の場合は投与を中止．

▶ 体重40 kg未満の患者では忍容性を考慮し，投与5週目以降も1回62.5 mgを1日2回朝夕食後に経口投与するなど，増量は慎重に検討．

▶ 重篤で投与継続不可能な場合は，PDE5阻害薬のシルデナフィル（レバチオ®）などへの変更を考慮．

［大野能之，鈴木洋史］

第5章 血管拡張薬

❸ PDE5阻害薬

シルデナフィルクエン酸塩

● レバチオ®

◆ 製剤・包装
- レバチオ®錠 20 mg

◆ 効能効果
- 肺動脈性肺高血圧症

◆ 用法用量
- 通常，成人には1回20 mgを1日3回経口投与

◆ 体内動態
- C_{max} = 105 ng/mL，$t_{1/2}$ = 3.2時間，AUC_{0-12} = 231 ng・時/mL (25 mg)
- 肝代謝型薬物
- **主にCYP3A4で代謝**
- バイオアベイラビリティは41%

◆ 警告
- 本薬と硝酸薬あるいは一酸化窒素（NO）供与薬（ニトログリセリン，亜硝酸アミル，硝酸イソソルビド等）との併用により降圧作用が増強し，過度に血圧を下降させることがあるので，本薬投与の前に，硝酸薬あるいは一酸化窒素（NO）供与薬が投与されていないことを十分確認し，本薬投与中および投与後においても硝酸薬あるいは一酸化窒素（NO）供与薬が投与されないよう十分注意する
- ただし，肺動脈性肺高血圧症の治療において一酸化窒素吸入療法と本薬の併用が治療上必要と判断される場合は，緊急時に十分対応できる医療施設において，肺動脈性肺高血圧症の治療に十分な知識と経験をもつ医師のもとで，慎重に投与する

◆ 患者への注意事項

生活との関係，食・OTCとの相互作用

- 避妊薬単独での避妊を避け，本薬投与開始前および投与期間中は，毎月妊娠検査を実施（動物実験で催奇形性の報告．また，経口避妊薬の血中濃度が低下し，避妊効果が得られないおそれ）
- セイヨウオトギリソウ含有食品（CYP3A4の誘導による吸収低下）
- グレープフルーツジュース（CYP3A4の阻害による血中濃度上昇）

◆ 重大な副作用
なし

◆ 相互作用（禁・慎）

禁	硝酸薬およびNO供与薬：降圧作用を増強
	アミオダロン塩酸塩：QTc延長作用が増強
	リトナビル，ダルナビル，インジナビル，イトラコナゾール：CYP3A4阻害薬は本薬の代謝を阻害．リトナビルとの併用により，本薬のC_{max}およびAUCがそれぞれ3.9倍および10.5倍に増加

慎	CYP3A4阻害薬（サキナビル，エリスロマイシン，シメチジン，アタザナビル，ネルフィナビル，クラリスロマイシン，テリスロマイシン等）：CYP3A4阻害薬は本薬の代謝を阻害．サキナビル，エリスロマイシンおよびシメチジンとの併用により，本薬のC_{max}およびAUCがそれぞれ1.5～2.6倍および1.6～3.1倍に増加
	CYP3A4誘導薬（デキサメタゾン，フェニトイン，リファンピシン，カルバマゼピン，フェノバルビタール等）：誘導された代謝酵素により，本薬の代謝が促進され，血漿中濃度が低下
	ボセンタン：①本薬との併用により，血圧低下作用が増強．②ボセンタンとの併用により，本薬のC_{max}およびAUCがそれぞれ0.45倍および0.37倍に減少（代謝酵素誘導による）
	降圧薬，α遮断薬，カルペリチド：本薬の血管拡張作用により，降圧作用を増強
	ビタミンK拮抗薬（ワルファリン）：本薬は微小血管が豊富な鼻甲介の血流量を増加させるため，鼻出血の発現を増強

◆ **禁忌・慎重投与の患者**

禁	重度の肝機能障害（Child-Pugh Class C）
	硝酸薬およびNO供与薬の投与中（相互作用の項参照）
	アミオダロン塩酸塩の投与中（相互作用の項参照）
	リトナビル，ダルナビル，インジナビル，イトラコナゾールの投与中（相互作用の項参照）
慎	脳梗塞・脳出血または心筋梗塞の既往歴が最近6ヵ月以内
	出血性疾患または消化性潰瘍
	重度の腎機能障害（CCr＜30 mL/分）
	軽度または中等度の肝機能障害
	低血圧（血圧＜90/50 mmHg），体液減少，重度左室流出路閉塞，自律神経機能障害等
	網膜色素変性症
	高齢者
	陰茎の構造上欠陥（屈曲，陰茎の繊維化，Peyronie病等）
	鎌状赤血球貧血，多発性骨髄腫，白血病等

使い分け・処方変更のポイント

同効薬

- プロスタグランジン製剤：ベラプロストナトリウム*（ドルナー®，プロサイリン®，ケアロード®LA，ベラサス®），エポプロステノールナトリウム*（フローラン®）
- エンドセリン受容体拮抗薬：ボセンタン水和物*（トラクリア®）

（＊：本書に該当項目あり）

シルデナフィルクエン酸塩

他の同効薬と比べた本薬の特徴は？

- 肺血管平滑筋においてcGMP分解酵素であるPDE5を選択的に阻害することで，cGMP量を増加させ血管弛緩作用を発現．

こんな症例に最適！

- WHOの肺高血圧症機能分類Ⅱ度．

本薬が適さない症例と対策 (用法用量の調節，代替薬の選び方と処方変更時のポイント)

■ **WHOの肺高血圧症機能分類Ⅰ度**

- WHOの肺高血圧症機能分類Ⅱ度からが治療対象である．

治療効果がみられなかった患者には？

- エンドセリン受容体拮抗薬のボセンタン水和物（トラクリア®）やプロスタグランジンI_2製剤のベラプロストナトリウム（ドルナー®，プロサイリン®，ケアロード®LA，ベラサス®）との併用療法を考慮．
- エポプロステノールナトリウム（フローラン®）を併用．

副作用が発現した患者には？

- 重篤で投与継続不可能な場合は，エンドセリン受容体拮抗薬のボセンタン水和物（トラクリア®）などへの変更を考慮．

[大野能之，鈴木洋史]

第6章 狭心症治療薬

❶硝酸薬

ニトログリセリン

🔹 ニトロペン®，ミオコール®，ミリステープ®，ニトロダーム®，バソレーター®，ミリスロール®

◆製剤・包装
ニトログリセリン舌下錠 0.3 mg「NK」／ニトロペン® 舌下錠 0.3 mg／ミオコール® スプレー 0.3 mg／ミリステープ® 5 mg／ニトロダーム® TTS® 25 mg／バソレーター® テープ 27 mg／ミリスロール® 注 1 mg/2 mL・5 mg/10 mL・25 mg/50 mL・50 mg/100 mL

◆効能効果
- [舌下錠] 狭心症，心筋梗塞，心臓喘息，アカラジアの一時的緩解
- [スプレー] 狭心症発作の寛解
- [テープ] 狭心症，[テープ 5 mgのみ] 急性心不全（慢性心不全の急性増悪期を含む）
- [注] 不安定狭心症，急性心不全（慢性心不全の急性増悪期を含む），手術時の低血圧維持，手術時の異常高血圧の救急処置

◆用法用量
- [舌下錠] 1回1～2錠を舌下．狭心症では数分で効果不十分の場合は1～2錠を追加．1回の発作で3錠まで
- [スプレー] 1回1噴霧を舌下．効果不十分の場合は1噴霧を追加
- [テープ 5 mg] 1回1枚を12時間ごと貼付
- [テープ 27 mg/TTS] 1回1枚を1日1回貼付．効果不十分の場合は2枚
- [注] そのまま，または生食，5％糖液，リンゲル液で0.005～0.05％（50～500 μg/mL）に希釈し点滴静注．不安定狭心症では0.1～0.2 μg/kg/分で開始，モニター下で約5分ごと0.1～0.2 μg/kg/分ずつ増量，1～2 μg/kg/分で維持．効果不十分の場合は20～40 μg/kgを1時間ごと1～3分で緩徐静注を併用．急性心不全では0.05～0.1 μg/kg/分で開始，モニター下で5～15分ごと0.1～0.2 μg/kg/分ずつ増量，最適点滴速度で維持
- 注射剤は塩化ビニルへの吸着，アルカリ性溶液（≧pH10）やアスコルビン酸による含量低下に注意
- テープ，TTSでの休薬は他薬との併用下で徐々に減量

◆体内動態
- t_{max}＝4分［舌下錠/スプレー］，2時間［テープ 5 mg］，3.6時間［テープ 27 mg］，1時間以降一定［TTS］，投与終了直後［注］
- $t_{1/2}$＝数分
- 脱ニトロ化やグルクロン酸抱合される肝代謝型薬物
- 舌下・経皮投与により初回通過効果を免れる．内服は無効

◆警告
なし

◆患者への注意事項

副作用初期症状
- めまい，立ちくらみ［起立性低血圧］（座って舌下投与．立ちくらみやめまいで気分が悪くなったら，足を高くして横になるか，座って頭を低くして回復を待つ）
- 頭痛（続ければ起こらなくなる）
- 貼付部位のかぶれ（毎回場所を変える）
- 舌下錠は舌がピリピリする
- スプレーにはエタノールが含まれるので過敏症に注意

生活との関係，食・OTCとの相互作用
- 投与後安定するまでは運転等をしない
- 飲酒により血圧が過度に低下することがある

製剤・包装の問題
- 瓶入り舌下錠は涼しいところに保管し，フタは固く閉める．フタを開けてから3カ月で効果が低下
- テープ，TTSは自動体外式除細動器（AED）の電極パッドの場所（右鎖骨すぐ下と左脇下のろっ骨最下部）を避けて貼る
- 錠/テープのニトログリセリンはきわめて微量で爆発の心配はない

◆重大な副作用

［注］	急激な血圧低下（1.6％）
［注］	心拍出量低下（0.1％未満）

◆相互作用（禁・慎）

禁	シルデナフィル，バルデナフィル，タダラフィル：過度に血圧低下
慎	Ca拮抗薬，ACE阻害薬，β遮断薬，利尿薬，三環系抗うつ薬，抗精神病薬など：血圧低下が増強
	他の硝酸・亜硝酸エステル系薬物：頭痛・血圧低下等が増強
	［舌下・経皮］NSAIDs：血管拡張作用が減弱
	［舌下・経皮］アルコール摂取：血圧低下作用が増強
	［注］パンクロニウムの神経筋遮断効果を延長
	［注］ヘパリンの作用を減弱

◆禁忌・慎重投与の患者

禁	重篤な低血圧，心原性ショック〔注射剤は（慎）〕［症状悪化］
	閉塞隅角緑内障［眼圧上昇］
	頭部外傷，脳出血〔注射剤は（慎）〕［頭蓋内圧上昇］
	高度の貧血［貧血症状悪化］
	硝酸・亜硝酸エステル系薬剤に対する過敏症
慎	舌下・経皮は低血圧，原発性肺高血圧症，閉塞性肥大型心筋症，心筋梗塞急性期
	静注は新生児・乳幼児，高齢者，メトヘモグロビン血症，肝障害

使い分け・処方変更のポイント

同効薬

- 硝酸薬：硝酸イソソルビド*（ニトロール®,フランドル®）,一硝酸イソソルビド*（アイトロール®）
- その他の冠血管拡張薬：ニコランジル*（シグマート®）
- Ca拮抗薬
- β遮断薬　　　　　　　　　　　　　　　　　（＊：本書に該当項目あり）

他の同効薬と比べた本薬の特徴は？

- **生体内でNO（一酸化窒素）を放出**する．NOはグアニル酸シクラーゼ活性化によりcGMPを増加させ，細胞内Ca濃度の低下により血管平滑筋を弛緩させる．RhoA/Rhoキナーゼ系抑制の関与も示唆されている．

- **末梢静脈系を強く拡張**することで前負荷を軽減するとともに，弱いながらも末梢動脈系を拡張することで後負荷も軽減し，心仕事量を減少させる．

- 冠動脈を拡張してスパズム（攣縮）を防ぐとともに，側副血行路を増強する．太い冠動脈を拡張するため，**coronary steal現象を起こさない**．

- **硝酸薬は狭心症全般**，Ca拮抗薬は主に冠攣縮による安静時狭心症，β遮断薬は主に器質的狭窄による労作性狭心症に用いられる．

- 血管拡張作用により，**頭痛，血圧低下，動悸，顔面のほてり**などの副作用が起こる．

- **血圧低下作用はニトログリセリン＞硝酸イソソルビド＞ニコランジル**とされる．

- 初回通過効果が大きく，内服は無効である．

- 胸痛発作に用いる舌下錠・スプレーは，硝酸イソソルビドよりも**作用発現は速いが，作用持続時間は短い．スプレーは舌下に噴霧**する（口腔内噴霧では吸収が低下する）．

- ニトログリセリン舌下錠はニトログリセリンの強い揮散性のため，**開放状態では急速に含有率が低下**する．ニトロペン®舌下錠は揮散性が少なく，**室温でも安定**な製剤である．

こんな症例に最適！

- **胸痛発作の寛解に舌下錠，スプレーを用いる**[1〜5]．**口腔乾燥の強い高齢者や舌下投与が困難な患者にはスプレーが最適**．

- 発作が誘発される労作（食事，入浴，排便など）の前に速効型製剤が予防的に投与される．

ニトログリセリン

- ▶ **発作の予防に経皮吸収製剤**を用いる[1～5]．経口投与が困難な患者にも使用可能．
- ▶ 冠攣縮性狭心症での早朝の発作予防は夜間貼付し日中剥がす，労作性狭心症の予防は日中貼付し夜間剥がすなど耐性防止を考慮する．
- ▶ 心筋梗塞の急性期で肺うっ血や高血圧のある場合に静注が用いられる[3]．
- ▶ 急性心不全（慢性心不全の急性増悪期を含む）の肺水腫に用いられる[5]．

本薬が適さない症例と対策 （用法用量の調節，代替薬の選び方と処方変更時のポイント）

■ 重篤な低血圧，心原性ショック／閉塞隅角緑内障／頭部外傷，脳出血／高度の貧血

- ▶ 発作の寛解に代替薬はない．より血圧低下作用の弱いニコランジルや硝酸イソソルビドを考慮．

■ PDE5阻害薬（シルデナフィル，バルデナフィル，タダラフィル）服用患者

- ▶ これらを服用後24時間は本薬を使用しない．また，本薬使用中はこれらを使用させない．

■ 血圧の低い患者

- ▶ 投与量を減量するか，より血圧低下作用の弱いニコランジルや硝酸イソソルビドを用いる．

治療効果がみられなかった患者には？

- ▶ 胸痛発作で舌下やスプレーで効果がみられない場合は，すぐに受診させる．静脈内投与でも改善しない場合はモルヒネを用いる．
- ▶ 発作の予防でCa拮抗薬やβ遮断薬とともに硝酸薬を使用している場合は，さらにニコランジルを併用．経皮的冠動脈インターベンション（PCI）や冠動脈バイパス術（CABG）も考慮．

副作用が発現した患者には？

- ▶ 頭痛はしばらく服用を続けると起こらなくなることが多い．鎮痛薬の併用で対応．
- ▶ 血圧低下が顕著な場合は減量するか，血圧低下作用が弱いニコランジルへの変更を検討．
- ▶ 経皮吸収製剤は過敏症を防ぐために毎回貼付場所を変える．過敏症状に対しては非ステロイド性抗炎症薬やステロイドの軟膏で対応．

◆ 文 献

1) 循環器病の診断と治療に関するガイドライン．冠攣縮性狭心症の診断と治療に関するガイドライン <http://www.j-circ.or.jp/guideline/pdf/JCS2008_ogawah_h.pdf>
2) 循環器病の診断と治療に関するガイドライン．急性冠症候群の診療に関するガイドライン（2007年改訂版）<http://www.j-circ.or.jp/guideline/pdf/JCS2007_yamaguchi_h.pdf>
3) 循環器病の診断と治療に関するガイドライン．急性心筋梗塞（ST上昇型）の診療に関するガイドライン <http://www.j-circ.or.jp/guideline/pdf/JCS2008_takano_h.pdf>
4) 循環器病の診断と治療に関するガイドライン．心筋梗塞二次予防に関するガイドライン（2011年改訂版）<http://www.j-circ.or.jp/guideline/pdf/JCS2011_ogawah_h.pdf>
5) 循環器病の診断と治療に関するガイドライン．急性心不全治療ガイドライン（2011年改訂版）<http://www.j-circ.or.jp/guideline/pdf/JCS2011_izumi_h.pdf>

[佐藤宏樹，澤田康文]

第6章 狭心症治療薬
❶硝酸薬

硝酸イソソルビド
💊 ニトロール®，フランドル®

◆製剤・包装
ニトロール®錠 5 mg／ニトロール® R カプセル 20 mg／ニトロール® スプレー 1.25 mg／ニトロール® 注 5 mg／ニトロール® 注 5 mg シリンジ／ニトロール® 点滴静注 50 mg バッグ・100 mg バッグ／ニトロール® 持続静注 25 mg シリンジ／フランドル® 錠 20 mg／フランドル® テープ 40 mg

◆効能効果
- [錠/カプセル/テープ] 狭心症，心筋梗塞（[錠 5 mg 以外] 急性期を除く），その他の虚血性心疾患（錠 5 mg 以外は発作寛解には不適）
- [スプレー] 狭心症発作の寛解
- [注] 不安定狭心症，急性心不全（慢性心不全の急性増悪期を含む），[注 5 mg] 冠動脈造影時の冠攣縮寛解

◆用法用量
- [錠 5 mg] 1 回 5～10 mg を 1 日 3～4 回経口または舌下．狭心症発作時は 1 回 5～10 mg を舌下
- [錠 20 mg/カプセル] 1 回 20 mg を 1 日 2 回経口
- [テープ] 1 回 1 枚を 24 時間または 48 時間ごとに胸，上腹，背のいずれかに貼付
- [スプレー] 1 回 1 噴霧を口腔内噴霧．効果不十分の場合は 1 回 1 噴霧にかぎり追加
- [注] 急性心不全では 1.5～8 mg/時を点滴または持続静注．最大 10 mg/時まで．不安定狭心症では 2～5 mg/時を点滴または持続静注．5 mg 製剤はそのまま，または生食，5％糖液で 0.05～0.001％に希釈
- 20 mg 経口製剤，テープ製剤での休薬は他薬との併用下で徐々に減量
- 注射剤はポリ塩化ビニルへの吸着に注意

◆体内動態
- t_{max} = 7.7 分 [スプレー]，18.2 分 [舌下]，25.6 分 [5 mg 経口]，3～4 時間 [20 mg 経口]，13 時間 [テープ]，投与終了直後 [注]
- $t_{1/2}$ = 1～2 時間
- 脱ニトロ化で活性代謝物の一硝酸イソソルビドに代謝．脱ニトロ化やグルクロン酸抱合される肝代謝型薬物

◆警告
なし

◆患者への注意事項
副作用初期症状
- 立ちくらみやめまいで気分が悪くなったら，足を高くして横になるか，座って頭を低くして回復を待つ
- スプレーにはエタノールが含まれるので過敏症に注意
- 頭痛（続ければ起こらなくなる）
- 貼付部位のかぶれ（毎回場所を変える）

生活との関係, 食・OTCとの相互作用

- 頭痛やめまいなどの副作用があらわれたら運転等をしない
- 飲酒により血圧が過度に低下することがある

製剤・包装の問題

- スプレーの初回使用時は2〜3回, 3日以上間隔をあけたら1回, 容器を立てた状態で空吹きする
- 錠 20 mgは噛まずに服用

◆重大な副作用

| [注] ショック (0.1〜5%未満) |
| [注] 冠動脈造影時の冠攣縮寛解に際して心室細動などの危険な不整脈 (0.1%未満) |

◆相互作用(禁・慎)

禁	シルデナフィル, バルデナフィル, タダラフィル:過度に血圧低下
慎	利尿薬, 血管拡張薬, 他の硝酸・亜硝酸エステル系薬物:血圧低下が増強
	[注以外] アルコール摂取:血圧低下が増強

◆禁忌・慎重投与の患者

禁	重篤な低血圧, 心原性ショック [症状悪化]
	閉塞隅角緑内障 [眼圧上昇]
	頭部外傷, 脳出血 [頭蓋内圧上昇]
	硝酸・亜硝酸エステル系薬剤に対する過敏症
	[錠/カプセル/スプレー/テープ] 高度な貧血 [貧血症状悪化]
	[注] Eisenmenger症候群, 原発性肺高血圧症, 右室梗塞, 脱水症状 [血圧低下によりショック]
	[注] 神経循環無力症 [効果不定]
慎	[錠 5 mg/スプレー] 低血圧, 心筋梗塞急性期, 原発性肺高血圧症, 肥大型閉塞性心筋症
	[錠 20 mg/カプセル/テープ] 低血圧, 原発性肺高血圧症, 肥大型閉塞性心筋症, 肝障害, 高齢者
	[注] 低血圧, 左室充満圧の低い患者

使い分け・処方変更のポイント

同効薬

- 硝酸薬:**ニトログリセリン***(ニトロペン®, ミオコール®, ミリステープ®, ニトロダーム®, バソレーター®, ミリスロール®), **一硝酸イソソルビド***(アイトロール®)
- その他の冠血管拡張薬:**ニコランジル***(シグマート®)

- ▶ Ca拮抗薬
- ▶ β遮断薬

(＊：本書に該当項目あり)

他の同効薬と比べた本薬の特徴は？

- ▶ **生体内でNO（一酸化窒素）を放出**する．NOはグアニル酸シクラーゼ活性化によりcGMPを増加させ，細胞内Ca濃度の低下により血管平滑筋を弛緩させる．RhoA/Rhoキナーゼ系抑制の関与も示唆されている．
- ▶ **末梢静脈系を強く拡張**することで前負荷を軽減するとともに，弱いながらも末梢動脈系を拡張することで後負荷も軽減し，心仕事量を減少させる．
- ▶ 冠動脈を拡張してスパズム（攣縮）を防ぐとともに，側副血行路を増強する．太い冠動脈を拡張するため，**coronary steal現象を起こさない**．
- ▶ **硝酸薬は狭心症全般**，Ca拮抗薬は主に冠攣縮による安静時狭心症，β遮断薬は主に器質的狭窄による労作性狭心症に用いられる．
- ▶ 血管拡張作用により，**頭痛，血圧低下，動悸，顔面のほてり**などの副作用が起こる．
- ▶ **血圧低下作用はニトログリセリン＞硝酸イソソルビド＞ニコランジル**とされる．
- ▶ 胸痛発作に用いる錠・スプレーは，ニトログリセリンよりも**作用発現は遅いが，作用持続時間は長い．スプレーは口腔内に噴霧する**（舌下でなくてもよい）．
- ▶ 経口投与でも用いられるが，初回通過効果が大きい．
- ▶ テープ製剤は心不全に適応外で用いられる．
- ▶ 心筋梗塞後の慢性期における予後を改善しないものの，悪化もさせない．

こんな症例に最適！

- ▶ 胸痛発作の寛解に舌下錠，スプレーを用いる[1〜5]．**口腔乾燥の強い高齢者や舌下投与が困難な患者にはスプレーが最適**．
- ▶ 発作が誘発される労作（食事，入浴，排便）の前に速効型製剤が予防的に投与される．
- ▶ **発作の予防に徐放性製剤や経皮吸収製剤**を用いる[1〜5]．経皮吸収製剤は経口投与が困難な患者にも使用可能．
- ▶ 冠攣縮性狭心症での早朝の発作予防は夜間貼付し日中剥がす，労作性狭心症の予防は日中貼付し夜間剥がす，1日2回の経口投与を12時間ごとにしないなどの耐性防止を考慮する．
- ▶ 心筋梗塞の急性期で肺うっ血や高血圧のある場合に静注が用いられる[3]．
- ▶ 急性心不全（慢性心不全の急性増悪期を含む）の肺水腫に用いられる[5]．

本薬が適さない症例と対策（用法用量の調節，代替薬の選び方と処方変更時のポイント）

■ 重篤な低血圧，心原性ショック／閉塞隅角緑内障／頭部外傷，脳出血／高度の貧血
▶ 発作の寛解に代替薬はない．より血圧低下作用の弱いニコランジルを考慮．

■ PDE5阻害薬（シルデナフィル，バルデナフィル，タダラフィル）服用患者
▶ これらを服用後24時間は本薬を使用しない．また，本薬使用中はこれらを使用させない．

■ 血圧の低い患者
▶ 投与量を減量するか，より血圧低下作用の弱いニコランジルを用いる．

治療効果がみられなかった患者には？

▶ 胸痛発作で舌下やスプレーで効果がみられない場合は，すぐに受診させる．静脈内投与でも改善しない場合はモルヒネを用いる．

▶ 発作の予防でCa拮抗薬やβ遮断薬とともに硝酸薬を使用している場合は，さらにニコランジルを併用．経皮的冠動脈インターベンション（PCI）や冠動脈バイパス術（CABG）も考慮．

副作用が発現した患者には？

▶ 頭痛はしばらく服用を続けると起こらなくなることが多い．鎮痛薬の併用で対応．

▶ 血圧低下が顕著な場合は減量するか，血圧低下作用が弱いニコランジルへの変更を検討．

▶ 経皮吸収製剤は過敏症を防ぐために毎回貼付場所を変える．過敏症状に対しては非ステロイド性抗炎症薬やステロイドの軟膏で対応．

◆ 文 献
1）循環器病の診断と治療に関するガイドライン．冠攣縮性狭心症の診断と治療に関するガイドライン <http://www.j-circ.or.jp/guideline/pdf/JCS2008_ogawah_h.pdf>
2）循環器病の診断と治療に関するガイドライン．急性冠症候群の診療に関するガイドライン（2007年改訂版）<http://www.j-circ.or.jp/guideline/pdf/JCS2007_yamaguchi_h.pdf>
3）循環器病の診断と治療に関するガイドライン．急性心筋梗塞（ST上昇型）の診療に関するガイドライン <http://www.j-circ.or.jp/guideline/pdf/JCS2008_takano_h.pdf>
4）循環器病の診断と治療に関するガイドライン．心筋梗塞二次予防に関するガイドライン（2011年改訂版）<http://www.j-circ.or.jp/guideline/pdf/JCS2011_ogawah_h.pdf>
5）循環器病の診断と治療に関するガイドライン．急性心不全治療ガイドライン（2011年改訂版）<http://www.j-circ.or.jp/guideline/pdf/JCS2011_izumi_h.pdf>

[佐藤宏樹，澤田康文]

第6章 狭心症治療薬

❶硝酸薬

一硝酸イソソルビド

● アイトロール®

◆ 製剤・包装
アイトロール® 錠 10 mg・20 mg

◆ 効能効果
- 狭心症（発作寛解には不適）

◆ 用法用量
- 1回20 mgを1日2回経口，効果不十分の場合は1回40 mgを1日2回
- 労作性狭心症，労作性兼安静時狭心症で重症の場合は1回40 mgを1日2回
- 休薬は他薬との併用下で徐々に減量

◆ 体内動態
- $t_{max} = 1.5 \sim 2$ 時間，$t_{1/2} = 5 \sim 6$ 時間
- 脱ニトロ化やグルクロン酸抱合される肝代謝型薬物
- 初回通過効果を受けにくい

◆ 警告
なし

◆ 患者への注意事項

副作用初期症状
- 全身がだるい，食欲がない，皮膚や白目が黄色くなる［肝機能障害，黄疸］
- 立ちくらみやめまいで気分が悪くなったら，足を高くして横になるか，座って頭を低くして回復を待つ
- 頭痛（続ければ起こらなくなる）
- 貼付部位のかぶれ（毎回場所を変える）

生活との関係，食・OTCとの相互作用
- 頭痛やめまいなどの副作用があらわれたら運転等をしない
- 飲酒により血圧が過度に低下することがある

◆ 重大な副作用

肝機能障害，黄疸

◆ 相互作用（禁・慎）

禁	シルデナフィル，バルデナフィル，タダラフィル：過度に血圧低下
慎	利尿薬，血管拡張薬，硝酸・亜硝酸エステル系薬剤：血圧低下が増強
	［舌下・経皮］アルコール摂取：血圧低下が増強

◆ 禁忌・慎重投与の患者

禁	重篤な低血圧，心原性ショック［症状悪化］
	閉塞隅角緑内障［眼圧上昇］

	頭部外傷，脳出血［頭蓋内圧上昇］
	高度の貧血［貧血症状悪化］
	硝酸・亜硝酸エステル系薬剤に対する過敏症
慎	低血圧，原発性肺高血圧症，肥大型閉塞性心筋症，肝障害，高齢者

使い分け・処方変更のポイント

同効薬

- 硝酸薬：ニトログリセリン*（ニトロペン®，ミオコール®，ミリステープ®，ニトロダーム®，バソレーター®，ミリスロール®），硝酸イソソルビド*（ニトロール®，フランドル®）
- その他の冠血管拡張薬：ニコランジル*（シグマート®）
- Ca拮抗薬
- β遮断薬　　　　　　　　　　　　　　　　　　　　　（＊：本書に該当項目あり）

他の同効薬と比べた本薬の特徴は？

- **生体内でNO（一酸化窒素）を放出**する．NOはグアニル酸シクラーゼ活性化によりcGMPを増加させ，細胞内Ca濃度の低下により血管平滑筋を弛緩させる．RhoA/Rhoキナーゼ系抑制の関与も示唆されている．
- **末梢静脈系を強く拡張**することで前負荷を軽減するとともに，弱いながらも末梢動脈系を拡張することで後負荷も軽減し，心仕事量を減少させる．
- 冠動脈を拡張してスパズム（攣縮）を防ぐとともに，側副血行路を増強する．太い冠動脈を拡張するため，**coronary steal現象を起こさない**．
- **硝酸薬は狭心症全般**，Ca拮抗薬は主に冠攣縮による安静時狭心症，β遮断薬は主に器質的狭窄による労作性狭心症に用いられる．
- 血管拡張作用により，**頭痛，血圧低下，動悸，顔面のほてり**などの副作用が起こる．
- **血圧低下作用はニトログリセリン＞硝酸イソソルビド＞ニコランジルとされる**．
- 初回通過効果を受けず，経口投与で安定した血中濃度を得られるが，**作用発現が遅く，胸痛発作の寛解には適さない**．

こんな症例に最適！

- **胸痛発作の予防**に用いる[1〜5]．**半減期が長く，血中濃度も安定**しているため，胸痛発作の予防の経口製剤のなかでも用いやすい．1日2回の経口投与を12時間ごとにしないなどの耐性防止を考慮する．

本薬が適さない症例と対策 (用法用量の調節, 代替薬の選び方と処方変更時のポイント)

■ 重篤な低血圧, 心原性ショック/閉塞隅角緑内障/頭部外傷, 脳出血/高度の貧血

▶ 発作の寛解に代替薬はない. より血圧低下作用の弱いニコランジルを考慮.

■ PDE5阻害薬 (シルデナフィル, バルデナフィル, タダラフィル) 服用患者

▶ これらを服用後24時間は本薬を使用しない. また, 本薬使用中はこれらを使用させない.

■ 血圧の低い患者

▶ 投与量を減量するか, より血圧低下作用の弱いニコランジルを用いる.

治療効果がみられなかった患者には?

▶ 発作の予防でCa拮抗薬やβ遮断薬とともに硝酸薬を使用している場合は, さらにニコランジルを併用. 経皮的冠動脈インターベンション (PCI) や冠動脈バイパス術 (CABG) も考慮.

副作用が発現した患者には?

▶ 頭痛はしばらく服用を続けると起こらなくなることが多い. 鎮痛薬の併用で対応.

▶ 血圧低下が顕著な場合は減量するか, 血圧低下作用が弱いニコランジルへの変更を検討.

◆ 文 献

1) 循環器病の診断と治療に関するガイドライン. 冠攣縮性狭心症の診断と治療に関するガイドライン <http://www.j-circ.or.jp/guideline/pdf/JCS2008_ogawah_h.pdf>
2) 循環器病の診断と治療に関するガイドライン. 急性冠症候群の診療に関するガイドライン (2007年改訂版) <http://www.j-circ.or.jp/guideline/pdf/JCS2007_yamaguchi_h.pdf>
3) 循環器病の診断と治療に関するガイドライン. 急性心筋梗塞 (ST上昇型) の診療に関するガイドライン <http://www.j-circ.or.jp/guideline/pdf/JCS2008_takano_h.pdf>
4) 循環器病の診断と治療に関するガイドライン. 心筋梗塞二次予防に関するガイドライン (2011年改訂版) <http://www.j-circ.or.jp/guideline/pdf/JCS2011_ogawah_h.pdf>
5) 循環器病の診断と治療に関するガイドライン. 急性心不全治療ガイドライン (2011年改訂版) <http://www.j-circ.or.jp/guideline/pdf/JCS2011_izumi_h.pdf>

[佐藤宏樹, 澤田康文]

第6章 狭心症治療薬
❷その他の冠血管拡張薬

ジピリダモール

ペルサンチン®, アンギナール®

◆製剤・包装
ペルサンチン®錠 12.5 mg・25 mg・100 mg／ペルサンチン®-L カプセル 150 mg／ペルサンチン®静注 10 mg／アンギナール®錠 12.5 mg・25 mg／アンギナール®散 12.5％

◆効能効果
- [錠（12.5 mg, 25 mg）/散/静注] 狭心症, 心筋梗塞（[錠/散] 急性期を除く）, その他の虚血性心疾患, うっ血性心不全
- [錠（25 mg, 100 mg）/Lカプセル] ワルファリン併用による心臓弁置換術後の血栓・塞栓の抑制, ステロイド抵抗性ネフローゼ症候群における尿蛋白減少

◆用法用量
【狭心症ほか】
- [錠／散] 1回25 mgを1日3回経口
- [静注] 1回10 mgを1日1～3回徐々に静注. 他剤との混合不可

【血栓・塞栓／尿蛋白】
- [錠] 1回100 mgを1日3～4回経口
- [Lカプセル] 1回150 mgを1日2回経口
- 尿蛋白減少の目的では4週間を目標に投与し, 尿蛋白量を測定し継続可否検討

◆体内動態
- t_{max}＝投与直後 [静注], 0.5～2時間 [錠], 2～4時間 [カプセル]
- $t_{1/2}$＝0.5～1.5時間
- グルクロン酸抱合を受け, 胆汁中に排泄される肝消失型薬物

◆警告
なし

◆患者への注意事項

副作用初期症状
- 胸の痛み, 圧迫感, 冷や汗 [狭心症状の悪化]
- 黒い点や虫のような物が見える, 便が黒い, 頭痛, 吐き気 [出血傾向]
- 皮下出血, 歯ぐきの出血, 鼻血 [血小板減少]
- 発作的な息切れ, 眼や唇の周りの腫れ [過敏症]

製剤・包装の問題
- カプセル剤は吸湿性があるので, 服用直前にシートから取り出す

◆重大な副作用

狭心症状の悪化（0.1％未満）
眼底出血, 消化管出血, 脳出血などの出血傾向
血小板減少

	気管支痙攣,血管浮腫,アナフィラキシー様症状などの過敏症

◆相互作用（禁・慎）

禁	アデノシン:完全房室ブロック,心停止等が発現.少なくとも 12 時間の間隔をおく
慎	テオフィリン,アミノフィリン:作用が減弱
	アデノシン三リン酸二ナトリウム:心臓血管に対する作用が増強
	降圧薬:降圧作用が増強
	ダビガトラン,ヘパリンなどの抗凝固薬:出血作用が増強

◆禁忌・慎重投与の患者

禁	本薬に対する過敏症
慎	低血圧,重篤な冠動脈疾患(不安定狭心症,亜急性心筋梗塞,左室流出路狭窄,心代償不全等),[静注のみ]心筋梗塞急性期

使い分け・処方変更のポイント

同効薬

- ジラゼプ塩酸塩水和物（コメリアン®）
- アスピリン*（バイアスピリン®,バファリン配合錠A81）,チクロピジン塩酸塩*（パナルジン®）,クロピドグレル硫酸塩*（プラビックス®）,シロスタゾール*（プレタール®） (*:本書に該当項目あり)

他の同効薬と比べた本薬の特徴は？

- プロスタサイクリン放出促進作用,トロンボキサン A_2 合成抑制作用,アデニル酸シクラーゼ活性増強作用,cAMP/cGMPホスホジエステラーゼ抑制作用などにより**抗血小板作用**を示し,それにより**尿蛋白減少作用**も示す.

- 短期的に蛋白尿を減少させるが,長期投与による腎機能障害の進行抑制効果については明らかではない[1].

- 血液中アデノシンの赤血球,血管壁への再取り込みを抑制し,血液中アデノシン濃度を上昇させることにより冠動脈を拡張する.

- 狭窄部位以外の冠動脈も拡張するため,**coronary steal現象を起こす**.そのため,**狭心症の治療にはほとんど用いられず**,薬剤負荷試験（適応外）に用いられる.

- **虚血性心疾患では,単独で用いてはならない.**

こんな症例に最適！

- アスピリンが禁忌の患者に対しては，人工弁置換術後の血栓・塞栓の抑制において，ワルファリンと併用する抗血小板薬として本薬が用いられる[2]．
- 心筋梗塞後の慢性期において，アスピリンとの併用で用いられる[2]．
- 川崎病冠動脈後遺症合併症の管理にアスピリンとの併用で用いられる（適応外）．
- 錠剤の嚥下が困難な患者では，後発医薬品アンギナール®の散剤が適している．

本薬が適さない症例と対策（用法用量の調節，代替薬の選び方と処方変更時のポイント）

■ 虚血性心疾患

- 単独で用いない．虚血性心疾患で適切な治療が行われていることを確認し，他の抗血小板薬と併用する．尿蛋白減少目的では，ジラゼプを用いる．

治療効果がみられなかった患者には？

- 尿蛋白減少目的では，増量もしくはジラゼプへの変更を考慮．
- 血栓塞栓抑制目的では，他の抗血小板薬（アスピリン，チクロピジン，シロスタゾールなど）を併用もしくは代替とする．

副作用が発現した患者には？

- 重篤な出血性合併症が認められた場合には，休薬や一般的な止血処置を行う．
- 狭心症状の悪化が認められた場合には休薬し，他の抗血小板薬やジラゼプへの変更を考慮．

◆ 文 献

1) 「エビデンスに基づく CKD 診療ガイドライン 2009」（日本腎臓学会 編），東京医学社，2009
2) 循環器病の診断と治療に関するガイドライン．循環器疾患における抗凝固・抗血小板療法に関するガイドライン（2009年改訂版）<http://www.j-circ.or.jp/guideline/pdf/JCS2009_hori_h.pdf>

[佐藤宏樹，澤田康文]

第6章 狭心症治療薬

❷その他の冠血管拡張薬

ニコランジル

● シグマート®

◆製剤・包装
シグマート® 錠 2.5 mg・5 mg／シグマート® 注 2 mg・12 mg・48 mg

◆効能効果
- ［錠］狭心症
- ［注］不安定狭心症，急性心不全（慢性心不全の急性増悪期を含む）

◆用法用量
- ［錠］1回5 mgを1日3回経口
- ［注］不安定狭心症では生食，5％糖液で0.01〜0.03％に希釈し，2 mg/時で点滴静注．最高6 mg/時．急性心不全では生食，5％糖液で0.04〜0.25％に希釈し，0.2 mg/kgを5分で静注，その後0.2 mg/kg/時で持続静注．0.05〜0.2 mg/kg/時で調整

◆体内動態
- t_{max} = 0.5時間［錠］，点滴静注終了時［注］
- $t_{1/2}$ = 10〜30分
- 主に脱ニトロ化される肝代謝型薬物

◆警告
なし

◆患者への注意事項

副作用初期症状
- 全身がだるい，食欲がない，皮膚や白目が黄色くなる［肝機能障害，黄疸］
- 手足の点状出血，あざができる，出血しやすい［血小板減少］
- 口内炎，口の中のただれ［口内潰瘍］
- 痛みのある斑点が舌にできる［舌潰瘍］
- 肛門の周りにかぶれ，ただれができる［肛門潰瘍］
- 腹の痛み，便に血が混じる［消化管潰瘍］

生活との関係，食・OTCとの相互作用
- 頭痛やめまいなどの副作用があらわれたら運転等をしない

製剤・包装の問題
- ［錠］湿気を避けて涼しいところに保管

◆重大な副作用

肝機能障害，黄疸
血小板減少
［錠］口内潰瘍，舌潰瘍，肛門潰瘍，消化管潰瘍

◆ **相互作用（禁・慎）**

| 禁 | シルデナフィル，バルデナフィル，タダラフィル：過度に血圧低下 |

◆ **禁忌・慎重投与の患者**

禁	[注] 重篤な低血圧，心原性ショック［症状悪化］
	[注] 閉塞隅角緑内障［眼圧上昇］
	[注] 重篤な肝・腎機能障害［血中濃度上昇］
	[注] 重篤な脳機能障害［脳機能障害に悪影響］
	[注] Eisenmenger 症候群，原発性肺高血圧症［血圧低下，心拍出量減少］
	[注] 右室梗塞，脱水症状［心原性ショックの可能性］
	[注] 神経循環無力症［効果不定］
	[注] 過敏症
慎	[錠] 重篤な肝障害，緑内障，高齢者
	[注] 高齢者，低血圧，肝・腎機能障害，左室流出路狭窄・肥大型閉塞性心筋症・大動脈弁狭窄症のある急性心不全

使い分け・処方変更のポイント

同効薬

▶ 硝酸薬：ニトログリセリン*（ニトロペン®，ミオコール®，ミリステープ®，ニトロダーム®，バソレーター®，ミリスロール®），硝酸イソソルビド*（ニトロール®，フランドル®），一硝酸イソソルビド*（アイトロール®）

▶ Ca 拮抗薬

▶ β遮断薬　　　　　　　　　　　　　　　　　　　（＊：本書に該当項目あり）

他の同効薬と比べた本薬の特徴は？

▶ 硝酸薬と同様に NO による cGMP の増加に加え，**ATP 感受性 K チャネル開口作用**により，細胞内 Ca 濃度を低下させ，血管平滑筋を弛緩させる．

▶ 心筋保護作用も示唆されている．

▶ 硝酸薬作用に加え，Ca 拮抗薬とも異なる薬理作用を有する．

▶ 太い冠動脈と細い冠動脈を拡張するため，硝酸薬よりも**冠血流増加作用は強い**とされる．

▶ 血管拡張作用により，頭痛，血圧低下，動悸，顔面のほてりなどの副作用が起こる．

▶ **血圧低下作用はニトログリセリン＞硝酸イソソルビド＞ニコランジルとされる．**

- ▶ 硝酸薬の補助や代替として，**他の狭心症治療薬との併用**で用いられる．
- ▶ 硝酸薬よりも**耐性が起こりにくい**とされる．

こんな症例に最適！

- ▶ 硝酸薬よりも血圧低下作用や心拍数増加作用が弱いため，**心不全合併例や血圧の低い患者，高齢者に使いやすい**[1〜5]．
- ▶ Ca拮抗薬に抵抗性のある冠攣縮性狭心症に併用する[1]．
- ▶ 虚血心筋の保護作用を有することから，PCI施行中に冠血流の低下（slow flow/no reflow）をきたした場合に冠動脈内注入される[2]．
- ▶ 安定狭心症を伴う陳旧性心筋梗塞患者に対して，梗塞後狭心症の症状改善，心筋虚血の改善目的に長期間投与される[3,4]．
- ▶ 急性心不全の収縮期血圧が保たれている患者で，硝酸薬と同様に後負荷軽減のために静脈内投与される[5]．

本薬が適さない症例と対策（用法用量の調節，代替薬の選び方と処方変更時のポイント）

■ [注] 重篤な肝・腎機能障害
- ▶ 他の硝酸薬（ニトログリセリン，硝酸イソソルビド，一硝酸イソソルビド）を用いる．

■ PDE5阻害薬（シルデナフィル，バルデナフィル，タダラフィル）服用患者
- ▶ これらを服用後24時間は本薬を使用しない．また，本薬使用中はこれらを使用させない．

■ 妊婦
- ▶ 安全性が確認されていない．古くから用いられている他の硝酸薬への変更を考慮．

治療効果がみられなかった患者には？

- ▶ 増量する場合は血圧低下などの副作用に注意し，他の硝酸薬（ニトログリセリン，硝酸イソソルビド，一硝酸イソソルビド）への変更や，併用されるCa拮抗薬の増量・変更を考慮する．

副作用が発現した患者には？

- ▶ 頭痛はしばらく服用を続けると起こらなくなることが多い．鎮痛薬の併用で対応．
- ▶ 血圧低下が顕著な場合は減量．
- ▶ 潰瘍があらわれた場合は中止し，他の硝酸薬への変更を考慮．

◆**文 献**

1) 循環器病の診断と治療に関するガイドライン．冠攣縮性狭心症の診断と治療に関するガイドライン <http://www.j-circ.or.jp/guideline/pdf/JCS2008_ogawah_h.pdf>
2) 循環器病の診断と治療に関するガイドライン．急性冠症候群の診療に関するガイドライン（2007年改訂版）<http://www.j-circ.or.jp/guideline/pdf/JCS2007_yamaguchi_h.pdf>
3) 循環器病の診断と治療に関するガイドライン．急性心筋梗塞（ST上昇型）の診療に関するガイドライン <http://www.j-circ.or.jp/guideline/pdf/JCS2008_takano_h.pdf>
4) 循環器病の診断と治療に関するガイドライン．心筋梗塞二次予防に関するガイドライン（2011年改訂版）<http://www.j-circ.or.jp/guideline/pdf/JCS2011_ogawah_h.pdf>
5) 循環器病の診断と治療に関するガイドライン．急性心不全治療ガイドライン（2011年改訂版）<http://www.j-circ.or.jp/guideline/pdf/JCS2011_izumi_h.pdf>

［佐藤宏樹，澤田康文］

第7章 脂質異常症治療薬

❶スタチン（HMG-CoA還元酵素阻害薬）

プラバスタチンナトリウム

💊 メバロチン®

◆製剤・包装
- メバロチン®錠 5・10（mg）／メバロチン®細粒 0.5％・1％

◆効能効果
- 高脂血症，家族性高コレステロール血症

◆用法用量
- 1日10 mgを1回または2回に分け経口投与．年齢，症状により適宜増減．1日20 mgまで増量可

◆体内動態
- $t_{max} = 1.1$時間，$t_{1/2} = 2 \sim 3$時間
- 本薬5 mg単回投与時のAUC$_{0-6}$ = 24.7 ng・時/mL（錠剤），26.7 ng・時/mL（細粒）
- 主に未変化体のまま胆汁中に排泄．CYP3A4による代謝は受けない

◆警告
なし

◆患者への注意事項

副作用初期症状

- 手足・肩・腰などの筋肉が痛む，手足がしびれる，手足に力が入らない，こわばる，全身がだるい，尿が赤褐色になる［横紋筋融解症，ミオパシー］
- 倦怠感，食欲不振，黄疸，皮疹，吐き気，嘔吐，痒み［肝障害］
- 手足に点状の出血がある，青あざができやすい，出血しやすい［血小板減少］
- 手足の感覚が鈍くなる・しびれる・冷たくなる［末梢神経障害］
- 息切れがしやすい，空咳が出る，発熱［間質性肺炎］

◆重大な副作用

横紋筋融解症
肝障害
血小板減少
間質性肺炎
ミオパシー
末梢神経障害
過敏症状

◆相互作用（禁・慎）

原則禁	ベザフィブラートなどのフィブラート系薬剤：急激な腎機能悪化を伴う横紋筋融解症があらわれやすい．腎機能障害患者では原則として併用しない．筋肉痛や脱力感，CK上昇，血中および尿中ミオグロビン上昇や腎機能悪化が認められた場合は直ちに投与を中止

| 慎 | シクロスポリン：P糖蛋白（P-gp），有機アニオントランスポーターOATP1B1の阻害により，本薬のAUCが5〜10倍上昇．横紋筋融解症に注意 |

◆ 禁忌・慎重投与の患者

禁	妊娠または妊娠している可能性のある婦人および授乳婦［ヒトで胎児の先天性奇形が報告，ラットで乳汁中への移行が報告］
	本薬の成分に対する過敏症の既往歴
慎	肝障害，腎障害
	高齢者
	甲状腺機能低下症，遺伝性筋疾患またはその家族歴，薬剤性筋障害の既往歴［横紋筋融解症があらわれやすい］

使い分け・処方変更のポイント

同効薬

- スタチン：シンバスタチン*（リポバス®），フルバスタチンナトリウム*（ローコール®），アトルバスタチンカルシウム*（リピトール®），ピタバスタチンカルシウム*（リバロ®），ロスバスタチンカルシウム*（クレストール®）
- フィブラート系：ベザフィブラート*（ベザトール®），フェノフィブラート（リピディル®）など
- 陰イオン交換樹脂：コレスチラミン（クエストラン®），コレスチミド*（コレバイン®）
- 多価不飽和脂肪酸：イコサペント酸エチル*（エパデール）
- 小腸コレステロールトランスポーター阻害薬：エゼチミブ*（ゼチーア®）
- ニコチン酸誘導体：トコフェロールニコチン酸エステル（ユベラN®）など
- プロブコール（シンレスタール® など)　　　　　　（＊：本書に該当項目あり）

他の同効薬と比べた本薬の特徴は？

- コレステロール生合成の律速酵素であるHMG-CoA還元酵素を競合的に阻害し，血中LDL-C値を低下させる．
- **LDL-C低下作用は約20％であり**，ストロングスタチン（リピトール®，リバロ®，クレストール®）に比べやや弱い．
- **TG低下作用は2〜4％程度**と非常に弱い．
- 主に未変化体のまま胆汁排泄され，**CYP3A4による代謝を受けない**．
- CYP3A4阻害薬との相互作用を生じにくいため併用しやすい．

- スタチンは稀に耐糖能異常をきたすことがあるが、本薬は2型糖尿病発症を抑制することが報告されている[1]．
- 水溶性のため、骨格筋細胞への移行が少ない分、他のスタチンに比べ骨格筋障害は弱いと考えられる．
- 妊娠または妊娠している可能性のある婦人および授乳婦には禁忌．
- スタチンのなかで唯一、剤型として細粒がある．

こんな症例に最適！

- CYPを介した相互作用が生じにくいため、**CYPを阻害・誘導する薬剤を内服中**の高LDL-C血症患者に投与しやすい．

本薬が適さない症例と対策（用法用量の調節、代替薬の選び方と処方変更時のポイント）

■ 妊娠または妊娠している可能性のある婦人および授乳婦
- 陰イオン交換樹脂のコレスチミド（コレバイン®）などに変更．

■ シクロスポリンの服用中
- スタチンであれば、相互作用の影響が比較的小さいフルバスタチン（ローコール®）に変更．または他の同効薬に変更．

治療効果がみられなかった患者には？

- 1日20 mgまで増量．
- ストロングスタチンに変更．
- エゼチミブ（ゼチーア®）、陰イオン交換樹脂（コレバイン®など）、プロブコール（シンレスタール®など）を併用．
- TG値を低下させたい場合はイコサペント酸エチル（エパデールなど）やニコチン酸誘導体（ユベラN®など）を併用．または、腎障害がなければ横紋筋融解症に注意しながらフィブラート系（ベザトール®など）へ変更、または併用．

副作用が発現した患者には？

- ミオパシーや横紋筋融解症などの重大な副作用が生じた場合は直ちに中止．
- 肝障害が生じた場合は、本薬を中止．必要に応じ陰イオン交換樹脂などへの変更を検討（ただし同じ副作用が生じる可能性はあるので慎重に）．

▶ 血小板減少や間質性肺炎, 末梢神経障害が生じた場合は, 本薬を中止. 必要に応じエゼチミブ, フィブラート系などへの変更を検討 (ただし同じ副作用が生じる可能性はあるので慎重に).

◆ 文　献
1) Freeman, D. J., et al. : Circulation, 103 : 357-362, 2001

[鈴木理恵, 鈴木洋史]

第7章 脂質異常症治療薬

❶スタチン（HMG-CoA還元酵素阻害薬）

シンバスタチン

💊 リポバス®

◆ **製剤・包装**
　リポバス®錠 5・10・20（mg）

◆ **効能効果**
- 高脂血症，家族性高コレステロール血症

◆ **用法用量**
- 1回5 mgを1日1回経口投与．年齢，症状により適宜増減．1日20 mgまで増量可

◆ **体内動態**
- $t_{max}=3$ 時間，$t_{1/2}=3$ 時間
- 肝代謝型薬剤，主にCYP3A4で代謝

◆ **警告**
　なし

◆ **患者への注意事項**

　副作用初期症状
- 手足・肩・腰などの筋肉が痛む，手足に力が入らない，全身がだるい，尿が赤褐色になる［横紋筋融解症，ミオパシー］
- 倦怠感，食欲不振，皮疹，吐き気，痒み［肝炎，肝機能障害，黄疸］
- 手足の感覚が鈍くなる・しびれる・冷たくなる［末梢神経障害］
- 手足に点状の出血がある，出血しやすい［血小板減少］
- 息切れがしやすい，空咳が出る，発熱［間質性肺炎］

　生活との関係，食・OTCとの相互作用
- グレープフルーツジュースとの併用でAUCが16倍上昇したとの報告があり[1]，注意が必要

◆ **重大な副作用**

横紋筋融解症，ミオパシー（0.01%）
肝炎
肝機能障害（0.31%）
黄疸
末梢神経障害（0.01%）
血小板減少（0.04%）
過敏症候群
間質性肺炎

◆ **相互作用（禁・慎）**

禁	イトラコナゾール，ミコナゾール，アタザナビル，サキナビル：CYP3A4阻害作用により，本薬の血中濃度が上昇し，横紋筋融解症があらわれやすくなる

原則禁	フィブラート系薬剤：急激な腎機能悪化を伴う横紋筋融解症があらわれやすい．やむを得ず併用する場合には，本剤の投与量は10 mg/日を超えない．腎機能障害患者では原則併用しない．横紋筋融解症の初期症状や腎機能悪化が認められた場合は直ちに投与を中止
慎	シクロスポリン：本薬のAUCが3～6倍上昇．横紋筋融解症に注意し，併用時は本薬の投与量は10 mg/日を超えないこと
	エリスロマイシン，クラリスロマイシン，テリスロマイシン，HIVプロテアーゼ阻害薬など：CYP3A4阻害作用により，本薬の血中濃度が上昇．併用は避ける方が望ましい

◆ 禁忌・慎重投与の患者

禁	妊娠または妊娠している可能性のある婦人および授乳婦［ラットで胎仔の骨格奇形が報告，ラットで乳汁中への移行が報告］
	重篤な肝障害
	本薬の成分に対する過敏症の既往歴
慎	肝障害，腎障害
	高齢者
	甲状腺機能低下症，遺伝性の筋疾患またはその家族歴，薬剤性の筋障害の既往歴，アルコール中毒［横紋筋融解症があらわれやすい］

使い分け・処方変更のポイント

同効薬

- スタチン：プラバスタチンナトリウム*（メバロチン®），フルバスタチンナトリウム*（ローコール®），アトルバスタチンカルシウム*（リピトール®），ピタバスタチンカルシウム*（リバロ®），ロスバスタチンカルシウム*（クレストール®）
- フィブラート系：ベザフィブラート*（ベザトール®），フェノフィブラート（リピディル®）など
- 陰イオン交換樹脂：コレスチラミン（クエストラン®），コレスチミド*（コレバイン®）
- 多価不飽和脂肪酸：イコサペント酸エチル*（エパデールなど）
- 小腸コレステロールトランスポーター阻害薬：エゼチミブ*（ゼチーア®）
- ニコチン酸誘導体：トコフェロールニコチン酸エステル（ユベラN®）など
- プロブコール（シンレスタール®など)　　　　（*：本書に該当項目あり）

他の同効薬と比べた本薬の特徴は？

- コレステロール生合成の律速酵素であるHMG-CoA還元酵素を競合的に阻害し，血中LDL-C値を低下させる．

- ▶ **LDL-C低下作用は約20％**であり，ストロングスタチン（リピトール®，リバロ®，クレストール®）に比べやや弱い．
- ▶ **TG低下作用は約10％**と弱い．
- ▶ 肝代謝型，主にCYP3A4により代謝．
- ▶ **CYP3A4阻害薬との相互作用**に注意が必要．
- ▶ 重篤な肝障害のある患者には禁忌．
- ▶ 妊娠または妊娠している可能性のある婦人および授乳婦には禁忌．

こんな症例に最適！

- ▶ 高LDL-C血症であり，高TG血症は軽度である患者．

本薬が適さない症例と対策（用法用量の調節，代替薬の選び方と処方変更時のポイント）

■ 妊娠または妊娠している可能性のある婦人および授乳婦
- ▶ 陰イオン交換樹脂のコレスチミド（コレバイン®）などに変更．

■ 重篤な肝障害
- ▶ 陰イオン交換樹脂やニコチン酸誘導体などに変更．

■ CYP3A4阻害薬の服用中（イトラコナゾール，アタザナビルなど）
- ▶ プラバスタチン（メバロチン®）やフルバスタチン（ローコール®）などに変更．

■ シクロスポリンの服用中
- ▶ スタチンであれば，相互作用の影響が比較的小さいフルバスタチン（ローコール®）に変更．または他の同効薬に変更．

治療効果がみられなかった患者には？

- ▶ 1日20 mgまで増量．
- ▶ ストロングスタチンに変更．
- ▶ エゼチミブ（ゼチーア®），陰イオン交換樹脂（コレバイン®など），プロブコール（シンレスタール®など）を併用．
- ▶ TG値を低下させたい場合はイコサペント酸エチル（エパデールなど）やニコチン酸誘導体（ユベラN®など）を併用．または，腎障害がなければ横紋筋融解症に注意しながらフィブラート系（ベザトール®など）へ変更，または併用．

副作用が発現した患者には？

- ▶ ミオパシーや横紋筋融解症などの重大な副作用が生じた場合は直ちに中止．

- 肝障害が生じた場合は，本薬を中止．必要に応じ陰イオン交換樹脂などへの変更を検討（ただし同じ副作用が生じる可能性はあるので慎重に）．
- 血小板減少や間質性肺炎，末梢神経障害が生じた場合は，本薬を中止．必要に応じエゼチミブ，フィブラート系などへの変更を検討（ただし同じ副作用が生じる可能性はあるので慎重に）．

◆**文 献**

1) Lilja, J. J., et al.：Clin Pharmacol Ther, 64：477-483, 1998

[鈴木理恵，鈴木洋史]

第7章 脂質異常症治療薬

❶スタチン（HMG-CoA 還元酵素阻害薬）

フルバスタチンナトリウム

💊 ローコール®

◆製剤・包装
- ローコール® 錠 10 mg・20 mg・30 mg

◆効能効果
- 高コレステロール血症，家族性高コレステロール血症

◆用法用量
- 1回20〜30 mgを1日1回夕食後経口投与．年齢，症状により適宜増減．1日60 mgまで増量可

◆体内動態
- $t_{max} = 2〜3$時間，$t_{1/2} = 1〜3$時間
- 肝代謝型薬剤，主にCYP2C9で代謝

◆警告
なし

◆患者への注意事項

副作用初期症状
- 手足・肩・腰などの筋肉が痛む，手足がしびれる，手足に力が入らない，こわばる，全身がだるい，尿が赤褐色になる［横紋筋融解症，ミオパシー］
- 倦怠感，食欲不振，黄疸，皮疹，吐き気，嘔吐，痒み［肝機能障害］
- 息切れがしやすい，空咳が出る，発熱［間質性肺炎］

◆重大な副作用

横紋筋融解症，ミオパシー
肝機能障害
過敏症状
間質性肺炎

◆相互作用（禁・慎）

原則禁	ベザフィブラートなどのフィブラート系薬剤：急激な腎機能悪化を伴う横紋筋融解症があらわれやすい．腎機能障害患者では原則として併用しない．筋肉痛や脱力感，CK上昇，血中および尿中ミオグロビン上昇や腎機能悪化が認められた場合は直ちに投与を中止
慎	シクロスポリン：本薬のAUCが2〜3倍上昇．横紋筋融解症に注意
	フルコナゾール：CYP2C9阻害作用により，本薬のAUCが1.8倍上昇．横紋筋融解症に注意
	コレスチラミン：本薬が吸着され，本薬のAUCが90％低下．コレスチラミン投与後少なくとも3時間経過後に本薬を投与することが望ましい（ただし同時投与でも相加的な脂質低下作用は認められている）

◆ 禁忌・慎重投与の患者

禁	妊娠または妊娠している可能性のある婦人および授乳婦［ラットで母動物の分娩前後の死亡が報告，ラットで乳汁中への移行が報告］
	重篤な肝障害
	本薬の成分に対する過敏症の既往歴
慎	肝障害，腎障害
	高齢者
	甲状腺機能低下症，遺伝性の筋疾患またはその家族歴，薬剤性の筋障害の既往歴，アルコール中毒［横紋筋融解症があらわれやすい］

使い分け・処方変更のポイント

同効薬

- スタチン：プラバスタチンナトリウム*（メバロチン®），シンバスタチン*（リポバス®），アトルバスタチンカルシウム*（リピトール®），ピタバスタチンカルシウム*（リバロ®），ロスバスタチンカルシウム*（クレストール®）
- フィブラート系：ベザフィブラート*（ベザトール®），フェノフィブラート（リピディル®）など
- 陰イオン交換樹脂：コレスチラミン（クエストラン®），コレスチミド*（コレバイン®）
- 多価不飽和脂肪酸：イコサペント酸エチル*（エパデールなど）
- 小腸コレステロールトランスポーター阻害薬：エゼチミブ*（ゼチーア®）
- ニコチン酸誘導体：トコフェロールニコチン酸エステル（ユベラN®）など
- プロブコール（シンレスタール®など)　　　　　　　(*：本書に該当項目あり)

他の同効薬と比べた本薬の特徴は？

- コレステロール生合成の律速酵素であるHMG-CoA還元酵素を競合的に阻害し，血中LDL-C値を低下させる．
- **LDL-C低下作用は約30％**であり，ストロングスタチン（リピトール®，リバロ®，クレストール®）に比べやや弱い．
- **TG低下作用は約2〜4％**と弱い．
- 肝代謝型，主にCYP2C9により代謝．
- **CYP2C9阻害薬との相互作用**に注意が必要．
- シクロスポリン併用による血中濃度上昇は他のスタチンより軽度．
- 肝代謝型のため重篤な肝障害のある患者には禁忌．

▶妊娠または妊娠している可能性のある婦人および授乳婦には禁忌.

こんな症例に最適！

▶シクロスポリン内服中の高LDL-C患者に対して，スタチンのなかでは比較的使いやすい.

本薬が適さない症例と対策（用法用量の調節，代替薬の選び方と処方変更時のポイント）

■ 妊娠または妊娠している可能性のある婦人および授乳婦

▶陰イオン交換樹脂のコレスチミド（コレバイン®）などに変更.

■ 重篤な肝障害

▶陰イオン交換樹脂やニコチン酸誘導体などに変更.

■ CYP2C9阻害薬（フルコナゾールなど）の服用中

▶プラバスタチン（メバロチン®）やシンバスタチン（リポバス®）などに変更.

治療効果がみられなかった患者には？

▶1日20 mgまで増量.

▶ストロングスタチンに変更.

▶エゼチミブ（ゼチーア®），陰イオン交換樹脂（コレバインなど），プロブコール（シンレスタール®など）を併用.

▶TG値を低下させたい場合はイコサペント酸エチル（エパデールなど）やニコチン酸誘導体（ユベラN®など）を併用．または，腎障害がなければ横紋筋融解症に注意しながらフィブラート系（ベザトール®など）へ変更，または併用.

副作用が発現した患者には？

▶ミオパシーや横紋筋融解症などの重大な副作用が生じた場合は直ちに中止.

▶肝障害が生じた場合は，本薬を中止．必要に応じ陰イオン交換樹脂などへの変更を検討（ただし同じ副作用が生じる可能性はあるので慎重に）.

▶間質性肺炎が生じた場合は，本薬を中止．必要に応じエゼチミブ，フィブラート系などへの変更を検討.

［鈴木理恵，鈴木洋史］

第7章 脂質異常症治療薬

❶スタチン（HMG-CoA還元酵素阻害薬）

アトルバスタチンカルシウム

◯ リピトール®

◆ 製剤・包装
リピトール®錠 5 mg・10 mg

◆ 効能効果
- 高コレステロール血症，家族性高コレステロール血症

◆ 用法用量
- 1回10 mgを1日1回経口投与．年齢，症状により適宜増減．高コレステロール血症は1日20 mg，家族性高コレステロール血症は1日40 mgまで増量可

◆ 体内動態
- $t_{max} = 1 \sim 2$時間，$t_{1/2} = 10 \sim 14$時間
- 肝代謝型薬剤，主にCYP3A4で代謝

◆ 警告
なし

◆ 患者への注意事項

副作用初期症状
- 手足・肩・腰などの筋肉が痛む，全身がだるい［横紋筋融解症，ミオパシー］
- 食欲不振，黄疸，嘔吐［劇症肝炎，肝炎，肝機能障害，黄疸］
- 突然の高熱，のどの痛み，手足に点状の出血がある［無顆粒球症，汎血球減少症，血小板減少症］
- 目の充血，唇のただれ，皮膚の広い範囲が赤くなる，まぶたの腫れ［皮膚粘膜眼症候群，中毒性表皮壊死症，多形紅斑］
- のどが渇く，多尿，体重減少［高血糖，糖尿病］
- 息切れがしやすい，空咳が出る［間質性肺炎］

生活との関係，食・OTCとの相互作用
- グレープフルーツジュースの併用で本薬のAUCが約2.5倍上昇，副作用に注意

◆ 重大な副作用

横紋筋融解症，ミオパシー
劇症肝炎，肝炎，黄疸
肝機能障害（0.1％未満）
過敏症
無顆粒球症，汎血球減少症，血小板減少症
皮膚粘膜眼症候群，中毒性表皮壊死症，多形紅斑
高血糖（0.1％未満）
糖尿病
間質性肺炎

◆相互作用（禁・慎）

原則禁	フィブラート系薬剤：急激な腎機能悪化を伴う横紋筋融解症があらわれやすい
慎	シクロスポリン：本薬のAUCが8.7倍上昇．横紋筋融解症に注意
	イトラコナゾール，エリスロマイシン，クラリスロマイシンなど：CYP3A4阻害作用により，本薬の血中濃度が上昇
	陰イオン交換樹脂：本薬が吸着され，AUCが25％低下するため，投与間隔をあけることが望ましい（ただし同時投与でも相加的な脂質低下作用は認められている）

◆禁忌・慎重投与の患者

禁	妊娠または妊娠している可能性のある婦人および授乳婦［ラットで胎仔骨格奇形が報告，ラットで乳汁移行が報告］
	急性肝炎，慢性肝炎の急性増悪，肝硬変，肝がん，黄疸
	本薬の成分に対する過敏症の既往歴
慎	肝障害，腎障害
	高齢者
	甲状腺機能低下症，遺伝性の筋疾患またはその家族歴，薬剤性の筋障害の既往歴，アルコール中毒［横紋筋融解症があらわれやすい］
	糖尿病

使い分け・処方変更のポイント

同効薬

- スタチン：プラバスタチンナトリウム*（メバロチン®），シンバスタチン*（リポバス®），フルバスタチンナトリウム*（ローコール®），ピタバスタチンカルシウム*（リバロ®），ロスバスタチンカルシウム*（クレストール®）
- フィブラート系：ベザフィブラート*（ベザトール®），フェノフィブラート（リピディル®）など
- 陰イオン交換樹脂：コレスチラミン（クエストラン®），コレスチミド*（コレバイン®）
- 多価不飽和脂肪酸：イコサペント酸エチル*（エパデールなど）
- 小腸コレステロールトランスポーター阻害薬：エゼチミブ*（ゼチーア®）
- ニコチン酸誘導体：トコフェロールニコチン酸エステル（ユベラN®）など
- プロブコール（シンレスタール®など）　　　　　　　（＊：本書に該当項目あり）

他の同効薬と比べた本薬の特徴は？

- コレステロール生合成の律速酵素であるHMG-CoA還元酵素を競合的に阻害し，

血中LDL-C値を低下させる．

▶ **LDL-C低下作用は約40％**であり，ストロングスタチンに分類される．

▶ **約10～20％のTG低下作用**をもつ．

▶ 肝代謝型，主にCYP3A4により代謝．

▶ **CYP3A4阻害薬との相互作用**に注意が必要．

▶ **肝炎**があらわれることがあるため，投与開始または増量時より12週までの間に1回以上，それ以降は定期的に**肝機能検査を行う**．

▶ 2型糖尿病発症，悪化の誘因となる可能性がある．

▶ 肝代謝型のため重篤な肝障害のある患者には禁忌．

▶ 妊娠または妊娠している可能性のある婦人および授乳婦には禁忌．

こんな症例に最適！

▶ LDL-C，TGがともに高い患者．

本薬が適さない症例と対策（用法用量の調節，代替薬の選び方と処方変更時のポイント）

■ 妊娠または妊娠している可能性のある婦人および授乳婦
▶ 陰イオン交換樹脂のコレスチミド（コレバイン®）などに変更．

■ 肝代謝能が低下している患者
▶ 陰イオン交換樹脂やニコチン酸誘導体などに変更．

■ CYP3A4阻害薬（イトラコナゾールなど）の服用中
▶ プラバスタチン（メバロチン®）やフルバスタチン（ローコール®）などに変更．

■ シクロスポリンの服用中
▶ スタチンであれば，相互作用の影響が比較的小さいフルバスタチン（ローコール®）に変更．または他の同効薬に変更．

治療効果がみられなかった患者には？

▶ 1日20 mgまで増量（家族性高コレステロール血症には40 mgまで）．

▶ エゼチミブ（ゼチーア®），陰イオン交換樹脂（コレバイン®など），プロブコール（シンレスタール®など）を併用．

▶ TG値を低下させたい場合はイコサペント酸エチル（エパデールなど）やニコチン酸誘導体（ユベラN®など）を併用．または，腎障害がなければ横紋筋融解症に注意しながらフィブラート系（ベザトール®など）へ変更，または併用．

アトルバスタチンカルシウム

副作用が発現した患者には？

- ミオパシーや横紋筋融解症，皮膚粘膜眼症候群などの重大な副作用が生じた場合は直ちに中止．
- 肝障害が生じた場合は，本薬を中止．必要に応じ陰イオン交換樹脂などへの変更を検討（ただし同じ副作用が生じる可能性はあるので慎重に）．
- 血小板減少や間質性肺炎が生じた場合は，本薬を中止．必要に応じエゼチミブ，フィブラート系などへの変更を検討（ただし同じ副作用が生じる可能性はあるので慎重に）．
- 高血糖が生じた場合は，本薬を中止．必要に応じプラバスタチンなど他のスタチンやエゼチミブなどへの変更を検討（ただし同じ副作用が生じる可能性はあるので慎重に）．

［鈴木理恵，鈴木洋史］

第7章 脂質異常症治療薬

❶スタチン（HMG-CoA 還元酵素阻害薬）

ピタバスタチンカルシウム

💊 リバロ®

◆製剤・包装
リバロ®錠 1 mg・2 mg・4 mg

◆効能効果
- 高コレステロール血症，家族性高コレステロール血症

◆用法用量
- 1回1〜2 mgを1日1回夕食後経口投与．年齢，症状により適宜増減．1日4 mgまで増量可．肝障害患者には1日1 mgから開始，最大1日2 mgまで

◆体内動態
- t_{max} = 1〜2時間，$t_{1/2}$ = 10〜12時間．
- 主に未変化体のまま胆汁中に排泄．CYP3A4による代謝は受けない

◆警告
なし

◆患者への注意事項

副作用初期症状

- 手足・肩・腰などの筋肉が痛む，全身がだるい［横紋筋融解症，ミオパシー］
- 食欲不振，黄疸，嘔吐［肝機能障害，黄疸］
- 手足に点状の出血がある，青あざができやすい，出血しやすい［血小板減少］
- 息切れがしやすい，空咳が出る［間質性肺炎］

◆重大な副作用

横紋筋融解症，ミオパシー
肝機能障害，黄疸（0.1％未満）
血小板減少症
間質性肺炎（0.1％未満）

◆相互作用（禁・慎）

禁	シクロスポリン：本薬のAUCが4.6倍上昇
原則禁	ベザフィブラートなどのフィブラート系薬剤：急激な腎機能悪化を伴う横紋筋融解症があらわれやすい
慎	陰イオン交換樹脂：本薬が吸着され，本薬の血中濃度が低下．コレスチラミンなどの陰イオン交換樹脂とは投与間隔をあけることが望ましい（ただし同時投与でも相加的な脂質低下作用は認められている）

◆禁忌・慎重投与の患者

禁	妊娠または妊娠している可能性のある婦人および授乳婦［ラットで胎仔骨格奇形が報告，ラットで乳汁中への移行が報告］

	重篤な肝障害，胆道閉塞
	本薬の成分に対する過敏症の既往歴
慎	肝障害，腎障害
	高齢者
	甲状腺機能低下症，遺伝性の筋疾患またはその家族歴，薬剤性の筋障害の既往歴，アルコール中毒［横紋筋融解症があらわれやすい］

使い分け・処方変更のポイント

同効薬

- スタチン：プラバスタチンナトリウム*（メバロチン®），シンバスタチン*（リポバス®），フルバスタチンナトリウム*（ローコール®），アトルバスタチンカルシウム*（リピトール®），ロスバスタチンカルシウム*（クレストール®）
- フィブラート系：ベザフィブラート*（ベザトール®），フェノフィブラート（リピディル®）など
- 陰イオン交換樹脂：コレスチラミン（クエストラン®），コレスチミド*（コレバイン®）
- 多価不飽和脂肪酸：イコサペント酸エチル*（エパデールなど）
- 小腸コレステロールトランスポーター阻害薬：エゼチミブ*（ゼチーア®）
- ニコチン酸誘導体：トコフェロールニコチン酸エステル（ユベラN®）など
- プロブコール（シンレスタール®など)　　　　　　　　　　（＊：本書に該当項目あり）

他の同効薬と比べた本薬の特徴は？

- コレステロール生合成の律速酵素であるHMG-CoA還元酵素を競合的に阻害し，血中LDL-C値を低下させる．
- **LDL-C低下作用は約40％**であり，ストロングスタチンに分類される．
- **約20〜30％のTG低下作用**をもつ．
- 主に未変化体のまま胆汁排泄され，**CYP3A4による代謝を受けない**．
- 重篤な肝障害または胆道閉塞のある患者には禁忌．
- シクロスポリンを投与中の患者には禁忌．
- 妊娠または妊娠している可能性のある婦人および授乳婦には禁忌．

こんな症例に最適！

- CYPを介した相互作用が生じにくいため，**CYPを阻害・誘導する複数の薬剤を**

内服中の高LDL-C血症患者に使いやすい．

本薬が適さない症例と対策（用法用量の調節，代替薬の選び方と処方変更時のポイント）

■ 妊娠または妊娠している可能性のある婦人および授乳婦
▶ 陰イオン交換樹脂のコレスチミド（コレバイン®）などに変更．

■ 重篤な肝障害または胆道閉塞
▶ ニコチン酸誘導体などに変更．

■ シクロスポリンの服用
▶ スタチンであれば，相互作用の影響が比較的小さいフルバスタチン（ローコール®）に変更．または他の同効薬に変更．

治療効果がみられなかった患者には？

▶ 1日4 mgまで増量（肝障害患者は2 mgまで）．

▶ エゼチミブ（ゼチーア®），陰イオン交換樹脂（コレバイン®など），プロブコール（シンレスタール®など）を併用．

▶ TG値を低下させたい場合はイコサペント酸エチル（エパデールなど）やニコチン酸誘導体（ユベラN®など）を併用．または，腎障害がなければ横紋筋融解症に注意しながらフィブラート系（ベザトール®など）へ変更，または併用．

副作用が発現した患者には？

▶ ミオパシーや横紋筋融解症などの重大な副作用が生じた場合は直ちに中止．

▶ 肝障害が生じた場合は，本薬を中止．必要に応じ陰イオン交換樹脂などへの変更を検討（ただし同じ副作用が生じる可能性はあるので慎重に）．

[鈴木理恵，鈴木洋史]

第7章 脂質異常症治療薬

❶スタチン（HMG-CoA還元酵素阻害薬）

ロスバスタチンカルシウム

◯ クレストール®

◆製剤・包装
クレストール®錠 2.5 mg・5 mg

◆効能効果
- 高コレステロール血症，家族性高コレステロール血症

◆用法用量
- 1回2.5 mgを1日1回より経口投与開始．早期にLDL-C値を低下させる必要がある場合は5 mgより開始可．年齢，症状により適宜増減．高コレステロール血症では1日10 mgまで，家族性高コレステロール血症では1日20 mgまで増量可．CCr<30 mL/分/1.73m²の患者には2.5 mgより開始し，1日最大投与量は5 mg

◆体内動態
- t_{max} = 5時間，$t_{1/2}$ = 15～18時間
- 主に未変化体のまま胆汁中に排泄

◆警告
なし

◆患者への注意事項

副作用初期症状

- 手足・肩・腰などの筋肉が痛む，全身がだるい［横紋筋融解症，ミオパシー］
- 食欲不振，黄疸，嘔吐［肝炎，肝機能障害，黄疸］
- 手足に点状の出血がある，青あざができやすい，出血しやすい［血小板減少］
- 息切れがしやすい，空咳が出る［間質性肺炎］

◆重大な副作用

横紋筋融解症，ミオパシー（0.1％未満）
肝炎，肝機能障害，黄疸（0.1％未満）
血小板減少（0.1％未満）
間質性肺炎（0.1％未満）
過敏症状（0.1％未満）

◆相互作用（禁・慎）

禁	シクロスポリン：本薬のAUCが7倍上昇
原則禁	ベザフィブラートなどのフィブラート系薬剤：急激な腎機能悪化を伴う横紋筋融解症があらわれやすい
慎	水酸化マグネシウム・水酸化アルミニウム：本薬のAUCが約50％低下するため，投与間隔を2時間以上あける
	ロピナビル・リトナビル配合剤，アタザナビル/リトナビル：本薬のAUCがそれぞれ2，3倍上昇．副作用に注意

◆ 禁忌・慎重投与の患者

禁	妊娠または妊娠している可能性のある婦人および授乳婦［ラットで胎仔骨格奇形が報告，ラットで乳汁中への移行が報告］
	急性肝炎，慢性肝炎の急性増悪，肝硬変，肝がん，黄疸
	本薬の成分に対する過敏症の既往歴
慎	肝障害，腎障害
	高齢者
	甲状腺機能低下症，遺伝性の筋疾患またはその家族歴，薬剤性の筋障害の既往歴，アルコール中毒［横紋筋融解症があらわれやすい］

使い分け・処方変更のポイント

同効薬

- スタチン：プラバスタチンナトリウム*（メバロチン®），シンバスタチン*（リポバス®），フルバスタチンナトリウム*（ローコール®），アトルバスタチンカルシウム*（リピトール®），ピタバスタチンカルシウム*（リバロ®）
- フィブラート系：ベザフィブラート*（ベザトール®），フェノフィブラート（リピディル®）など
- 陰イオン交換樹脂：コレスチラミン（クエストラン®），コレスチミド*（コレバイン®）
- 多価不飽和脂肪酸：イコサペント酸エチル*（エパデールなど）
- 小腸コレステロールトランスポーター阻害薬：エゼチミブ*（ゼチーア®）
- ニコチン酸誘導体：トコフェロールニコチン酸エステル（ユベラN®）など
- プロブコール（シンレスタール® など） 　　　　　　　（*：本書に該当項目あり）

他の同効薬と比べた本薬の特徴は？

- コレステロール生合成の律速酵素であるHMG-CoA還元酵素を競合的に阻害し，血中LDL-C値を低下させる．
- **LDL-C低下作用は約50％**であり，ストロングスタチンに分類される．
- **約20％のTG低下作用**をもつ．
- 主に未変化体のまま胆汁排泄され，**CY3A4による代謝を受けない**．
- 急性肝炎，慢性肝炎の急性増悪，肝硬変，肝がん，黄疸のある患者には禁忌．
- シクロスポリンを投与中の患者には禁忌．
- 妊娠または妊娠している可能性のある婦人および授乳婦には禁忌．

ロスバスタチンカルシウム

こんな症例に最適！

- CYPを介した相互作用が生じにくいため、**CYPを阻害・誘導する複数の薬剤を内服中**の高LDL-C血症患者に使いやすい．

本薬が適さない症例と対策（用法用量の調節，代替薬の選び方と処方変更時のポイント）

■ 妊娠または妊娠している可能性のある婦人および授乳婦
- 陰イオン交換樹脂のコレスチミド（コレバイン®）などに変更．

■ 急性肝炎，慢性肝炎の急性増悪，肝硬変，肝がん，黄疸
- 陰イオン交換樹脂やニコチン酸誘導体などに変更．

■ シクロスポリンの服用中
- スタチンであれば，相互作用の影響が比較的小さいフルバスタチン（ローコール®）に変更．または他の同効薬に変更．

治療効果がみられなかった患者には？

- 1日10 mgまで増量（家族性高コレステロール血症には20 mgまで）．
- エゼチミブ（ゼチーア®），陰イオン交換樹脂（コレバイン®など），プロブコール（シンレスタール®など）を併用．
- TG値を低下させたい場合はイコサペント酸エチル（エパデールなど）やニコチン酸誘導体（ユベラN®など）を併用．または，腎障害がなければ横紋筋融解症に注意しながらフィブラート系（ベザトール®など）へ変更，または併用．

副作用が発現した患者には？

- ミオパシーや横紋筋融解症などの重大な副作用が生じた場合は直ちに中止．
- 肝障害が生じた場合は，本薬を中止．必要に応じ陰イオン交換樹脂などへの変更を検討する（ただし同じ副作用が生じる可能性はあるので慎重に）．
- 血小板減少や間質性肺炎が生じた場合は，本薬を中止．必要に応じエゼチミブ，フィブラート系などへの変更を検討（ただし同じ副作用が生じる可能性はあるので慎重に）．

［鈴木理恵，鈴木洋史］

第7章 脂質異常症治療薬
❷フィブラート系薬

ベザフィブラート

● ベザトール®, ベザリップ®

◆製剤・包装
ベザトール®SR錠 100 mg・200 mg／ベザリップ®錠 100 mg・200 mg

◆効能効果
- 高脂血症（家族性を含む）

◆用法用量
- 1回200 mgを1日2回朝夕食後経口投与．50 mL/分＜CCr＜60 mL/分（1.5 mg/dL＜SCr＜2.0 mg/dL）の患者には1回200 mgを1日1回

◆体内動態
- t_{max}＝4.5時間，$t_{1/2}$＝約3時間
- 腎排泄型で，主に尿中に排泄

◆警告
なし

◆患者への注意事項
副作用初期症状
- 手足・肩・腰などの筋肉が痛む，手足がしびれる，手足に力が入らない，こわばる，全身がだるい，尿が赤褐色になる［横紋筋融解症］
- 倦怠感，食欲不振，黄疸，皮疹，吐き気，嘔吐，痒み［肝機能障害，黄疸］
- 目の充血，唇のただれ，皮膚の広い範囲が赤くなる，まぶたの腫れ［皮膚粘膜眼症候群，多形紅斑］

製剤・包装の問題
- 徐放錠のため分割粉砕不可

◆重大な副作用

横紋筋融解症
アナフィラキシー様症状
肝機能障害，黄疸
皮膚粘膜眼症候群，多形紅斑

◆相互作用（禁・慎）

原則禁	スタチン：急激な腎機能悪化を伴う横紋筋融解症があらわれやすい．腎機能障害患者では原則として併用しない．筋肉痛や脱力感，CK上昇，血中および尿中ミオグロビン上昇や腎機能悪化が認められた場合は直ちに投与を中止
慎	スルホニル尿素系血糖降下薬，ナテグリニド，インスリン：低血糖症状
	陰イオン交換樹脂：本薬が吸着され，本薬の吸収が遅延または減少．コレスチラミンなどの陰イオン交換樹脂とは2時間以上あけることが望ましい
	ワルファリン：抗凝血作用の増強．凝固能を測定する

◆禁忌・慎重投与の患者

禁	妊娠または妊娠している可能性のある婦人
	人工透析，腎不全などの重篤な腎疾患，SCrが2 mg/dL以上
	本薬の成分に対する過敏症の既往歴
慎	肝障害
	胆石またはその既往歴［胆石の形成］
	腎疾患，SCrが1.5 mg/dL以上
	高齢者

使い分け・処方変更のポイント

同効薬

- スタチン：プラバスタチンナトリウム*（メバロチン®），シンバスタチン*（リポバス®），フルバスタチンナトリウム*（ローコール®），アトルバスタチンカルシウム*（リピトール®），ピタバスタチンカルシウム*（リバロ®），ロスバスタチンカルシウム*（クレストール®）
- フィブラート系：フェノフィブラート（リピディル®）など
- 陰イオン交換樹脂：コレスチラミン（クエストラン®），コレスチミド*（コレバイン®）
- 多価不飽和脂肪酸：イコサペント酸エチル*（エパデールなど）
- 小腸コレステロールトランスポーター阻害薬：エゼチミブ*（ゼチーア®）
- ニコチン酸誘導体：トコフェロールニコチン酸エステル（ユベラN®）など
- プロブコール（シンレスタール®など）　　　　　　　（＊：本書に該当項目あり）

他の同効薬と比べた本薬の特徴は？

- ペルオキシゾーム増殖因子活性化受容体（PPAR）αを活性化することで，肝臓でのTG産生を低下させ，またTGの分解を促進する．
- **LDL-C低下作用は約20％，TG低下作用は30～50％，HDL-C上昇作用は30～40％．**
- 腎排泄型で，主に尿中に排泄．
- 人工透析患者，腎不全などの重篤な腎疾患のある患者，SCrが2 mg/dL以上の患者には禁忌．
- 妊娠または妊娠している可能性のある婦人には禁忌．
- **徐放錠**のため分割粉砕不可．

▶ インスリン抵抗性の改善や糖代謝の改善作用もあるとされている．

こんな症例に最適！

▶ 高TG血症患者．

▶ 低HDL-Cを伴った高TG血症患者．

▶ 糖尿病を合併した高TG血症患者．

本薬が適さない症例と対策（用法用量の調節，代替薬の選び方と処方変更時のポイント）

■ 妊娠または妊娠している可能性のある婦人

▶ イコサペント酸エチル（エパデール），ニコチン酸誘導体（ユベラN®など）に変更．

■ 人工透析，腎不全などの重篤な腎疾患，SCr値が2 mg/dL以上

▶ TGが高い場合はイコサペント酸エチル（エパデール），ニコチン酸誘導体（ユベラN®など）に変更．LDL-Cが高い場合はスタチン，エゼチミブ（ゼチーア®）に変更．

治療効果がみられなかった患者には？

▶ TG値を低下させたい場合はイコサペント酸エチル（エパデール）やニコチン酸誘導体（ユベラN®など）を併用．

▶ LDL-Cを低下させたい場合はスタチンへ変更，または腎障害がなければ横紋筋融解症に注意しながら併用．

副作用が発現した患者には？

▶ ミオパシーや横紋筋融解症，アナフィラキシー様症状や皮膚粘膜眼症候群などの重大な副作用が生じた場合は直ちに中止．

▶ 肝障害が生じた場合は，本薬を中止．必要に応じイコサペント酸エチルやニコチン酸誘導体などへの変更を検討（ただし同じ副作用が生じる可能性はあるので慎重に）．

［鈴木理恵，鈴木洋史］

第7章 脂質異常症治療薬

❸陰イオン交換樹脂

コレスチミド

💊 コレバイン®

◆製剤・包装
- コレバイン®錠 500 mg／コレバイン®ミニ 83 %

◆効能効果
- 高コレステロール血症，家族性高コレステロール血症

◆用法用量
- 1回1.5 g（3錠または3包）を1日2回朝夕食前または食後に経口投与．年齢，症状により適宜増減．1日4 gまで増量可

◆体内動態
- 消化管から吸収されない
- 消化管内で代謝・分解されず，糞中に排泄

◆警告
なし

◆患者への注意事項

副作用初期症状
- 高度の便秘，持続する腹痛，嘔吐［腸管穿孔，腸閉塞］
- 手足・肩・腰などの筋肉が痛む，手足がしびれる，手足に力が入らない，こわばる，全身がだるい，尿が赤褐色になる［横紋筋融解症］

製剤・包装の問題
- 誤って気道に入った本薬が膨潤し，呼吸困難を起こした症例が報告されている．十分量の水で速やかに嚥下すること，膨らんで服用できない場合があるため温水では服用しない

◆重大な副作用

腸管穿孔，腸閉塞
横紋筋融解症

◆相互作用（禁・慎）

慎	酸性薬物（ワルファリンなど），テトラサイクリン，フェノバルビタール：本薬がこれらの薬剤を吸着し，作用が減弱．本薬投与1時間前または投与後4～6時間以上投与間隔をあける
	エゼチミブ：エゼチミブの血中濃度が低下するおそれがあるので，可能な限り投与間隔をあける
	胆汁酸製剤（ウルソデオキシコール酸など）：本薬が胆汁酸製剤の腸管吸収を阻害し，作用が減弱．可能な限り投与間隔をあける

◆ 禁忌・慎重投与の患者

禁	胆道の完全閉塞［本薬は腸管内で胆汁酸と結合して作用するため，効果が期待できない］
	腸閉塞［本薬が腸管内で膨張し，腸管穿孔のおそれ］
	本薬の成分に対する過敏症の既往歴
慎	便秘または便秘を起こしやすい
	腸管狭窄，腸管憩室
	高齢者または嚥下困難
	痔疾患
	消化管潰瘍またはその既往歴
	出血傾向
	肝疾患・肝機能障害またはその既往歴

使い分け・処方変更のポイント

【同効薬】

- スタチン：プラバスタチンナトリウム*（メバロチン®），シンバスタチン*（リポバス®），フルバスタチンナトリウム*（ローコール®），アトルバスタチンカルシウム*（リピトール®），ピタバスタチンカルシウム*（リバロ®），ロスバスタチンカルシウム*（クレストール®）
- フィブラート系：フェノフィブラート（リピディル®）など
- 多価不飽和脂肪酸：イコサペント酸エチル*（エパデールなど）
- 小腸コレステロールトランスポーター阻害薬：エゼチミブ*（ゼチーア®）
- ニコチン酸誘導体：トコフェロールニコチン酸エステル（ユベラN®）など
- プロブコール（シンレスタール®など）　　　　　（＊：本書に該当項目あり）

他の同効薬と比べた本薬の特徴は？

- 消化管で胆汁酸を吸着し，その排泄促進作用により胆汁酸の腸肝循環を阻害し，肝におけるコレステロールから胆汁酸への異化を亢進する．その結果，肝コレステロールプールの減少と肝LDL受容体発現亢進を促進し，LDL-C値の低下を引き起こす．
- **LDL-C低下作用は約20％．**
- 消化管で吸収されず，糞中に排泄．
- 胆道の完全閉塞した患者には禁忌．
- 腸閉塞の患者には禁忌．

コレスチミド

▶ 胆汁酸の組成変化を介したエネルギー消費量の増大作用，糖代謝改善作用も有する．

こんな症例に最適！

▶ スタチンを服用しているがLDL-Cの低下が不十分な患者に併用しやすい．

▶ 小児，妊娠または妊娠している可能性のある婦人，腎不全患者．

▶ 内臓脂肪型肥満，糖尿病や糖代謝異常を合併した高LDL-C血症患者．

本薬が適さない症例と対策（用法用量の調節，代替薬の選び方と処方変更時のポイント）

■ 胆道の完全閉塞

▶ イコサペント酸エチル（エパデールなど）やプロブコール（シンレスタール®など）に変更．

■ 腸閉塞

▶ スタチンやエゼチミブ（ゼチーア®）に変更．

治療効果がみられなかった患者には？

▶ スタチンへ変更，または併用．

副作用が発現した患者には？

▶ 横紋筋融解症などの重大な副作用が生じた場合は直ちに中止．

▶ 腸閉塞が生じた場合は，本薬を中止．必要に応じスタチンやエゼチミブなどへの変更を検討．

[鈴木理恵，鈴木洋史]

第7章 脂質異常症治療薬
❹多価不飽和脂肪酸

イコサペント酸エチル

- エパデール

◆製剤・包装
エパデールカプセル300（mg）／エパデールS 300・600・900（mg）

◆効能効果
- 閉塞性動脈硬化症に伴う潰瘍，疼痛および冷感の改善
- 高脂血症

◆用法用量
- 1回600 mgを1日3回，または高脂血症では1回900 mgを1日2回食直後に経口投与．年齢，症状により適宜増減
- TGの異常を呈する場合は1回900 mgまで増量可

◆体内動態
- エパデールカプセル2,700 mg単回投与時のt_{max} = 6.6時間，C_{max} = 153.7 μg/mL，AUC_{0-72} = 4221.4 μg・時/mL
- エパデールS 2,700 mg単回投与時のt_{max} = 6.7時間，C_{max} = 155.4 μg/mL，AUC_{0-72} = 4328.2 μg・時/mL
- β酸化およびTCA回路により二酸化炭素と水に代謝され，主に呼気中に排泄

◆警告
なし

◆患者への注意事項

副作用初期症状
- 悪心，嘔吐，胸やけ，下痢，腹部不快感［消化器症状］
- 皮疹，痒み［過敏症］
- 鼻出血，皮下出血［出血傾向］

生活との関係，食・OTCとの相互作用
- 空腹時に服用してもほとんど吸収されないため，食直後に服用する

製剤・包装の問題
- エパデールカプセルは長径18 mm，短径7 mmと比較的大きい長楕円球型の軟カプセル．エパデールSは服用しやすさを考慮した直径4 mmの球形の軟カプセルがスティック包装されている

◆重大な副作用
なし

◆相互作用（禁・慎）

| 慎 | 抗凝固薬（ワルファリンなど），抗血小板薬（アスピリンなど）：相加的に出血傾向が増大 |

◆ 禁忌・慎重投与の患者

禁	出血している患者（止血が困難となるおそれ）
慎	月経期間中
	出血傾向
	手術の予定

使い分け・処方変更のポイント

同効薬

- スタチン：プラバスタチンナトリウム*（メバロチン®），シンバスタチン*（リポバス®），フルバスタチンナトリウム*（ローコール®），アトルバスタチンカルシウム*（リピトール®），ピタバスタチンカルシウム*（リバロ®），ロスバスタチンカルシウム*（クレストール®）
- フィブラート系：フェノフィブラート（リピディル®），ベザフィブラート*（ベザトール®）など
- 陰イオン交換樹脂：コレスチラミン（クエストラン®），コレスチミド*（コレバイン®）
- 小腸コレステロールトランスポーター阻害薬：エゼチミブ*（ゼチーア®）
- ニコチン酸誘導体：トコフェロールニコチン酸エステル（ユベラN®）など
- プロブコール（シンレスタール®など）　　　　　　　　（＊：本書に該当項目あり）

他の同効薬と比べた本薬の特徴は？

- 肝臓におけるVLDL分泌低下，アポ蛋白Bの分泌低下，ミトコンドリアにおける脂肪酸のβ酸化亢進を介した脂肪酸・TGの合成低下によりTG値を低下させる．
- **TG低下作用は約20％．**
- 主に呼気中に排泄．
- 出血している患者には禁忌．
- **観血的処置の前は7～10日程度の休薬**を要する．
- **抗血小板作用や抗炎症作用**も有する．
- アトピー性皮膚炎の改善効果が報告されており，適応外使用される場合がある．

こんな症例に最適！

- 冠動脈疾患や脳血管疾患を合併している高TG血症患者．
- 妊娠または妊娠している可能性のある婦人，腎排泄・肝代謝がないため腎・肝障

害患者に投与しやすい．

本薬が適さない症例と対策（用法用量の調節，代替薬の選び方と処方変更時のポイント）

■ 出血している患者
▶ フィブラート系（ベザトール®など）やニコチン酸誘導体（ユベラN®など）に変更．

治療効果がみられなかった患者には？
▶ フィブラート系（ベザトール®など）やニコチン酸誘導体（ユベラN®など）に変更または併用．

副作用が発現した患者には？
▶ 本薬を減量または中止し，必要に応じてフィブラート系やニコチン酸誘導体などへの変更を検討．

［鈴木理恵，鈴木洋史］

第7章 脂質異常症治療薬
❺小腸コレステロールトランスポーター阻害薬

エゼチミブ

● ゼチーア®

◆製剤・包装
ゼチーア® 錠 10 mg

◆効能効果
- 高コレステロール血症
- 家族性高コレステロール血症
- ホモ接合体性シトステロール血症

◆用法用量
- 1回10 mgを1日1回食後に経口投与．年齢，症状により適宜減量

◆体内動態
- 10 mg反復投与時のt_{max} = 0.8時間，C_{max} = 15 ng/mL（非抱合体），116 ng/mL（抱合体），AUC_{0-24} = 114 ng・時/mL（非抱合体），622 ng・時/mL（抱合体）
- 小腸または肝臓でグルクロン酸抱合体（活性体）へと変換され，腸肝循環し，主に胆汁排泄

◆警告
なし

◆患者への注意事項

> 副作用初期症状

- 手足・肩・腰などの筋肉が痛む，手足がしびれる，手足に力が入らない，こわばる，全身がだるい，尿が赤褐色になる［横紋筋融解症］
- 倦怠感，食欲不振，黄疸，皮疹，吐き気，嘔吐，痒み［肝機能障害］

◆重大な副作用

横紋筋融解症
肝機能障害
過敏症

◆相互作用（禁・慎）

慎	陰イオン交換樹脂：本薬のAUCが約50％低下するため，陰イオン交換樹脂の投与前2時間あるいは投与後4時間以上の間隔をあける
	シクロスポリン：シクロスポリンのAUCは15％上昇し，本薬のAUCは3.4倍上昇する．シクロスポリンの血中濃度モニターを行う
	ワルファリン：INRの上昇が認められたとの報告あり．凝固能の変動に注意

◆禁忌・慎重投与の患者

禁	本薬の成分に対する過敏症の既往歴
	本薬とスタチンを併用する場合，重篤な肝機能障害

慎	肝機能障害
	糖尿病［空腹時血糖の上昇が報告されている］

使い分け・処方変更のポイント

同効薬

- スタチン：プラバスタチンナトリウム*（メバロチン®），シンバスタチン*（リポバス®），フルバスタチンナトリウム*（ローコール®），アトルバスタチンカルシウム*（リピトール®），ピタバスタチンカルシウム*（リバロ®），ロスバスタチンカルシウム*（クレストール®）
- フィブラート系：フェノフィブラート（リピディル®）など
- 陰イオン交換樹脂：コレスチラミン（クエストラン®），コレスチミド*（コレバイン®）
- 多価不飽和脂肪酸：イコサペント酸エチル*（エパデールなど）
- ニコチン酸誘導体：トコフェロールニコチン酸エステル（ユベラN®）など
- プロブコール（シンレスタール®など)　　　　　　（*：本書に該当項目あり）

他の同効薬と比べた本薬の特徴は？

- 小腸壁細胞に存在するコレステロールトランスポーターNPC1L1を介して，小腸における食事および胆汁由来のコレステロール吸収を直接阻害し，LDL-Cを低下させる．
- **LDL-C低下作用は約20％．**
- 主に胆汁排泄．
- 本薬とスタチンを併用する場合，重篤な肝機能障害のある患者には禁忌．

こんな症例に最適！

- 肥満などコレステロール吸収が増大している高LDL-C血症患者に投与される．
- スタチンでLDL-C低下が不十分な患者に併用される．
- 腎機能の影響を受けず，比較的副作用が少ないため，腎障害患者，高齢者に投与しやすい．

本薬が適さない症例と対策（用法用量の調節，代替薬の選び方と処方変更時のポイント）

■ 重篤な肝機能障害
- 陰イオン交換樹脂やニコチン酸誘導体などに変更．

第7章 脂質異常症治療薬 ❺ 小腸コレステロールトランスポーター阻害薬

エゼチミブ

治療効果がみられなかった患者には？

- スタチンを併用.
- TGを低下させたい場合はフィブラート系（ベザトール®など）やイコサペント酸エチル（エパデールなど），ニコチン酸誘導体（ユベラN®など）を併用.

副作用が発現した患者には？

- 横紋筋融解症などの重大な副作用が生じた場合は直ちに中止.
- 肝障害が生じた場合は，本薬を中止．必要に応じ陰イオン交換樹脂などへの変更を検討（ただし同じ副作用が生じる可能性はあるので慎重に）.

［鈴木理恵，鈴木洋史］

第8章 抗凝固薬
❶経口抗凝固薬

ワルファリンカリウム
ワーファリン

◆製剤・包装
ワーファリン錠 0.5 mg・1 mg・5 mg／ワーファリン顆粒 0.2％

◆効能効果
- 血栓塞栓症（静脈血栓症，心筋梗塞症，肺塞栓症，脳塞栓症，緩徐に進行する脳血栓症等）の治療および予防

◆用法用量
- ［成人］初回量・維持量ともに，1日1回1〜5 mg程度が多い
- ［小児］維持量は12カ月未満で0.16 mg/kg/日，1〜15歳で0.04〜0.10 mg/kg/日が目安
- INRのモニタリングにより投与量を調節
- 疾患や患者背景等により異なるが，治療域はINR 2〜3が多い[1]
- 維持量決定後も定期的にINRを測定し，必要に応じて投与量を調節
- 抗凝固効果の発現を急ぐ場合，初期にヘパリンの併用を考慮
- ダビガトラン，リバーロキサバンからの切り替えでは，INRが治療域下限を上回るまで併用

◆体内動態
- t_{max} ＝ 1〜2時間，$t_{1/2}$ ＝ 11〜12時間
- S-体は主にCYP2C9，R-体はCYP1A2，3A4により代謝される肝代謝型薬物

◆警告
カペシタビンとの併用で出血が発現し死亡に至った報告あり

◆患者への注意事項

副作用初期症状
- 鼻血，歯ぐきからの出血，あざ，血尿，血便［出血］
- 皮膚が赤くなり痛い，皮膚の熱感［皮膚壊死］
- 体がだるい，食欲がない，皮膚や白目が黄色くなる，痒み［肝機能障害，貧血］

生活との関係，食・OTCとの相互作用
- ケガをするおそれのある仕事や運動などを避ける
- 手術や抜歯をするときには医師に相談
- 納豆，クロレラ食品，青汁の摂取は避ける．ホウレン草，レタス，ブロッコリーなどビタミンKを多く含む緑黄色野菜の大量摂取は控える

◆重大な副作用

出血
皮膚壊死
肝機能障害，黄疸

◆相互作用（禁・慎）

禁	ビタミンK_2：ワルファリンの作用と拮抗し，抗凝固作用が減弱．骨粗鬆症治療用の製剤は投与を中止
慎	抗凝固薬，抗血小板薬，血栓溶解薬などの抗血栓薬：相互に作用を増強するので，出血傾向に注意
	ビタミンK製剤（骨粗鬆症用以外），ビタミンK含有製剤（経腸栄養剤，輸液など），ビタミンK含有食品（納豆，青汁，クロレラなど）：ワルファリンの作用に拮抗し，抗凝固作用が減弱
	NSAIDs，アセトアミノフェン，マクロライド系，キノロン系，サルファ系，テトラサイクリン系，ペニシリン系，セフェム系，クロラムフェニコール，アゾール系，アミオダロン，キニジン，カペシタビン，フルオロウラシル系，ゲフィチニブ，シメチジン，シンバスタチン，フルバスタチン，ロスバスタチン，フェノフィブラート，フェニトイン，トラマドール，副腎皮質ホルモン，甲状腺製剤，抗甲状腺製剤，グルカゴン，ダナゾール，メチルテストステロン，キニーネ，メトロニダゾール，ジスルフィラムなど多数の薬物：作用が増強するおそれがあり，INRの変動に注意
	バルビツール系，カルバマゼピン，トラゾドン，コレスチラミン，アザチオプリン，メルカプトプリン，リファンピシン，ネビラピン，ボセンタン，グリセオフルビンなど多数の薬物やセイヨウオトギリソウ：作用が減弱するおそれがあり，INRの変動に注意

◆禁忌・慎重投与の患者

禁	出血している患者，出血する可能性のある患者
	重篤な肝障害・腎障害［出血］
	中枢神経系の手術または外傷後日の浅い患者［出血助長］
	妊婦または妊娠している可能性のある婦人
慎	肝炎，下痢，脂肪吸収不全，慢性アルコール中毒，うっ血性心不全，敗血症，遷延性低血圧症，新生児ビタミンK欠乏時，ビタミンK摂取時，悪性腫瘍，産褥婦，甲状腺機能亢進症／低下症，新生児

使い分け・処方変更のポイント

同効薬

- ヘパリンナトリウム*（ノボ・ヘパリン，ヘパリンナトリウム）
- ダビガトランエテキシラートメタンスルホン酸塩*（プラザキサ®）
- リバーロキサバン*（イグザレルト®） 　　　　　（*：本書に該当項目あり）

他の同効薬と比べた本薬の特徴は？

- ビタミンKの代謝サイクルを阻害し，肝における**ビタミンK依存性凝固因子の生合成を抑制**することで抗凝固作用を示す．

- 投与開始後の**効果発現が遅く**，投与中止後の**効果消失も遅い**（いずれも数日）．
- **ビタミンKにより**作用が**拮抗**される．
- 主に血液のうっ滞や凝固系の関与が強い**静脈血栓や肺塞栓**に用いられ，動脈硬化に基づく血栓には抗血小板薬が用いられる[1, 2]．
- 主代謝酵素CYP2C9や標的分子ビタミンKエポキシド還元酵素複合体1（VKORC1）の遺伝子多型，併用薬，食事によるビタミンK摂取量などによる**薬物動態・薬理作用の個人差が大きく，定期的な凝固能のモニタリング（INRなど）と用量調節が必須**．
- 薬物相互作用により作用を増強・減弱させる薬物が非常に多い．

こんな症例に最適！

- 深部静脈血栓症，肺塞栓症，心筋梗塞の二次予防（再梗塞，脳塞栓症等），心房細動における血栓塞栓症（脳塞栓症等）の予防，人工弁置換術後の血栓塞栓症（脳塞栓症等）の予防に用いられる[1, 2]．
- 心房細動のうち僧帽弁狭窄症や機械弁患者に推奨される（ダビガトランはエビデンスが不十分）[3]．
- 薬理効果をINRでモニタリングできることから，服薬アドヒアランスの悪い患者ではダビガトラン，リバーロキサバンよりも適している．

本薬が適さない症例と対策（用法用量の調節，代替薬の選び方と処方変更時のポイント）

■ 出血している患者，出血する可能性のある患者／重篤な肝・腎障害／中枢神経系の手術，外傷後日の浅い患者

- 出血リスクが高いことを認識し，リスク・ベネフィットを判断のうえ，頻回にINRをモニタリングして慎重に投与．もしくは，より出血時の対応が取りやすいヘパリンへ変更（ただし，ヘパリンも原則禁忌）．

■ 深部静脈血栓症，肺塞栓症などで急速な抗凝固作用が求められる症例

- ワルファリンの効果が安定するまでヘパリンまたはフォンダパリヌクス（アリクストラ®）を併用．

■ 大手術予定

- 術前3〜5日までに投与中止し，ヘパリンで代替．

■ 妊婦または妊娠している可能性のある婦人

- ヘパリンへ変更後に計画的妊娠を行うか，妊娠を早期把握しヘパリンへ速やかに変更．

治療効果がみられなかった患者には？

▶ アスピリン（バイアスピリン®，バファリン配合錠A81）などの抗血小板薬の併用が考えられるが，頭蓋内出血や大出血の発現に注意が必要．

副作用が発現した患者には？

▶ 出血性合併症が認められた場合には，止血処置，減量または休薬，必要に応じてビタミンK投与を行う．重篤例では新鮮凍結血漿や乾燥ヒト血液凝固第IX因子複合体製剤（適応外）を投与．

▶ その他の副作用により投与継続が困難な場合には，病態に応じてヘパリンや抗血小板薬への変更を考慮．

◆ 文　献
1) 循環器病の診断と治療に関するガイドライン．循環器疾患における抗凝固・抗血小板療法に関するガイドライン（2009年改訂版）<http://www.j-circ.or.jp/guideline/pdf/JCS2009_hori_h.pdf>
2)「Warfarin 適正使用情報 第3版」（青崎雅彦，岩出和徳，越前宏俊），エーザイ株式会社，2006
3) 循環器病の診断と治療に関するガイドライン．心房細動における抗血栓療法に関する緊急ステートメント <http://www.j-circ.or.jp/guideline/pdf/statement.pdf>

［佐藤宏樹，澤田康文］

第8章 抗凝固薬
❷ヘパリン

ヘパリンナトリウム
ノボ・ヘパリン，ヘパリンナトリウム

◆製剤・包装
ノボ・ヘパリン注5千単位/5 mL・1万単位/10 mL／ヘパリンナトリウム注5千単位/5 mL・1万単位/10 mL・5万単位/50 mL・10万単位/100 mL

◆効能効果
- 血栓塞栓症（静脈血栓症，心筋梗塞症，肺塞栓症，脳塞栓症，四肢動脈血栓塞栓症，手術中・術後の血栓塞栓症等）の治療および予防，汎発性血管内血液凝固症候群（DIC）の治療，血液透析・人工心肺その他の体外循環装置使用時／血管カテーテル挿入時／輸血および血液検査時の血液凝固の防止

◆用法用量
- 症例，適応領域，目的により投与法，用量は異なる．通常，投与後，全血凝固時間または全血活性化部分トロンボプラスチン時間（APTT）が正常値の2～3倍になるよう年齢・症状に応じて適宜用量を調整
- ［点滴静注］1万～3万単位を5％糖液，生食，リンゲル液1,000 mLで希釈し，最初30滴/分前後，コントロール後は20滴/分前後
- ［間歇静注］5千～1万単位/回を4～8時間ごと．開始3時間後から2～4時間ごとに凝固能を測定し用量調整
- ［皮下・筋注］5千単位/回を4時間ごと．筋注は神経走行部位を避け，毎回部位を変える

◆体内動態
- t_{max} ＝投与直後［静注］，3時間［皮下注］，$t_{1/2}$ ＝1～2.5時間
- 肝臓のヘパリナーゼで代謝される

◆警告
なし

◆患者への注意事項
副作用初期症状
- 痒み，蕁麻疹，声のかすれ，くしゃみ，のどの痒み，息苦しさ，吐き気［ショック，アナフィラキシー様症状］
- 運動の麻痺，考えがまとまらない，頭痛，嘔吐，しゃべりにくい，判断力の低下［頭蓋内出血］
- 吐き気，嘔吐，腹痛，血便・黒色便，血を吐く［消化管出血］
- 咳・痰と一緒に血が出る，息切れ・息苦い［肺出血］
- 呼吸困難，意識障害，痙攣，運動・感覚障害，四肢の腫れ・疼痛・皮膚の色調変化，注射部位が赤くなる・しこりができる（皮下注）［ヘパリン起因性血小板減少症（HIT）に伴う血栓症］

◆重大な副作用
ショック，アナフィラキシー様症状

	脳出血，消化管出血，肺出血，硬膜外血腫，後腹膜血腫，腹腔内出血，術後出血，刺入部出血など重篤な出血
	血小板減少，HITなどに伴う血小板減少・血栓症

◆相互作用（禁・慎）

慎	抗凝固薬，ウロキナーゼ，t-PA製剤などの血栓溶解薬，アスピリン，ジピリダモール，チクロピジンなどの血小板凝集抑制薬：相加的に出血傾向増強
	テトラサイクリン系抗生物質，ジギタリス製剤，ニトログリセリン製剤：本薬の作用が減弱

◆禁忌・慎重投与の患者

禁	出血している患者，出血する可能性のある患者
	重篤な肝障害［作用変動（増強・減弱）］
	重篤な腎障害［作用持続］
	中枢神経系の手術または外傷後日の浅い患者［出血助長］
	HITの既往［HITが発現しやすい］

使い分け・処方変更のポイント

同効薬

- ▶ ワルファリンカリウム*（ワーファリン）
- ▶ ダビガトランエテキシラートメタンスルホン酸塩*（プラザキサ®）
- ▶ リバーロキサバン*（イグザレルト®）
- ▶ ダルテパリンナトリウム（フラグミン®）
- ▶ エノキサパリンナトリウム（クレキサン®）
- ▶ ダナパロイドナトリウム（オルガラン®）
- ▶ フォンダパリヌクスナトリウム（アリクストラ®）
- ▶ エドキサバントシル酸塩水和物（リクシアナ®）
- ▶ アルガトロバン水和物（ノバスタン®，スロンノン®）
- ▶ ガベキサートメシル酸塩（エフオーワイ®）
- ▶ ナファモスタットメシル酸塩（フサン®）
- ▶ トロンボモデュリン（リコモジュリン®）　　　　　（＊：本書に該当項目あり）

他の同効薬と比べた本薬の特徴は？

- ▶ **アンチトロンビン（AT）Ⅲと結合**することにより，Ⅹa，Ⅶa，Ⅺa，Ⅸ因子を不活化させ，抗凝固効果を発揮．

- 抗凝固作用はプロタミンで中和される．
- 分子量，抗凝固活性，薬物動態が不均一であり，**凝固能をAPTTでモニタリングしながら用量を調節**．
- **半減期が短く，抗凝固作用の持続時間が短い．**
- トロンビンに対する阻害作用は低分子ヘパリンよりも強く，出血リスクも高い．
- HITが現れることがある．HIT既往患者には原則禁忌．
- 出血している患者，出血する可能性のある患者，重篤な肝・腎障害患者，中枢神経系の手術または外傷後日の浅い患者には原則禁忌．
- 抗ヒスタミン薬との混合で沈殿を生じるので，混注は避ける．

こんな症例に最適！

- 種々血栓塞栓症の**急性期（1〜2週間）** に，二次的な血栓の進展阻止，再発予防の目的で用いられる．その後は，経口抗凝固薬に切り替えられる場合が多い．
- 大手術などでワルファリンや抗血小板薬（血栓塞栓症のリスクが高い症例）の中断時に，**半減期の短いヘパリンによる術前術後管理**が行われる[1]．
- ワルファリンには催奇形性があるため，**周産期，特に妊娠初期にはヘパリン**を用いる．なお，妊娠時にはヘパリンの用量が非妊娠時に比べて多く必要[2]．
- 本邦の種々ガイドライン[1,3,4]において，急性肺血栓塞栓症の急性期，深部静脈血栓症（DVT）でワルファリンと併用すること，経皮的冠動脈形成術（PCI）施行時，脳静脈閉塞症での脳梗塞，肺静脈へのアブレーション時，補助循環〔IABP, PCPS（ECMO），VAS〕装着時，リスク中等度以上の不安定狭心症でアスピリンに追加して投与することなどが推奨されている．

本薬が適さない症例と対策 (用法用量の調節，代替薬の選び方と処方変更時のポイント)

■ 発症48時間以内の脳梗塞
- 十分なエビデンスはなく，アルガトロバンが推奨される[4]．

■ HIT既往
- アルガトロバンが用いられる．フォンダパリヌクス，エドキサバンは静脈血栓塞栓症，ガベキサート，ナファモスタット，トロンボモデュリンはDICに適応あり．

■ 出血している患者，出血する可能性のある患者／重篤な肝・腎障害／中枢神経系の手術または外傷後日の浅い患者
- 出血リスクが高いことを認識し，リスク・ベネフィットを判断して慎重に投与．

より出血リスクの低い低分子ヘパリン〔エノキサパリン（静脈血栓塞栓症），ダルテパリン（DIC）〕も考慮．

治療効果がみられなかった患者には？

▶ APTTのモニタリングにより投与量を調節．ヘパリン抵抗性で血漿ATレベルが低下している場合には，AT製剤を併用．

副作用が発現した患者には？

▶ 出血性合併症では，一般の救急処置と重症度に応じたヘパリン減量・中止，プロタミンによる中和[1]．
▶ HITでは，すべてのヘパリンの即時中止とアルガトロバンによる抗凝固療法[1]．

◆文 献

1) 循環器病の診断と治療に関するガイドライン．循環器疾患における抗凝固・抗血小板療法に関するガイドライン（2009年改訂版）<http://www.j-circ.or.jp/guideline/pdf/JCS2009_hori_h.pdf>
2) 循環器病の診断と治療に関するガイドライン．心疾患患者の妊娠・出産の適応，管理に関するガイドライン（2010年改訂版）<http://www.j-circ.or.jp/guideline/pdf/JCS2010niwa.h.pdf>
3) 循環器病の診断と治療に関するガイドライン．肺血栓塞栓症および深部静脈血栓症の診断，治療，予防に関するガイドライン（2009年改訂版）<http://www.j-circ.or.jp/guideline/pdf/JCS2009_andoh_h.pdf>
4) 脳卒中合同ガイドライン委員会：脳卒中治療ガイドライン2009 <http://www.jsts.gr.jp/jss08.html>

［佐藤宏樹，澤田康文］

第8章 抗凝固薬

❸抗トロンビン薬

ダビガトランエテキシラートメタンスルホン酸塩

○ プラザキサ®

◆製剤・包装
- プラザキサ® カプセル 75 mg・110 mg

◆効能効果
- 非弁膜症性心房細動患者における虚血性脳卒中および全身性塞栓症の発症抑制

◆用法用量
- [成人] 1回150 mgを1日2回経口投与
- 中等度腎障害（CCr：30〜50 mL/分），P糖白質阻害薬併用，70歳以上，消化管出血既往の患者では，1回110 mgを1日2回への減量を考慮
- ワルファリンからの切り替えでは，INRが治療域下限を下回ったら投与開始
- リバーロキサバンからの切り替えでは，最終投与の12時間後に投与開始

◆体内動態
- t_{max} = 4時間，$t_{1/2}$ = 11〜12時間
- エステラーゼによる加水分解で活性代謝物ダビガトランになり，一部はさらにグルクロン酸抱合を受ける．ダビガトランおよびそのグルクロン酸抱合体は主に尿中に排泄される腎排泄型薬物
- CYPによる代謝は受けないが，P糖白質の基質

◆警告
消化管出血等の出血による死亡例あり．出血や貧血などの徴候を十分に観察

◆患者への注意事項

副作用初期症状
- 吐き気，嘔吐，腹痛，血便・黒色便，血を吐く［消化管出血］
- 運動の麻痺，意識が薄れる，考えがまとまらない，頭痛，嘔吐，しゃべりにくい，判断力の低下［頭蓋内出血］
- 発熱，空咳，息苦しい［間質性肺炎］
- 鼻血，歯ぐきからの出血，あざ，血尿，血便［出血］
- 顔色が悪い，疲れやすい，だるい［貧血］

生活との関係，食・OTCとの相互作用
- ケガをするおそれのある仕事や運動などを避ける
- 手術や抜歯をするときには医師に相談
- セイヨウオトギリソウを含有する健康食品の摂取は控える［本薬の血中濃度低下のおそれ］

製剤・包装の問題
- アルミ袋のまま保管し，服用直前にシートから取り出す
- カプセルを開けずに飲む

◆ **重大な副作用**

消化管出血（1.6％）
頭蓋内出血
間質性肺炎

◆ **相互作用（禁・慎）**

禁	イトラコナゾール（経口）：本薬の血中濃度が上昇し，出血の危険性増大
慎	アスピリン，ジピリダモール，チクロピジン，クロピドグレルなどの血小板凝集抑制薬：大出血の危険性増大．適切と判断される患者にのみ併用
	ワルファリン，ヘパリン，フォンダパリヌクスなどの抗凝固薬，ウロキナーゼ，t-PA製剤などの血栓溶解薬，ジクロフェナクなどのNSAIDs：出血の危険性増大
	ベラパミル，アミオダロン，キニジン，タクロリムス，シクロスポリン，リトナビル，ネルフィナビル，サキナビル，クラリスロマイシンなどのP糖蛋白質阻害薬：本薬の血中濃度上昇，出血に注意
	リファンピシン，カルバマゼピン，セイヨウオトギリソウ含有食品などのP糖蛋白質誘導薬：本薬の血中濃度低下

◆ **禁忌・慎重投与の患者**

禁	高度腎障害（CCr：＜30 mL/分，透析含む）［血中濃度上昇，出血リスク増大］
	出血症状，出血性素因，止血障害［出血助長］
	出血リスクのある器質的病変（6カ月以内の出血性脳卒中を含む）
	脊椎・硬膜外カテーテル留置中および抜去後1時間以内［脊髄血腫や硬膜外血腫の危険性増大］
慎	中等度腎障害（CCr：30〜50 mL/分），高齢者，消化管出血の既往，上部消化管潰瘍の既往，出血の危険性が高い患者

使い分け・処方変更のポイント

同効薬

▶ ワルファリンカリウム*（ワーファリン）
▶ リバーロキサバン*（イグザレルト®）
▶ ヘパリンナトリウム*（ノボ・ヘパリン，ヘパリンナトリウム）

（＊：本書に該当項目あり）

他の同効薬と比べた本薬の特徴は？

▶ 血液凝固カスケードの最終段階であるフィブリノゲンからフィブリンへの変換を触媒する**トロンビンを直接かつ選択的に阻害**し，抗凝固作用・抗血栓作用を示す．

▶ 非弁膜症性心房細動患者における虚血性脳卒中/全身性塞栓症の予防に用いられる．リウマチ性僧帽弁疾患/人工弁・僧帽弁修復術既往の心房細動や心房細動以

外の疾患は適応外.

▶腎排泄型薬物であり，**高度腎障害患者（CCr：＜30 mL/分，透析含む）は禁忌，中等度腎障害患者（CCr：30～50 mL/分）は減量**.

▶CYPを介して代謝されないため，相互作用が少ない．ただし，**P糖蛋白質を介した相互作用に注意**.

▶INRなどの血液凝固能モニタリングなしに固定量を投与可．ただし，ワルファリンにおけるINRのような出血リスクの指標が確立されていない．

▶ビタミンK含有食物摂取の影響を受けにくい．

▶**投与開始後すぐに抗血栓作用を発揮**．

▶**投与中止後すぐに作用は消失**する（半減期11～12時間）．服薬アドヒアランス不良の患者では，飲み忘れの影響が大きい．

▶カプセル剤のみで，脱カプセルは不可（血中濃度が上昇）．

▶胃腸障害の副作用が多い．

こんな症例に最適！

▶CYP3A4阻害薬や誘導薬を併用している患者では，ワルファリンよりも相互作用の可能性が低い．

▶定期的なINR測定が困難な患者にはワルファリンよりも使いやすい．

▶ビタミンKの影響を受けないことから，ビタミンK含有飲食物の摂取制限/コントロールが困難な患者にはワルファリンよりも使いやすい．

▶CHADS2スコア1の患者（心不全，高血圧，75歳以上，糖尿病，脳梗塞/TIA既往のうち1つに該当）にも推奨される．スコア2以上にも推奨される[1]．

▶ワルファリンよりも頭蓋内出血が起こりにくく，脳出血/脳梗塞既往などリスクの高い患者にも適する[2]．

本薬が適さない症例と対策 （用法用量の調節，代替薬の選び方と処方変更時のポイント）

■ 高度腎機能障害（CCr：＜30 mL/分，透析含む）／イトラコナゾールの併用

▶ワルファリン（ワーファリン）に変更．ただし，ワルファリンも重篤な腎障害患者に禁忌，イトラコナゾールと併用注意であり，頻回にINRを測定し慎重に投与．

- **P糖蛋白質阻害薬(ベラパミル,アミオダロンなど)の併用/中等度腎機能障害(CCr:30〜50 mL/分)/70歳以上/消化管出血の既往**
  - 1回110 mg,1日2回に減量.
- **手術や侵襲的手技の実施予定**
  - 24時間前まで(出血リスクの高い場合は48時間,腎機能障害患者ではこれらの倍)に投与中止し,ヘパリンで代替.

治療効果がみられなかった患者には?

- アスピリン(バイアスピリン®,バファリン配合錠A81)などの抗血小板薬の併用が考えられるが,頭蓋内出血や大出血の発現に注意が必要.

副作用が発現した患者には?

- 重篤な出血性合併症が認められた場合には,休薬,止血処置,適切な輸液を行い,頭蓋内出血時には十分な降圧を行う.ワルファリンにおけるビタミンKのような特異的な拮抗薬はない.
- 胃腸障害は,コップ1杯の水やお湯と一緒に飲み,その水やお湯を飲み干すか,食中に内服することである程度予防できるとされる[2].

◆ 文 献
1) 矢坂正弘:医学のあゆみ,238:1126-1130, 2011
2) 循環器病の診断と治療に関するガイドライン.心房細動における抗血栓療法に関する緊急ステートメント. <http://www.j-circ.or.jp/guideline/pdf/statement.pdf>

[佐藤宏樹,澤田康文]

第8章　抗凝固薬

❹第Ⅹa因子阻害薬

リバーロキサバン

🔴 イグザレルト®

◆製剤・包装
- イグザレルト®錠 10 mg・15 mg

◆効能効果
- 非弁膜症性心房細動患者における虚血性脳卒中および全身性塞栓症の発症抑制

◆用法用量
- [成人] 1回15 mgを1日1回食後経口投与
- 中等度腎障害（CCr：30〜49 mL/分）の患者では，1回10 mgを1日1回へ減量
- 高度腎障害（CCr：15〜29 mL/分）の患者では，投与の適否を慎重に検討したうえで1回10 mgを1日1回へ減量
- ワルファリンからの切り替えでは，INRが治療域下限を下回ったら投与開始
- ダビガトランからの切り替えでは，最終投与の12時間後に投与開始

◆体内動態
- $t_{max} = 0.5 〜 4$ 時間，$t_{1/2} = 7 〜 9$ 時間
- CYP3A4およびCYP2J2により代謝され，一部は未変化体のまま尿中に排泄される．肝代謝と腎排泄の寄与は2：1〜1：1
- P糖蛋白質の基質

◆警告
- 重篤な出血による死亡のおそれあり．出血や貧血などの徴候を十分に観察

◆患者への注意事項

副作用初期症状
- 吐き気，嘔吐，腹痛，血便・黒色便，血を吐く［消化管出血］
- 運動の麻痺，意識が薄れる，考えがまとまらない，頭痛，嘔吐，しゃべりにくい，判断力の低下［頭蓋内出血，脳出血，出血性脳卒中］
- 鼻血，歯ぐきからの出血，あざ，血尿，血便［出血］
- 吐き気，からだがだるい，白目や皮膚が黄色くなる［肝機能障害，黄疸］

生活との関係，食・OTCとの相互作用
- ケガをするおそれのある仕事や運動などを避ける
- 手術や抜歯をするときには医師に相談
- セイヨウオトギリソウを含有する健康食品の摂取は控える［本薬の血中濃度低下のおそれ］

製剤・包装の問題
なし

◆重大な副作用

> 直腸出血（1.15 %），胃腸出血（1.05 %），上部消化管出血（0.55 %），メレナ（0.68 %），下部消化管出血（0.23 %），出血性胃潰瘍（0.19 %）

	頭蓋内出血（0.13％），脳出血（0.10％），出血性脳卒中（0.10％）
	眼出血（0.27％），網膜出血（0.12％）
	関節内出血（0.21％），コンパートメント症候群を伴う筋肉内出血（0.01％）
	肝機能障害（0.1～1％未満），黄疸

◆ 相互作用（禁・慎）

禁	HIVプロテアーゼ阻害薬（リトナビル，アタザナビル，インジナビル等）：本薬の血中濃度が上昇し，出血の危険性増大
	アゾール系抗真菌薬（イトラコナゾール，ボリコナゾール等）：本薬の血中濃度が上昇し，出血の危険性増大
慎	アスピリン，クロピドグレル，チクロピジンなどの血小板凝集抑制薬：出血の危険性増大．併用を慎重に判断
	ワルファリン，ヘパリン，フォンダパリヌクスなどの抗凝固薬，ウロキナーゼ，t-PA製剤などの血栓溶解薬，ナプロキセン，ジクロフェナクなどのNSAIDs：出血の危険性増大
	フルコナゾール：本薬の血中濃度上昇．適切と判断される患者にのみ併用
	クラリスロマイシン，エリスロマイシン：本薬の血中濃度上昇．適切と判断される患者にのみ併用
	リファンピシン，フェニトイン，カルバマゼピン，フェノバルビタール，セイヨウオトギリソウ含有食品：本薬の血中濃度低下

◆ 禁忌・慎重投与の患者

禁	腎不全（CCr：＜15 mL/分）［血中濃度上昇，出血リスク増大］
	中等度以上の肝障害（Child-Pugh分類B・C），凝固障害を伴う肝疾患［出血リスク増大］
	頭蓋内出血，消化管出血等の臨床的に重大な出血［出血助長］
	急性細菌性心内膜炎［血栓剥離に伴う血栓塞栓様症状］
	妊婦または妊娠している可能性のある婦人［動物実験で胎盤通過性，子宮内出血，総奇形発生率増加，胚・胎仔毒性，出生仔生存率低下］
慎	腎障害（CCr：15～49 mL/分），高齢者，低体重，出血リスクが高い患者

使い分け・処方変更のポイント

同効薬

- ワルファリンカリウム*（ワーファリン）
- ダビガトランエテキシラートメタンスルホン酸塩*（プラザキサ®）
- ヘパリンナトリウム*（ノボ・ヘパリン，ヘパリンナトリウム）

（＊：本書に該当項目あり）

他の同効薬と比べた本薬の特徴は？

- 血液凝固カスケードの中心に位置する**第Ⅹa因子を選択的かつ直接的に阻害**し，トロンビン産生および血栓形成を抑制することで抗凝固作用・抗血栓作用を示す．

- 非弁膜症性心房細動患者における虚血性脳卒中/全身性塞栓症の予防に用いられる．リウマチ性僧帽弁疾患/人工弁・僧帽弁修復術既往の心房細動や心房細動以外の疾患は適応外．

- 肝代謝と腎排泄で消失するため，**肝障害（Child-Pugh分類B・C）と腎不全（CCr：＜15 mL/分）患者は禁忌，腎障害（CCr：15～49 mL/分）患者は減量**．

- ワルファリンと比べて相互作用が少なく，ビタミンK含有食物摂取の影響を受けにくい．ただし，**CYP3A4とP糖蛋白質を介した相互作用に注意**．

- INRなどの血液凝固能モニタリングなしに固定量を投与可．ただし，ワルファリンにおけるINRのような出血リスクの指標が確立されていない．

- **投与開始後すぐに抗血栓作用を発揮**．

- **投与中止後すぐに作用は消失**する（半減期7～9時間）．服薬アドヒアランス不良の患者では，飲み忘れの影響が大きい．

こんな症例に最適！

- CYP3A4阻害薬や誘導薬を併用している患者では，ワルファリンよりも相互作用の可能性が低い．

- 定期的なINR測定が困難な患者にはワルファリンよりも使いやすい．

- ビタミンKの影響を受けないことから，ビタミンK含有飲食物の摂取制限/コントロールが困難な患者にはワルファリンよりも使いやすい．

- 併用薬が1日1回投与のみの患者や，ワルファリンの1日1回投与に慣れている患者などでは，1日2回投与のダビガトランよりも好ましい．

本薬が適さない症例と対策（用法用量の調節，代替薬の選び方と処方変更時のポイント）

■ 腎不全（CCr：＜15 mL/分）/イトラコナゾール，ボリコナゾールの併用

- ワルファリン（ワーファリン）を用いる．ただし，ワルファリンも重篤な腎障害患者に禁忌，イトラコナゾールと併用注意であり，頻回にINRを測定し慎重に投与．

リバーロキサバン

■ **腎機能障害（CCr：15～49 mL/分）/フルコナゾール，クラリスロマイシン，エリスロマイシンの併用/高齢者**
　▶1回10 mg，1日1回に減量．

■ **手術や侵襲的手技の実施予定**
　▶24時間前までに投与中止し，必要であればヘパリンで代替．

■ **妊婦または妊娠している可能性のある婦人**
　▶ヘパリンへ変更後に計画的妊娠を行うか，妊娠を早期把握しヘパリンへ速やかに変更．

治療効果がみられなかった患者には？

　▶アスピリン（バイアスピリン®，バファリン配合錠A81）などの抗血小板薬の併用が考えられるが，頭蓋内出血や大出血の発現に注意が必要．

副作用が発現した患者には？

　▶重篤な出血性合併症が認められた場合には，休薬，止血処置，適切な輸液を行い，頭蓋内出血時には十分な降圧を行う．ワルファリンにおけるビタミンKのような特異的な拮抗薬はない．

[佐藤宏樹，澤田康文]

第9章 抗血小板薬

チクロピジン塩酸塩
● パナルジン®

◆ 製剤・包装
パナルジン®錠 100 mg／パナルジン®細粒 10％

◆ 効能効果
① 血管手術および血液体外循環に伴う血栓・塞栓の治療ならびに血流障害の改善
② 慢性動脈閉塞症に伴う潰瘍，疼痛および冷感などの阻血性諸症状の改善
③ 虚血性脳血管障害〔一過性脳虚血発作（TIA），脳梗塞〕に伴う血栓・塞栓の治療
④ くも膜下出血術後の脳血管攣縮に伴う血流障害の改善

◆ 用法用量
- 効能効果の各項目（①～④）に対応して，
  ① 1日 200～300 mg を 2～3 回に分けて
  ② 1日 300～600 mg を 2～3 回に分けて
  ③ 1日 200～300 mg を 2～3 回（1日 200 mg：1回可）に分けて
  ④ 1日 300 mg を 3 回に分けて

以上食後経口投与．年齢，症状により適宜増減

◆ 体内動態
- t_{max}＝約2時間，$t_{1/2}$＝約1.6時間（健常成人に 500 mg 単回投与時）
- CYP2C9，CYP2C19，CYP3A4 で代謝され，CYP2C19，CYP2D6，CYP1A2 を阻害し CYP3A4 を誘導
- 代謝物に活性がある（非常に不安定）
- 作用は非可逆的であり消失するには 8～10 日間かかる（血小板寿命に相当）

◆ 警告
- 血栓性血小板減少性紫斑病（TTP），重篤な肝障害，無顆粒球症で死亡 47 例，重篤 517 例（80％が投与開始 2 カ月以内に発生）
- 投与開始 2 カ月は：
  ⅰ）1回の処方は，2週間とする
  ⅱ）発熱時は顆粒球減少に注意
  ⅲ）副作用防止のため 2 週に 1 回：血液（白血球分画等），肝機能を検査

◆ 患者への注意事項

副作用初期症状
- 出血傾向（歯ぐきの出血，鼻血，皮下出血など），発熱，紫斑〔血栓性血小板減少性紫斑病〕
- 発熱，のどの痛み，全身倦怠感〔無顆粒球症〕
- 皮膚や白目が黄色くなる，全身倦怠感，食欲不振〔重篤な肝障害〕
- 階段や坂を上るときの動悸や息切れ，全身倦怠感，出血傾向，紫斑〔再生不良性貧血を含む汎血球減少症，赤芽球癆，血小板減少症などの血液障害〕
- 頭痛，意識障害，腹痛，吐血，血便〔出血（脳出血などの頭蓋内出血，消化管出血

などの重篤な出血)]
- 発熱, 紅斑, 水疱, びらん [中毒性表皮壊死症, 皮膚粘膜眼症候群, 紅皮症, 多形滲出性紅斑]
- みぞおちの痛みや圧痛, 嘔吐, 吐血 [消化性潰瘍]
- 発熱, 全身倦怠感, 尿量減少, 手足や顔のむくみ [急性腎不全]
- 発熱, 空咳, 息苦しい [間質性肺炎]
- 発熱, 関節痛, 胸部痛 [SLE様症状]

生活との関係, 食・OTCとの相互作用
- 食後に服用
- 抜歯や手術については担当医に伝える. 歯科医師に本剤服用を伝える[1]

製剤・包装の問題
- 噛まずに服用 (苦みや舌への刺激)

◆重大な副作用

再生不良性貧血を含む汎血球減少症
赤芽球癆
血小板減少症
出血 [脳出血等の頭蓋内出血, 消化管出血等の重篤な出血]
中毒性表皮壊死症 (Lyell症候群), 皮膚粘膜眼症候群 (Stevens-Johnson症候群), 紅皮症, 多形滲出性紅斑
消化性潰瘍
急性腎不全
間質性肺炎
SLE様症状

◆相互作用 (禁・慎)

慎	本薬のCYP1A2の阻害でバルビツール酸類, テオフィリンの濃度上昇
	本薬のCYP2C19の阻害でフェニトインの濃度上昇
	本薬のCYP3A4の誘導でシクロスポリンの濃度減少

◆禁忌・慎重投与の患者

禁	出血している患者
	重篤な肝障害, (原則禁) 肝障害
	白血球減少症
	妊婦
慎	肝障害の既往歴 [肝障害のおそれ]
	白血球減少症の既往歴 [白血球減少症のおそれ]
	高血圧 [出血のおそれ]
	手術を予定している患者
	高齢者

※ 慎重投与については，出血傾向および出血の危険性を高める薬剤の使用に関する項目は記載していない

使い分け・処方変更のポイント

同効薬

効能効果の各項目（①〜④）に対応して，

①ヘパリンナトリウム*（ノボ・ヘパリン，ヘパリンナトリウム），ダルテパリンナトリウム（フラグミン®，血液透析），パルナパリンナトリウム（ローヘパ®，血液透析），レビパリンナトリウム（クリバリン®）

②ベラプロストナトリウム*（ドルナー®，プロサイリン®），シロスタゾール*（プレタール®），リマプロスト アルファデクス*（オパルモン®，プロレナール®），イコサペント酸エチル*（エパデール）

③クロピドグレル硫酸塩*（プラビックス®），アスピリン*（バイアスピリン®，バファリン配合錠A81），シロスタゾール*（プレタール®）

④ファスジル塩酸塩水和物（エリル®），オザグレルナトリウム（カタクロット®）

（＊：本書に該当項目あり）

他の同効薬と比べた本薬の特徴は？

▶ ADP受容体群の1つである，P2Y$_{12}$を介したアデニル酸シクラーゼの活性抑制を阻害することにより，血小板内のcAMPを増加させ，血小板凝集抑制作用を呈する．

▶ **長期投与によって耐性を生じず**，確実な抗血小板作用をもつ．

▶ 脳梗塞の再発予防においてアスピリンよりも効果的．一方で，**重篤な副作用の発症率が高く，治療のドロップアウト率も高い**．

▶ **フェニトイン，シクロスポリンとの相互作用に注意**．

こんな症例に最適！

▶ 虚血性脳血管障害〔一過性脳虚血発作（TIA），脳梗塞〕に伴う血栓・塞栓の治療[3]．

▶ 経皮的冠動脈インターベンション（PCI）後の，ステント留置症例の抗血栓療法としてアスピリン81〜330 mg/日とチクロピジン200 mg/日（またはクロピドグレル75 mg/日）の併用による抗血小板療法はワルファリンによる抗凝固療法よりも有効[4]．

本薬が適さない症例と対策（用法用量の調節，代替薬の選び方と処方変更時のポイント）

効能効果の各項目（①〜④）に対応．

■ 出血している患者

以下の同効薬に変更．

① ヘパリンナトリウム，ヘパリンカルシウム注射液は原則禁忌であり，特に投与が必要な場合には慎重に投与
② リマプロスト アルファデクス
③ 同効薬すべて禁忌
④ 同効薬すべて禁忌

■ 肝障害

以下の同効薬に変更．ただし，肝障害のある患者に対し禁忌ではないが，肝機能悪化の副作用は発現するので注意が必要である．

① ヘパリンナトリウム，レビパリンナトリウム
② ベラプロストナトリウム，シロスタゾール，リマプロスト アルファデクス
③ クロピドグレル，アスピリン（慎重投与），シロスタゾール
④ ファスジル，オザグレルナトリウム

■ 白血球減少症

以下の同効薬に変更．ただし，白血球減少症の患者に対し禁忌ではないが，血液系の副作用は発現するので注意が必要である．

① ヘパリンナトリウム，レビパリンナトリウム
② ベラプロストナトリウム，シロスタゾール，リマプロスト アルファデクス
③ クロピドグレル，アスピリン，シロスタゾール
④ ファスジル，オザグレルナトリウム

■ 妊婦または妊娠している可能性のある婦人

以下の同効薬に変更．

① ヘパリンナトリウム
② バトロキソビン，イコサペント酸エチル（エパデール）
③ クロピドグレル，アスピリン（有益性が上回る場合のみ投与）
④ ファスジル（有益性が上回る場合のみ投与），オザグレルナトリウム（有益性が上回る場合のみ投与）

治療効果がみられなかった患者には？[5)]

▶ 注意して増量，副作用が惹起したら即中止，同効薬から選択．

副作用が発現した患者には？

▶ 使用を中止し，同効薬から選択．しかし，同効薬もチクロピジンの重大な副作用と重複する部分が多いため，注意して使用する必要がある．特に日本人の場合，肝障害が問題となるので注意．

◆文　献

1) 小野敏嗣 ほか：診断と治療，98 (2)：293-297, 2010
2) 辻　肇：血栓と循環，17 (1)：23-26, 2009
3) 脳卒中合同ガイドライン委員会：脳卒中治療ガイドライン2009<http://www.jsts.gr.jp/jss08.html>
4) 循環器病の診断と治療に関するガイドライン．心筋梗塞二次予防に関するガイドライン（2011年改訂版）<http://www.j-circ.or.jp/guideline/pdf/JCS2011_ogawah_h.pdf>
5) 循環器病の診断と治療に関するガイドライン．循環器疾患における抗凝固・抗血小板療法に関するガイドライン（2009年改訂版）<http://www.j-circ.or.jp/guideline/pdf/JCS2009_hori_h.pdf>

[三木晶子，澤田康文]

第9章　抗血小板薬

クロピドグレル硫酸塩
● プラビックス®

◆製剤・包装
プラビックス®錠 25 mg・75 mg

◆効能効果
①虚血性脳血管障害（心原性脳塞栓症を除く）後の再発抑制
②経皮的冠動脈形成術（PCI）が適用される下記の虚血性心疾患
・急性冠症候群（不安定狭心症，非ST上昇心筋梗塞）
・安定狭心症，陳旧性心筋梗塞
（PCIが適用予定の虚血性心疾患患者への投与は可能．冠動脈造影により，保存的治療あるいは冠動脈バイパス術が選択され，PCIを適用しない場合には，以後の投与は控えること）

◆用法用量
- 効能効果の各項目（①，②）に対応して，
  ①成人には，75 mgを1日1回経口投与．年齢，体重，症状により50 mgを1日1回経口投与
  ②成人には，投与開始日に300 mgを1日1回経口投与．その後，維持量として1日1回75mgを経口投与
  ※アスピリン（81〜100 mg/日）と併用すること
  ※PCI施行前にクロピドグレル75 mgを少なくとも4日間投与されている場合，ローディングドーズ投与（投与開始日に300 mgを投与すること）は必須ではない

◆体内動態
- 活性代謝物のt_{max} = 1.9時間，$t_{1/2}$ = 約6.9時間（健康成人にクロピドグレル75 mgを食後単回投与時）
- CYP3A4，CYP1A2，CYP2C19およびCYP2B6に代謝され活性代謝物になる
- 最近では，CYP2C19ではなく，パラオキソナーゼ（PON）-1活性低下によりクロピドグレル活性代謝物の血漿中濃度の低下，血小板凝集抑制能の低下がみられ，PON-1の活性低下がクロピドグレルの効果の個人差を72.5％説明可能であるとの報告もあるが[1]，まだ詳細は不明である

◆警告
なし

◆患者への注意事項
副作用初期症状
- 皮膚の症状（ぶつぶつがでる，皮膚が黄色くなる，紫色や赤色のあざができる）
- 出血（鼻や歯ぐきから出血する）
- 目の症状（白目が黄色くなる）
- 尿の変化（尿が茶色っぽくなる，尿に血が混じる）
- 気分が悪い（強い疲労感を感じる，吐き気がする，食欲がなくなる，おなかが張る，

うとうとする，意識が低下する）
- 風邪のような症状（熱が出る，寒気がする，のどが痛む）

 生活との関係，食・OTCとの相互作用
- 空腹時の服用は避ける
- 抜歯や手術については担当医に伝える，歯科医師に本薬剤服用を伝える[2]
- 飲み始めの2カ月間は定期的に血液検査を行う必要があり，原則として2週に1回，受診のこと

◆重大な副作用

脳出血等の頭蓋内出血（1％未満）
硬膜下血腫（0.1％未満）
関節血腫（0.1％未満）
吐血，下血，胃腸出血，眼底出血，関節血腫，腹部血腫（0.1％未満）
後腹膜出血
胃・十二指腸潰瘍
ALT（GPT）上昇，γ-GTP上昇，AST（GOT）上昇，黄疸，急性肝不全，肝炎
血栓性血小板減少性紫斑病
間質性肺炎（0.1％未満）
血小板減少，無顆粒球症，再生不良性貧血を含む汎血球減少症
中毒性表皮壊死融解症，皮膚粘膜眼症候群，多形滲出性紅斑
横紋筋融解症

◆相互作用（禁・慎）

慎	非ステロイド性消炎鎮痛薬（ナプロキセン等）：血小板凝集抑制作用を有するため，消化管出血を助長
	抗凝固薬，血小板凝集抑制作用を有する薬剤，血栓溶解薬

◆禁忌・慎重投与の患者

禁	出血している患者
慎	妊婦には有益性が上回る場合のみ投与
	重篤な肝障害
	重篤な腎障害
	高血圧が持続している患者
	高齢者
	低体重の患者

※ 慎重投与については，出血傾向および出血の危険性を高める薬剤の使用に関する項目は記載していない

クロピドグレル硫酸塩

使い分け・処方変更のポイント

同効薬

効能効果の各項目に対応して，

①チクロピジン塩酸塩＊（パナルジン®），アスピリン＊（バイアスピリン®，バファリン配合錠A81），シロスタゾール＊（プレタール®）

②アスピリン＊（バイアスピリン®，バファリン配合錠A81）

（＊：本書に該当項目あり）

他の同効薬と比べた本薬の特徴は？

▶ 同じチエノピリジン系である**パナルジン®**よりも**有害事象（血栓性血小板減少性紫斑病，無顆粒球症，重篤な肝障害等）の頻度が低い**．

▶ アスピリンよりも出血性合併症の頻度が低い[3]．

▶ 最近では，クロピドグレルはCYP2C19の機能欠失変異の有無に関係なく効果を示すと考えられている[1, 3]．

こんな症例に最適！

▶ 心血管系梗塞の治療目的で薬剤溶出性ステントの留置後．

▶ **アスピリンアレルギーのある患者．**

▶ **チクロピジンが使用できない患者．**

本薬が適さない症例と対策（用法用量の調節，代替薬の選び方と処方変更時のポイント）

■ **出血している患者**

▶ 他の経口同効薬はすべて禁忌．出血を呈している原疾患の治療を行う．

治療効果がみられなかった患者には？[4]

効能効果の各項目（①，②）に対応．

① ・アスピリン81～162 mg/日やシロスタゾール200 mg/日に変更．
  ・アスピリンとジピリダモール（ペルサンチン®）の2剤併用に変更．

② ・クロピドグレルとアスピリンの併用やヘパリン静脈内投与の追加も行われることがあるが，出血のリスクが高くなるので注意が必要．
  ・シロスタゾール，トラピジル（ロコルナール）の投与（クラスⅡ），ジピリダモールなどの投与（クラスⅢ）．

副作用が発現した患者には？

▶使用を中止し，同効薬から選択するが，同効薬もクロピドグレルの重大な副作用と重複する部分が多いため，注意が必要．

◆ 文 献
1) Bouman, H. J., et al.：Nat Med, 17：110-116, 2011
2) 小野敏嗣 ほか：診断と治療, 98（2）：293-297, 2010
3) Shinohara, Y., et al.：Lancet Neurol, 9：959-968, 2010
4) 循環器病の診断と治療に関するガイドライン．循環器疾患における抗凝固・抗血小板療法に関するガイドライン（2009年改訂版）<http://www.j-circ.or.jp/guideline/pdf/JCS2009_hori_h.pdf>

[三木晶子，澤田康文]

第9章 抗血小板薬

シロスタゾール

- プレタール®

◆製剤・包装
プレタール®錠50 mg・100 mg／プレタール®散20％／プレタール®OD錠50 mg・100 mg

◆効能効果
①慢性動脈閉塞症に基づく潰瘍，疼痛および冷感等の虚血性諸症状の改善
②脳梗塞（心原性脳塞栓症を除く）発症後の再発抑制（無症候性脳梗塞における抑制効果は検討されていない）

◆用法用量
- 1回100 mgを1日2回経口投与．年齢・症状により適宜増減

◆体内動態
- t_{max}＝3時間，$t_{1/2}$＝約2.2時間（α相），18時間（β相）（健康成人に錠剤100 mg空腹時単回投与時．細粒は錠剤と生物学的同等性が認められている）
- CYP3A4および一部CYP2D6，CYP2C19で代謝される．主に肝代謝型であるが，一部の活性代謝物の腎排泄の寄与がある
- P糖蛋白質の基質である

◆警告
- 脈拍数が増加し，狭心症が発現することがあるので，狭心症の症状（胸痛等）に対する病歴聴取を注意深く行う

◆患者への注意事項

副作用初期症状
- からだがだるい，全身のむくみ，吐き気，息苦しい，動くときの息切れ［うっ血性心不全］
- 冷や汗，急激に胸を強く押さえつけられた感じ，狭心痛，息苦しい［心筋梗塞，狭心症］
- 息切れ，動悸，脈が速くなる［心室頻拍］
- 頭痛，頭が重い

生活との関係，食・OTCとの相互作用
- 食事に関係なく決められた時間に服用
- 抜歯や手術については担当医に伝える．歯科医師に本薬服用を伝える[1]

製剤・包装の問題
- プレタール®散20％，プレタール®OD錠は口腔粘膜から吸収されることはないため，唾液または水で飲み込む

◆重大な副作用

	うっ血性心不全，心筋梗塞，狭心症，心室頻拍
	脳出血等の頭蓋内出血，肺出血

	消化管出血，鼻出血，眼底出血等（0.1％未満）
	胃・十二指腸潰瘍（0.1％未満）
	血小板減少（0.1％未満），汎血球減少，無顆粒球症
	間質性肺炎
	肝機能障害（0.1～5％未満），黄疸
	急性腎不全

◆ 相互作用（禁・慎）

慎	CYP2C19を阻害する薬剤（オメプラゾールなど）：これらの薬剤がCYP2C19を阻害することにより，本薬の血中濃度が上昇
	CYP3A4を阻害する薬剤（エリスロマイシン，ジルチアゼム，グレープフルーツジュースなど）：これらの薬剤あるいはグレープフルーツジュースの成分がCYP3A4を阻害することにより，本薬の血中濃度が上昇

◆ 禁忌・慎重投与の患者

禁	出血している患者
	うっ血性心不全
	妊婦または妊娠している可能性のある婦人
慎	抗凝固薬（ワルファリン等），血小板凝集を抑制する薬剤，血栓溶解薬，プロスタグランジン E_1 製剤およびその誘導体の併用
	冠動脈狭窄を合併する患者［脈拍数増加により狭心症を誘発するおそれ］
	糖尿病あるいは耐糖能異常を有する患者［出血性有害事象が発現しやすい］
	重篤な肝障害［シロスタゾールの血中濃度が上昇するおそれ］
	腎障害［腎機能が悪化するおそれ，シロスタゾールの代謝物の血中濃度が上昇するおそれ］
	持続して血圧が上昇している高血圧の患者（悪性高血圧等）

※ 慎重投与については，出血傾向に関する項目は記載していない

使い分け・処方変更のポイント

同効薬

効能効果の各項目（①，②）に対応して，

▶ ①**チクロピジン塩酸塩***（パナルジン®），**サルポグレラート塩酸塩***（アンプラーグ®），**イコサペント酸エチル***（エパデール），**リマプロスト アルファデクス***（オパルモン®，プロレナール®）

▶ ②**アスピリン***（バイアスピリン®，バファリン配合錠A81），**クロピドグレル硫酸塩***（プラビックス®），**チクロピジン塩酸塩***（パナルジン®）

（＊：本書に該当項目あり）

他の同効薬と比べた本薬の特徴は？

- ステント留置時の血小板凝集の特徴である，ずり応力反応性血小板凝集反応を抑制する[2]．
- 効果が血漿中濃度依存的であり，**服薬3時間程度の早期に効果が発現する利点がある**．また，**中止後10時間程度で効果が失活**するので出血などが起きたときには大量出血の危険が低い．
- 脳卒中の再発をアスピリンと比較して26%減少させ，長期投与の際の出血イベントが少なかったとの報告がある（アスピリンに比較して54%減少）[3]．
- PDE3A阻害薬であるので，**血管拡張作用，陽性変時作用をもつ**[2]．
- 平滑筋細胞の増殖抑制作用，血管内皮細胞の増殖抑制作用，血管拡張作用など多面的作用を有する．

こんな症例に最適！

- **脳梗塞およびTIAの患者における慢性期の再発予防**[3]．
- 間欠性跛行に対し臨床症状を改善させるエビデンスがある[4]．

本薬が適さない症例と対策（用法用量の調節，代替薬の選び方と処方変更時のポイント）

効能効果の各項目（①，②）に対応．

■ 冠動脈狭窄の合併（狭心症など）／うっ血心不全

①チクロピジン，サルポグレラート塩酸塩，イコサペント酸エチル（エパデール）に変更．

②アスピリン，クロピドグレル，チクロピジンに変更．

■ 出血している患者

- 同効薬はすべて出血患者に禁忌．

■ 妊婦

①チクロピジン，イコサペント酸エチル，バトロキソビン（有益性が上回る場合のみ投与）に変更．

②アスピリン（出産予定日12週以内の妊婦は禁忌），クロピドグレル硫酸塩，チクロピジンに変更．

治療効果がみられなかった患者には？

- 以下の注射剤を用いる．

- アルプロスタジル アルファデクス（プロスタンディン®）［禁…妊婦，非代償性の高度の出血］
- アルプロスタジル（リプル®，パルクス®）［禁…出血，妊婦，重篤な心不全］
- アルガトロバン（ノバスタン®HIなど）［禁…出血］
- バトロキソビン（デフィブラーゼ®）［禁…出血］

副作用が発現した患者には？

▶使用を中止し，同効薬から選択するが，同効薬もシロスタゾールの重大な副作用と重複する部分が多いため，注意が必要．

◆文 献
1) 小野敏嗣 ほか：診断と治療，98（2）：293-297, 2010
2) 平山治雄：日本臨牀，69（7）：355-362, 2011
3) Shinohara, Y., et al.：Lancet Neurol, 9：959-968, 2010
4) Regensteiner, J. G., et al.：J Am Geriatr Soc, 50：1939-1946, 2002

［三木晶子，澤田康文］

第9章 抗血小板薬

ベラプロストナトリウム徐放錠

ケアロード®, ベラサス®

◆製剤・包装
ケアロード®LA錠 60μg／ベラサス®LA錠 60μg

◆効能効果
- 原発性肺高血圧症および膠原病に伴う肺高血圧症（WHOの肺高血圧症機能分類Ⅳ度の患者における有効性・安全性は確立していない）

◆用法用量
- 1日 120μgを2回に分けて朝夕食後に経口投与することから開始し，漸次増量
- 最大1日 360μgまでとし，2回に分けて朝夕食後に経口投与

◆体内動態
- t_{max}＝3.2時間，平均滞留時間（MRT）＝8.38時間（健常人に120μg単回投与時）
- 主に肝代謝型であるが，CYPの寄与はほとんどない

◆警告
なし

◆患者への注意事項

副作用初期症状
- 頭痛，血便，視力障害［出血傾向（脳出血，消化管出血，肺出血，眼底出血）］
- 顔面蒼白，冷や汗，立ちくらみ［ショック］
- 発熱，空咳，呼吸困難［間質性肺炎］
- 全身倦怠感，食欲不振，皮膚や白目が黄色くなる［肝機能障害］
- 胸の痛み，圧迫感・狭窄感，冷や汗［狭心症，心筋梗塞］

生活との関係，食・OTCとの相互作用
- 空腹時より食後の方が血中濃度にばらつきが少ないので，食後に服用
- 抜歯や手術については担当医に伝える．歯科医師に本薬服用を伝える

製剤・包装の問題
- 徐放性製剤であるため，割ったり，砕いたり，すりつぶしたりしないで，そのまま噛まずに服用
- 光と湿気を避けて保存

◆重大な副作用

出血傾向［脳出血，消化管出血，肺出血，眼底出血］
ショック
間質性肺炎
肝機能障害
狭心症
心筋梗塞

◆相互作用（禁・慎）

慎	抗凝固薬，血小板凝集抑制作用を有する薬剤，血栓溶解薬
	プロスタグランジンI$_2$製剤（エポプロステノール，ベラプロスト普通錠）：相互に作用を増強するため血圧低下を助長するおそれ
	エンドセリン受容体拮抗薬（ボセンタン）：相互に作用を増強するため血圧低下を助長するおそれ

◆禁忌・慎重投与の患者

禁	出血している患者（血友病，毛細血管脆弱症，上部消化管出血，尿路出血，喀血，眼底出血等）
	妊婦または妊娠している可能性のある婦人
慎	授乳中の患者
	高齢者・小児

※ 慎重投与については，出血傾向および出血の危険性を高める薬剤の使用に関する項目は記載していない

使い分け・処方変更のポイント

同効薬

- ボセンタン水和物＊（トラクリア®，WHOの肺高血圧症機能分類Ⅲ度およびⅣ度に限る）
- アンブリセンタン（ヴォリブリス®，機能分類Ⅳ度の患者には不適）
- エポプロステノールナトリウム＊（フローラン®）
- シルデナフィルクエン酸塩＊（レバチオ®，機能分類Ⅲ度およびⅣ度に限る）

(＊：本書に該当項目あり)

他の同効薬と比べた本薬の特徴は？

- 普通錠に比べて血中濃度の持続化，急激な血中濃度上昇の抑制，服用回数の低減と1日服用量の増加が可能．
- 経口投与可能なプロスタグランジンI$_2$誘導体．

こんな症例に最適！

- 機能分類Ⅰ度Ⅱ度の軽度患者．

本薬が適さない症例と対策 （用法用量の調節，代替薬の選び方と処方変更時のポイント）[2]

■ 機能分類Ⅳ度

- タダラフィル（機能分類Ⅰ度の患者には不適），ボセンタン（機能分類Ⅲ度およびⅣ度に限る），エポプロステノールナトリウム，シルデナフィル（機能分類Ⅲ

度およびⅣ度に限る）に変更.

■ 出血している患者

▶ タダラフィル（機能分類Ⅰ度の患者には不適），ボセンタン，アンブリセンタン，エポプロステノールナトリウム（フローラン®）に変更.

■ 妊婦または妊娠している可能性のある婦人

▶ タダラフィル（機能分類Ⅰ度の患者には不適），シルデナフィル（機能分類Ⅲ度およびⅣ度に限る），エポプロステノールナトリウム（フローラン®）に変更.

治療効果がみられなかった患者には？

▶ 機能分類に応じた同効薬を選択するが，PDE5阻害薬（タダラフィル，シルデナフィルなど），エンドセリン受容体拮抗薬（ボセンタン，アンブリセンタンなど）はCYP3A4を介した薬物相互作用を生じるので注意.

副作用が発現した患者には？

▶ 中止し，機能分類に応じた同効薬を選択．PDE5阻害薬（タダラフィル，シルデナフィルなど），エンドセリン受容体拮抗薬（ボセンタン，アンブリセンタンなど）には，本薬にあるような重大な副作用はほとんどないが，CYP3A4を介した薬物相互作用を生じるので注意.

◆ 文 献

1) 循環器病の診断と治療に関するガイドライン．肺高血圧症治療ガイドライン（2006年改訂版）<http://www.j-circ.or.jp/guideline/index.htm>
2) 小野敏嗣 ほか：診断と治療, 98（2）：293-297, 2010

［三木晶子，澤田康文］

第9章 抗血小板薬

ベラプロストナトリウム錠

ドルナー®，プロサイリン®

◆製剤・包装
ドルナー®錠 20μg，プロサイリン®錠 20（μg）

◆効能効果
- ①慢性動脈閉塞症に伴う潰瘍，疼痛および冷感の改善
- ②原発性肺高血圧症

◆用法用量
- 効能効果の各項目（①，②）に対応して，
  - ①1日120μgを3回に分けて食後に経口投与
  - ②1日60μgを3回に分けて食後に経口投与することから開始し，最高用量を1日180μgとする．増量する場合には投与回数を1日3〜4回とする．原発性肺高血圧症は，忍容性が患者によって異なるため増量する場合は患者の状態を十分に観察する

◆体内動態
- t_{max} = 1.42時間，$t_{1/2}$ = 1.11時間（健常人に100μg単回投与時）
- 主に肝代謝型であるが，CYPの寄与はほとんどない

◆警告
なし

◆患者への注意事項

副作用初期症状
- 頭痛，血便，視力障害［出血傾向（脳出血，消化管出血，肺出血，眼底出血）］
- 顔面蒼白，冷や汗，立ちくらみ［ショック］
- 発熱，空咳，呼吸困難［間質性肺炎］
- 全身倦怠感，食欲不振，皮膚や白目が黄色くなる［肝機能障害］
- 胸の痛み，圧迫感・狭窄感，冷や汗［狭心症，心筋梗塞］

生活との関係，食・OTCとの相互作用
- 空腹時より食後の方が血中濃度にばらつきが少ないので，食後に服用
- 抜歯や手術については担当医に伝える．歯科医師に本薬服用を伝える[1]

製剤・包装の問題
- 光と湿気を避けて保存

◆重大な副作用

心筋梗塞，狭心症
脳出血，肺出血，消化管出血，眼底出血等（0.1％未満）
肝機能障害（0.1％未満）
ショック，失神，意識消失（0.1％未満）

	血小板減少（0.1％未満），汎血球減少，無顆粒球症
	間質性肺炎

◆相互作用（禁・慎）

慎	抗凝固薬，血小板凝集抑制作用を有する薬剤，血栓溶解薬
	プロスタグランジンI_2製剤（エポプロステノール，ベラプロスト徐放剤）：相互に作用を増強するため血圧低下を助長するおそれ
	エンドセリン受容体拮抗薬（ボセンタン）：相互に作用を増強するため血圧低下を助長するおそれ

◆禁忌・慎重投与の患者

禁	出血している患者（血友病，頭蓋内出血，消化管出血，尿路出血，喀血，硝子体出血等）
	妊婦または妊娠している可能性のある婦人
慎	抗凝血薬，抗血小板薬，血栓溶解薬を投与中の患者

※ 慎重投与については，出血傾向に関する項目は記載していない

使い分け・処方変更のポイント

同効薬

効能効果の各項目（①，②）に対応して，

①チクロピジン塩酸塩*（パナルジン®），サルポグレラート塩酸塩*（アンプラーグ®），イコサペント酸エチル*（エパデール），シロスタゾール*（プレタール®），リマプロスト アルファデクス*（オパルモン®，プロレナール®）

②タダラフィル（アドシルカ®，WHOの肺高血圧症機能分類Ⅰ度の患者には不適），ボセンタン水和物*（トラクリア®，機能分類Ⅲ度およびⅣ度に限る），アンブリセンタン（ヴォリブリス®，機能分類Ⅳ度の患者には不適），エポプロステノールナトリウム*（フローラン®），シルデナフィルクエン酸塩*（レバチオ®，機能分類Ⅲ度およびⅣ度に限る）　　　　　　　　　　　　　（*：本書に該当項目あり）

他の同効薬と比べた本薬の特徴は？

▶ 経口投与可能なプロスタグランジンI_2誘導体．

▶ 経口剤のため，重症度の高い患者には効果が得られにくい．

こんな症例に最適！

▶ 機能分類Ⅰ度Ⅱ度の軽度患者（原発性肺高血圧患者）．

本薬が適さない症例と対策 (用法用量の調節，代替薬の選び方と処方変更時のポイント)

効能効果の各項目（①，②）に対応．

■ 出血している患者（血友病，頭蓋内出血，消化管出血，尿路出血，喀血，硝子体出血等）

①同効薬も禁忌．
②タダラフィル（機能分類Ⅰ度の患者には不適），ボセンタン（機能分類Ⅲ度およびⅣ度に限る），アンブリセンタン（機能分類Ⅳ度の患者には不適），エポプロステノールナトリウム，シルデナフィル（機能分類Ⅲ度およびⅣ度に限る）に変更．

■ 妊婦または妊娠している可能性のある婦人

①イコサペント酸エチル，チクロピジン，バトロキソビン（デフィブラーゼ®）（有益性が上回る場合のみ投与）に変更．
②タダラフィル（機能分類Ⅰ度の患者には不適），エポプロステノールナトリウム，シルデナフィル（機能分類Ⅲ度およびⅣ度に限る）に変更するが，有益性が上回る場合のみ投与．

治療効果がみられなかった患者には？[2]

▶ 以下の注射剤を用いる．

- アルプロスタジル アルファデクス（プロスタンディン®）［禁…妊婦，非代償性の高度の出血］
- アルプロスタジル（リプル®，パルクス®）［禁…出血，妊婦，重篤な心不全］
- アルガトロバン（ノバスタン®HI）［禁…出血］
- バトロキソビン（デフィブラーゼ®）［禁…出血］

副作用が発現した患者には？

①中止し同効薬に変更する．イコサペント酸エチル，シロスタゾール，リマプロスト アルファデクスでは，本薬の重大な副作用と重複する副作用が少ない．
②中止し，機能分類に応じた同効薬を選択．PDE5阻害薬（タダラフィル，シルデナフィルなど），エンドセリン受容体拮抗薬（ボセンタン，アンブリセンタンなど）には，本薬にあるような重大な副作用はほとんどないが，CYP3A4を介した薬物相互作用を生じるので注意．

◆文 献

1) 小野敏嗣 ほか：診断と治療, 98 (2)：293-297, 2010
2)「今日の治療薬2011」(浦部晶夫, 島田和幸, 川合眞一 編), pp.655, 南江堂, 2011

［三木晶子，澤田康文］

第9章　抗血小板薬

サルポグレラート塩酸塩

🔴 アンプラーグ®

◆ **製剤・包装**
　アンプラーグ® 錠 50 mg・100 mg／アンプラーグ® 細粒 10 %

◆ **効能効果**
- 慢性動脈閉塞症に伴う潰瘍，疼痛および冷感の改善

◆ **用法用量**
- 1 回 100 mg を 1 日 3 回食後経口投与．年齢，症状により適宜増減

◆ **体内動態**
- t_{max} = 0.889 時間，$t_{1/2}$ = 0.753 時間（健常人に 100 mg 単回投与時）
- 脱エステル化された後，代謝物は複数のチトクローム P450 分子種（CYP1A2, CYP2B6, CYP2C9, CYP2C19, CYP2D6, CYP3A4）で代謝される

◆ **警告**
　なし

◆ **患者への注意事項**

　副作用初期症状
- 頭痛，血便［出血傾向（脳出血，消化管出血）］
- 全身倦怠感，食欲不振，皮膚や白目が黄色くなる［肝機能障害］

　生活との関係，食・OTC との相互作用
- 抜歯や手術については担当医に伝える．歯科医師に本薬服用を伝える[1]

◆ **重大な副作用**

心筋梗塞，狭心症
脳出血，消化管出血（0.1 % 未満）
肝機能障害，黄疸
血小板減少
無顆粒球症

◆ **相互作用（禁・慎）**

慎	抗凝固薬（ワルファリン等），血小板凝集抑制作用を有する薬剤（アスピリン等）

◆ **禁忌・慎重投与の患者**

禁	出血している患者
	妊婦または妊娠している可能性のある婦人
慎	抗凝固薬，血小板凝集を抑制する薬剤の投与中
	重篤な腎障害［排泄に影響するおそれ］

※ 慎重投与については，出血傾向に関する項目は記載していない

使い分け・処方変更のポイント

同効薬

▶ チクロピジン塩酸塩*(パナルジン®), ベラプロストナトリウム*(ドルナー®, プロサイリン®), シロスタゾール*(プレタール®), バトロキソビン(デフィブラーゼ®), イコサペント酸エチル*(エパデール), リマプロスト アルファデクス*(オパルモン®, プロレナール®)　　　　　　　　　　　　(*:本書に該当項目あり)

他の同効薬と比べた本薬の特徴は？

▶ 血管内皮傷害部位に粘着・凝集した血小板から放出されたセロトニンは, 血小板膜上および血管平滑筋細胞膜上の5-HT$_2$レセプターを介して, 傷害部位における血小板の凝集を増強し, さらに血管平滑筋を増殖させて, 末梢循環不全をきたす. サルポグレラートは血小板および血管平滑筋における5-HT$_2$レセプターに対する特異的な拮抗作用をもち, **従来の薬剤とは全く異なった機序で末梢循環障害を改善する**.

こんな症例に最適！

▶ **小型錠であるため高齢者や嚥下困難な患者にも服用しやすい.**

本薬が適さない症例と対策 (用法用量の調節, 代替薬の選び方と処方変更時のポイント)

■ 出血している患者

▶ 同効薬も禁忌.

■ 妊婦または妊娠している可能性のある婦人

▶ イコサペント酸エチル (エパデール) に変更.

治療効果がみられなかった患者には？[2]

▶ 以下の注射剤を用いる.

・アルプロスタジル アルファデクス (プロスタンディン®) [禁…妊婦, 非代償性の高度の出血]

・アルプロスタジル (リプル®, パルクス®) [禁…出血, 妊婦, 重篤な心不全]

・アルガトロバン (ノバスタン®HI) [禁…出血]

・バトロキソビン (デフィブラーゼ®) [禁…出血]

副作用が発現した患者には？

▶ 中止し, 同効薬に変更. 出血傾向, 血小板減少などは他の同効薬でもみられるので注意.

◆文 献

1) 小野敏嗣 ほか：診断と治療, 98 (2)：293-297, 2010
2)「今日の治療薬2011」(浦部晶夫, 島田和幸, 川合眞一 編), pp.655, 南江堂, 2011

[三木晶子, 澤田康文]

第9章　抗血小板薬

アスピリン

バイアスピリン®, バファリン

◆ **製剤・包装**
バイアスピリン® 錠 100 mg／バファリン配合錠 A81

◆ **効能効果**
①狭心症（慢性安定狭心症，不安定狭心症），心筋梗塞，虚血性脳血管障害〔一過性脳虚血発作（TIA），脳梗塞〕における血栓・塞栓形成の抑制
②冠動脈バイパス術（CABG）あるいは経皮経管冠動脈形成術（PTCA）施行後における血栓・塞栓形成の抑制
③川崎病（川崎病による心血管後遺症を含む）

◆ **用法用量**
【バイアスピリン® 錠 100 mg】
- 血栓・塞栓形成の抑制：1錠（100 mg）を，1日1回経口投与．なお，症状により1回3錠（300 mg）まで増量可
- 川崎病：急性期有熱期間は，1日体重1 kgあたり30〜50 mgを3回に分けて経口投与．解熱後の回復期から慢性期は，1日体重1 kgあたり3〜5 mgを1回経口投与．症状に応じて適宜増減

【バファリン配合錠 A81】
- 血栓・塞栓形成の抑制：1錠（81 mg）を1回量として，1日1回経口投与．なお，症状により1回4錠（324 mg）まで増量可
- 川崎病：急性期有熱期間は，1日体重1 kgあたり30〜50 mgを3回に分けて経口投与．解熱後の回復期から慢性期は，1日体重1 kgあたり3〜5 mgを1回経口投与．症状に応じて適宜増減

◆ **体内動態**
- バイアスピリン® 錠 100 mg：$t_{max}=4.0$ 時間，$t_{1/2}=0.44$ 時間（日本人健常成人に100 mg単回投与時の平均値）
- バファリン配合錠 A81：$t_{max}=0.39$ 時間，$t_{1/2}=0.4$ 時間（日本人健常成人に81 mg単回投与時の平均値）
- アスピリンの血中濃度半減期は短いにもかかわらず，TXA_2 産生抑制作用や血小板凝集抑制作用は血小板の寿命期間（7〜10日）継続する
- 吸収されたアスピリンは体内の諸臓器組織（血清，肝，腎）でエステラーゼにより速やかに加水分解されてサリチル酸と酢酸を生じる
- 尿中への排泄速度は，アルカリ性尿で促進され，酸性尿で抑制される

◆ **警告**
なし

◆ **患者への注意事項**

副作用初期症状
- 顔面蒼白・冷や汗，めまい，呼吸困難［ショック，アナフィラキシー様症状］
- 頭痛・悪心・嘔吐，コーヒー色のものを吐く，黒い便が出る［脳・消化管などの出血］

- 皮膚や粘膜のただれ，水ぶくれ，発熱［皮膚粘膜眼症状，中毒性表皮壊死症，剥脱性皮膚炎］
- 息苦しさ，呼吸がゼーゼーしたり短くなる［喘息発作］
- 全身倦怠感，食欲不振，皮膚や白目が黄色くなる［肝機能障害，黄疸］

生活との関係，食・OTCとの相互作用

- 胃腸障害を避けるため，空腹時には服用を避ける
- 一般用医薬品のなかには，同じ成分を含む痛み止めや風邪薬が多数あるので併用に注意．特に，イブプロフェンは，アスピリンの抗血小板凝集作用を減弱させる
- 砕いたり，すりつぶしたり，割ったりせず噛まずに服用（救急の場合を除く）
- 抜歯や手術については担当医に伝える．歯科医師に本薬服用を伝える[1]

製剤・包装の問題

- 吸湿性は低いが，できるだけ湿気を避けて保存

◆重大な副作用

脳出血等の頭蓋内出血，消化管出血，肺出血，眼底出血，鼻出血
ショックやアナフィラキシー様症状
肝機能障害，黄疸
喘息発作
皮膚粘膜眼症候群，中毒性表皮壊死症，剥脱性皮膚炎
消化性潰瘍，小腸・大腸潰瘍

◆相互作用（禁・慎）

慎	抗血小板薬，抗凝固薬，ヘパリン製剤等，血栓溶解薬，プロスタグランジンE_1製剤およびI_2誘導体製剤：出血傾向の増強
	イブプロフェン：アスピリンの血小板凝集作用を減弱
	ナプロキセンなどの非ステロイド性消炎鎮痛薬：出血および腎機能低下のおそれ
	イチョウ葉などの抗凝固作用をもつハーブ：出血傾向の増強

※ Lexi-Interact™ の risk rating X（併用を避ける），D（併用を再考）ランクのものを記載．アスピリン大量投与の症例は記載していない

◆禁忌・慎重投与の患者

禁	アセチルサリチル酸，サリチル酸系成分に対する過敏症
	消化性潰瘍
	出血傾向
	アスピリン喘息またはその既往
	出産予定日12週以内の妊婦
	低出生体重児，新生児または乳児
慎	非ステロイド性消炎鎮痛薬の長期投与による消化性潰瘍のある患者で，本薬の長期投与が必要であり，かつミソプロストールによる治療が行われている患者［ミソプロストールによる治療に抵抗性を示す消化性潰瘍もあるので十分経過を観察し，慎重に投与する］

消化性潰瘍の既往歴［消化性潰瘍を再発させるおそれ］	
血液の異常またはその既往歴［血液の異常を悪化または再発させるおそれ］	
肝障害またはその既往歴［肝障害を悪化または再発させるおそれ］	
腎障害またはその既往歴［腎障害を悪化または再発させるおそれ］	
気管支喘息のある患者［気管支喘息の患者のなかにはアスピリン喘息患者も含まれており，それらの患者では重篤な喘息発作を誘発させることがある］	
アルコールを常飲している患者［アルコールと同時に服用すると，消化管出血を誘発または増強することがある］	
高齢者	
妊婦（ただし，出産予定日12週以内の妊婦は禁忌）または妊娠している可能性のある婦人	
小児	
手術，心臓カテーテル検査または抜歯前1週間以内の患者［手術，心臓カテーテル検査または抜歯時の失血量を増加させるおそれ］	

※ 慎重投与については，出血傾向および出血の危険性を高める薬剤の使用に関する項目は記載していない

使い分け・処方変更のポイント

同効薬

▶ クロピドグレル硫酸塩*（プラビックス®），チクロピジン塩酸塩*（パナルジン®），シロスタゾール*（プレタール®）　　　　　　　（＊：本書に該当項目あり）

他の同効薬と比べた本薬の特徴は？[2]

▶ **心血管イベントの二次予防については豊富なエビデンスがあり，世界各国のガイドラインにおいて第一選択薬．**

▶ アスピリン160〜300 mg/日の経口投与は，発症早期（48時間以内）の脳梗塞患者の治療法，TIAの急性期（発症48時間以内）の再発防止として推奨（グレードA）．

▶ **非心原性TIAの脳梗塞発症予防にも第一選択薬として推奨．**

▶ **安価．**

▶ アスピリン不応例が存在する．

▶ 腸溶錠であるためアスピリン特有の有害事象（胃十二指腸障害，胃出血等）が軽減されている．

▶ 吸湿性が低く，分包使用が可能．

- ▶ 急性期に粉砕または嚙み砕き服用が可能．
- ▶ 川崎病治療ガイドラインに記載されている川崎病の治療薬．

こんな症例に最適！

- ▶ 代謝にCYPが関与しないので，併用薬にCYP阻害薬があっても使用可．
- ▶ 心筋梗塞，不安定・安定狭心症など冠動脈疾患の治療に必須．

本薬が適さない症例と対策 (用法用量の調節，代替薬の選び方と処方変更時のポイント)[2]

■ サリチル酸系成分に対する過敏症／アスピリン喘息またはその既往

- ▶ 心筋梗塞，狭心症には，トラピジル（ロコルナール®）300 mg投与（クラスⅠ，エビデンスB）（トラピジルは，血小板におけるTXA$_2$の合成および作用を抑制するとともに，血管におけるプロスタグランジンI$_2$の産生を促進し，抗血小板作用を発揮する）．
- ▶ ハイリスクの病態ではヘパリンナトリウム（ノバヘパリン，ヘパリンナトリウム）を用いる．不安定狭心症には，クロピドグレル（プラビックス®），チクロピジン（パナルジン®），シロスタゾール（プレタール®）が使用可能[2]．
- ▶ 左室，左房内血栓を有する心筋梗塞，重症心不全，左室瘤，発作性および慢性心房細動，肺動脈血栓塞栓症を合併する症例，人工弁の症例に対しワルファリン（ワーファリン）を用いる（グレードB）．
- ▶ 冠動脈ステントを留置された場合には，クロピドグレル，チクロピジンを用いる[2]．ただし，本邦ではチクロピジン，シロスタゾールの虚血性心疾患に対する保険適用はない．
- ▶ 虚血性脳血管障害：非心原性TIAの脳梗塞発症予防にはクロピドグレル75 mg/日（グレードA），シロスタゾール200 mg/日，チクロピジン200 mg/日（以上，グレードB）が使用可能[3]．
- ▶ 川崎病急性期：フルルビプロフェン（フロベン®）3〜5 mg/kg/日，ジピリダモール（ペルサンチン®）2〜5 mg/kg/日，チクロピジン2〜5 mg/kg/日，ワルファリン（INRが1.2〜2.0になるように用量調節）が使用可能[4]．
- ▶ 川崎病による虚血性心疾患の予防：フルルビプロフェン3〜5 mg/kg/日，ジピリダモール2〜5 mg/kg/日，チクロピジン5〜7 mg/kg/日，ワルファリン（INRが1.6〜2.5になるように用量調節），クロピドグレル1 mg/kg/日が使用可能[4]．

■ 消化性潰瘍

- ▶ 他の抗血小板薬も現時点で，消化性潰瘍がある場合には投与は不適であるが，消

化性潰瘍の既往があるが心血管イベントのリスクがあってアスピリンの投与が有益な場合は,「低用量アスピリン投与時における胃潰瘍または十二指腸潰瘍の再発抑制」の適応を有するランソプラゾール（タケプロン®）15 mgを併用する[5].

■ 出血傾向
▶ 他の同効薬も出血には禁忌.

■ 出産予定日12週以内の妊婦
▶ アスピリン配合錠の妊娠中後期への投与は添付文書上，禁忌であるが，抗血小板療法として低用量投与を行う場合は，FDA勧告のC分類とされ，使用可能であると考えられている．ただし，妊娠中後期に使用する際には，患者に十分な説明と同意を得る必要がある．ヘパリンナトリウムは分子量が大きく胎盤を通過しないため，胎児毒性はないが，ワルファリンと比較すると血栓症が多いとされている．低分子ヘパリンは，妊婦には禁忌[6].

■ 低出生体重児，新生児または乳児
▶ 錠剤の嚥下が不能のため禁忌．錠剤の嚥下が困難な患児や厳密な用量調節が必要とされる患児などでは，結晶，粒または粉末の日本薬局方アスピリンを用いる．

治療効果がみられなかった患者には？[2]

▶ アスピリン投与中に脳梗塞を再発した患者を対象に効果を十分に検討された薬剤はないが，クロピドグレルへの変更は1つの選択肢である．

▶ 脳梗塞の二次予防：低用量アスピリン（50～75 mg）とジピリダモール（ペルサンチン徐放剤400 mg）の併用（本邦ではジピリダモールが適応外使用）[7].

▶ 虚血性心疾患症例（不安定狭心症など）：チクロピジン，クロピドグレルへの変更やこれらとヘパリン静脈内投与（中等度以上のリスクを有する症例）の併用．

▶ カテーテルインターベンション：アスピリン（81～330 mg）とチクロピジン（200 mg）またはクロピドグレル（75 mg/日）との併用．

▶ 安定労作狭心症：アスピリンとPT-INR 2.0以下でのワルファリンの併用．

▶ 心筋梗塞（非急性期）：トラピジル（ロコルナール®）300 mgの投与，PT-INR 2.0～3.0でのワルファリン投与．

副作用が発現した患者には？

▶ アスピリンを中止し，チクロピジン，クロピドグレル，シロスタゾールなど同効薬へ変更するが，出血などの重大な副作用はどの同効薬も同程度であるので注意が必要．

◆ **文 献**

1) 小野敏嗣 ほか：診断と治療, 98 (2)：293-297, 2010
2) 循環器病の診断と治療に関するガイドライン．循環器疾患における抗凝固・抗血小板療法に関するガイドラインガイドライン (2009年改訂版) <http://www.j-circ.or.jp/guideline/index.htm>
3) 日本循環器学会, 脳卒中合同ガイドライン委員会：脳卒中治療ガイドライン2009<http://www.jsts.gr.jp/jss08.html>
4) 循環器病の診断と治療に関するガイドライン．川崎病心臓血管後遺症の診断と治療に関するガイドライン (2008年改訂版) <http://www.j-circ.or.jp/guideline/>
5) 佐藤貴一, 菅野健太郎：日本臨床, 69：450-454, 2011
6) 循環器病の診断と治療に関するガイドライン．心疾患患者の妊娠・出産の適応, 管理に関するガイドライン (2010年改訂版) <http://www.j-circ.or.jp/guideline/>
7) Verro, P., et al.：Stroke, 39：1358-1363, 2008

[三木晶子, 澤田康文]

第10章 血栓溶解薬

ウロキナーゼ（6万単位）

ウロキナーゼ，ウロナーゼ

◆製剤・包装
ウロキナーゼ静注用6万単位「ベネシス」／ウロキナーゼ注「フジ」® 60,000／ウロナーゼ静注用6万単位

◆効能効果
- 次の血栓・閉塞性疾患の治療
  - ①脳血栓症（発症後5日以内で，CT撮影において出血の認められないもの）
  - ②末梢動・静脈閉塞症（発症後10日以内）

◆用法用量
- 本薬を10 mLの日本薬局方生理食塩液に用時溶解し，静脈内に注射．なお，日本薬局方生理食塩液または日本薬局方ブドウ糖注射液に混じて点滴注射することが望ましい
- 効能効果の各項目（①，②）に対応して，
  - ①1日1回60,000単位を約7日間投与
  - ②初期1日量60,000〜240,000単位，以後は漸減し約7日間投与

◆体内動態
- 患者に^{125}I標識ウロキナーゼを静脈内投与したときの放射活性の血漿中半減期は2〜7分および17〜33分であり，二相性を示して速やかに消失した

◆警告
- 重篤な出血性脳梗塞の発現が報告されている．出血性脳梗塞を起こしやすい脳塞栓の患者に投与することのないよう，脳血栓の患者であることを十分確認する

◆患者への注意事項

副作用初期症状
- 吐き気，頭痛，めまい，しびれ，ふらつき，ろれつが回らない，物が見えにくくなる［出血性脳梗塞］
- 頭痛が続く，吐き気，吐く，ぼんやりする，急に片側あるいは両方の手足が動かなくなる［脳出血］
- お腹の上部に痛みを感じ，気持ちが悪い，血を吐いたり便に血が混じる（黒い便が出る）［消化管出血］
- 寒気，吐き気，腹痛，顔色が蒼白になる，便意，尿意が起こる，冷や汗が出る，口，手足がしびれる，耳鳴り，めまいが起こる，動悸，胸が苦しい，息が苦しい，息をするときヒューヒュー音がする（喘鳴），不快になる［ショック］
- 痒みを伴う，盛り上がった感じの皮疹ができる［皮疹，蕁麻疹］

生活との関係，食・OTCとの相互作用
- 以下の場合には，注射の前に主治医に伝える
  - 咳をすると血が出る，最近，頭や背骨の手術や障害を受けた，血管に異常がある，心臓が悪い
  - 出血している，出血するおそれがある，出血しやすい
  - 抗凝固薬など血栓ができるのを防ぐ薬を飲んでいる

◆ **重大な副作用**

出血性脳梗塞（0.1〜5％未満）
脳出血，消化管出血（0.1％未満）
ショック

◆ **相互作用（禁・慎）**

慎	血液凝固阻止作用，血小板凝集抑制作用および血栓溶解作用を有する薬剤
	アプロチニン製剤

◆ **禁忌の患者**

禁	止血処置が困難な患者（頭蓋内出血，喀血，後腹膜出血等）
	頭蓋内あるいは脊髄の手術または損傷を受けた患者（2カ月以内）
	動脈瘤
	重篤な意識障害
	脳塞栓またはその疑い
	賦形剤として精製ゼラチンを含有している．ゼラチン含有製剤の投与により，ショック，アナフィラキシー様症状（蕁麻疹，呼吸困難，口唇浮腫，喉頭浮腫等）があらわれたとの報告がある（ウロナーゼ静注用6万単位のみ）
原則禁	心房細動のある患者（うち特に僧帽弁狭窄症患者），感染性心内膜炎の患者，陳旧性心筋梗塞の患者，人工弁使用患者
	瞬時完成型の神経症状を呈する患者

使い分け・処方変更のポイント

同効薬

効能効果の各項目（①，②）に対応して，

▶ ①オザグレルナトリウム（カタクロット®など），アスピリン*（バファリン配合錠A81）

▶ ②オザグレルナトリウム，ヘパリンナトリウム*（ノボ・ヘパリンなど），アルプロスタジル アルファデクス（プロスタンディン®注射用20μg）

（*：本書に該当項目あり）

他の同効薬と比べた本薬の特徴は？

▶ ウロキナーゼはプラスミノゲン分子中のアルギニン–バリン結合を加水分解して直接プラスミンを生成する．生成したプラスミンはフィブリンを分解することにより血栓および塞栓を溶解する．

▶ フィブリン選択性が低く，血液中（液相）のプラスミノゲンに反応，また，生じたプラスミンもα2-プラスミンインヒビターにより失活．このため血栓上（固

相）でのプラスミン活性効果は少なく，**血栓溶解効率が悪い**．さらに血液中のフィブリノゲンも分解するため**出血の副作用も出やすい**[1]．

▶ 末梢動・静脈閉塞症に適応があるが，**全身状態不良で阻血状態が高度でない症例に限る**[2]．

こんな症例に最適！

▶ 低用量（60,000単位/日）ウロキナーゼの7日間点滴投与は，急性期（5日以内）脳血栓症患者の臨床症候（全般改善度）の改善に有効であった[3]．

▶ 深部静脈血栓症に対し，カテーテルを用いウロキナーゼを間歇的に投与するカテーテル血栓融解療法の有効性が報告されている[4]．

本薬が適さない症例と対策 （用法用量の調節，代替薬の選び方と処方変更時のポイント）

効能効果の各項目（①，②）に対応．

■ 止血処置が困難な患者（頭蓋内出血，喀血，後腹膜出血等）

▶ ①同効薬もすべて禁忌．

▶ ②同効薬もすべて禁忌．

■ 頭蓋内あるいは脊髄の手術または損傷を受けた患者（2カ月以内）／動脈瘤／ゼラチン含有製剤またはゼラチン含有の食品に対する過敏症の既往歴

▶ ①オザグレルナトリウム160 mg/日，またはアスピリン（バファリン配合錠A81）160〜300 mg/日の経口投与は使用可能[3]．

▶ ②ヘパリンナトリウム，アルプロスタジル アルファデクスが使用可能[2]．

■ 重篤な意識障害

▶ ①アスピリン（バファリン配合錠A81）160〜300 mg/日の経口投与は使用可能[3]．

▶ ②ヘパリンナトリウム，アルプロスタジル アルファデクスが使用可能[2]．

■ 脳塞栓またはその疑い

▶ ①同効薬もすべて禁忌．

▶ ②ヘパリンナトリウム，アルプロスタジル アルファデクスが使用可能[2]．

治療効果がみられなかった患者には？

▶ 漫然と投与せず，使用を中止し，同効薬に変更．用量を増やすことで副作用の出現率も高くなるので注意．

ウロキナーゼ（6万単位）

副作用が発現した患者には？

▶ 使用を中止し,同効薬に変更. ウロキナーゼ・ウロナーゼの重大な副作用は他の同効薬でもみられるので注意.

◆ 文 献

1) 山本　剛:血栓と循環, 18 (4):292-297, 2010
2) 朽方規喜:救急医学, 35 (10):1287-1291, 2011
3) 脳卒中合同ガイドライン委員会:脳卒中治療ガイドライン2009<http://www.jsts.gr.jp/jss08.html> (2012.1.31 アクセス)
4) 山本英雄:Japanese journal of interventional cardiology, 21 (2):123-128, 2006

[三木晶子, 澤田康文]

第10章 血栓溶解薬

ウロキナーゼ（12万単位・24万単位）

○ ウロキナーゼ，ウロナーゼ

◆製剤・包装
ウロキナーゼ冠動注用 12万単位「ベネシス」／ウロキナーゼ静注用 24万単位「ベネシス」／ウロキナーゼ注「フジ」®24万／ウロナーゼ冠動注用 12万単位／ウロナーゼ静注用 24万単位

◆効能効果
- 急性心筋梗塞における冠動脈血栓の溶解（発症後6時間以内）

◆用法用量
- ウロキナーゼ注「フジ」® 24万，ウロキナーゼ静注用 24万単位「ベネシス」，ウロナーゼ静注用 24万単位：通常，960,000単位を日本薬局方生理食塩液または日本薬局方ブドウ糖注射液50〜200 mLに溶解し，約30分間で静脈内に投与
- ウロナーゼ冠動注用 12万単位，ウロキナーゼ冠動注用 12万単位「ベネシス」：本剤1バイアルを20 mLの日本薬局方生理食塩液または日本薬局方ブドウ糖注射液に溶解（6,000単位/mL）し，通常，480,000〜960,000単位を24,000単位/4 mL/分で冠状動脈内に注入する．なお，症状により適宜増減

◆体内動態
- 静注用：^{125}I標識ウロキナーゼをラットに静脈内投与した結果，放射活性の血漿中半減期は，α相6分，β相4時間であった．また，投与した放射活性の大部分は尿中に排泄
- 冠動注用：^{125}I標識ウロキナーゼをビーグル犬の冠状動脈内に投与した結果，放射活性の血漿中半減期は，α相6.8分，β相4.4時間であった．また，投与した放射活性の大部分は尿中に排泄

◆警告
なし

◆患者への注意事項

副作用初期症状
- 頭痛が続く，吐き気，吐く，ぼんやりする，急に片側あるいは両方の手足が動かなくなる［脳出血］
- お腹の上部に痛みを感じ，気持ちが悪い，血を吐いたり便に血が混じる（黒い便が出る）［消化管出血］
- 動悸，胸痛，息苦しくなる，血圧が下がり意識がもうろうとなる［心破裂］
- 寒気，吐き気，腹痛，顔色が蒼白になる，冷や汗が出る，口・手足がしびれる，耳鳴り，めまいが起こる，動悸［ショック］
- めまい，動悸，胸痛，胸部の不快感，息切れ，気を失う［不整脈］
- 痒みを伴う，盛り上がった感じの皮疹ができる［皮疹・蕁麻疹］

生活との関係，食・OTCとの相互作用
- 出血しやすくなることがあるため，以下の場合には，注射の前に主治医に伝える
- 最近，頭や背骨の手術や障害を受けた，血管に異常がある，心臓が悪い

- 出血している，出血するおそれがある，出血しやすい
- 抗凝固薬など血栓ができるのを防ぐ薬を飲んでいる
- 授乳中，妊娠中または妊娠の可能性がある

◆重大な副作用

心破裂（0.1～5％未満）
脳出血，消化管出血
ショック

◆相互作用（禁・慎）

慎	血液凝固阻止作用を有する薬剤，血小板凝集抑制作用を有する薬剤
	血栓溶解薬
	アプロチニン製剤

◆禁忌の患者

禁	出血している患者（消化管出血，尿路出血，後腹膜出血，頭蓋内出血，喀血）
	頭蓋内あるいは脊髄の手術または障害を受けた患者（2カ月以内）
	頭蓋内腫瘍，動静脈奇形，動脈瘤
	出血性素因
	重篤な高血圧症
	賦形剤として精製ゼラチンを含有している．ゼラチン含有製剤の投与により，ショック，アナフィラキシー様症状（蕁麻疹，呼吸困難，口唇浮腫，喉頭浮腫等）があらわれたとの報告がある（ウロナーゼ冠動注用12万単位，ウロキナーゼ冠動注用12万単位「ベネシス」は該当しない）

使い分け・処方変更のポイント

同効薬

- アルテプラーゼ*（遺伝子組換え）（アクチバシン®，グルトパ®）
- モンテプラーゼ*（遺伝子組換え）（クリアクター®）　（*：本書に該当項目あり）

他の同効薬と比べた本薬の特徴は？

- フィブリン選択性が低く，血液中（液相）のプラスミノゲンに反応，また，生じたプラスミンもα2-プラスミンインヒビターにより失活．このため血栓上（固相）でのプラスミン活性効果は少なく，**血栓溶解効率が悪い**．さらに血液中のフィブリノゲンも分解するため**出血の副作用も出やすい**[1]．

こんな症例に最適！

- PTCR療法（Percutaneous Transluminal Coronary Recanalization，経皮経管

的冠動脈再開通) に用いる (静脈用 12 万単位).

本薬が適さない症例と対策 (用法用量の調節, 代替薬の選び方と処方変更時のポイント)

■ 出血している患者 (消化管出血, 尿路出血, 後腹膜出血, 頭蓋内出血, 喀血) ／頭蓋内あるいは脊髄の手術または障害を受けた患者 (2 カ月以内) ／頭蓋内腫瘍, 動静脈奇形, 動脈瘤／出血性素因／重篤な高血圧症

- ▶ 他の同効薬も禁忌. 血管内治療〔経動脈的血栓溶解療法 (IA) や機械的破砕, 血栓吸引・血栓回収・血管形成術, ステント留置など〕を行う[2].
- ▶ 血管内治療に併用して経カテーテル的に血栓溶解薬を投与[3].

■ ゼラチン含有製剤またはゼラチン含有の食品に対する過敏症の既往歴 (ウロナーゼ冠動注用 12 万単位, ウロキナーゼ冠動注用 12 万単位「ベネシス」は該当しない)

- ▶ アルテプラーゼ, モンテプラーゼが使用可.

治療効果がみられなかった患者には？

- ▶ 使用を中止し, モンテプラーゼ (遺伝子組換え) (クリアクター®) に変更. または, 血管内治療を行う.
- ▶ 血管内治療に併用して経カテーテル的に血栓溶解薬を投与[3].

副作用が発現した患者には？

- ▶ 使用を中止し, モンテプラーゼ (遺伝子組換え) (クリアクター®) に変更. または, 血管内治療を行う.

◆ 文 献

1) 山本 剛:血栓と循環, 18 (4):292-297, 2010
2) 山本 剛:日本臨床, 69 (2):307-312, 2011
3) Torbicki, A., et al.:Eur Heart J, 29:2276-2315, 2008

[三木晶子, 澤田康文]

第10章　血栓溶解薬

アルテプラーゼ（遺伝子組換え）

● アクチバシン®，グルトパ®

◆ 製剤・包装
アクチバシン®注600万・1200万・2400万（IU）／グルトパ®注600万・1200万・2400万（IU）（溶解液10 mL，溶解液注入針添付）

◆ 効能効果
- ①虚血性脳血管障害急性期に伴う機能障害の改善（発症後3時間以内）
- ②急性心筋梗塞における冠動脈血栓の溶解（発症後6時間以内）

◆ 用法用量
- 効能効果の各項目（①，②）に対応して，
    - ①通常，成人には体重kgあたり34.8万国際単位（0.6 mg/kg）を静脈内投与．ただし，投与量の上限は3,480万国際単位（60 mg）まで
    - ②通常，成人には体重kgあたり29万〜43.5万国際単位（0.5 mg/kg〜0.75 mg/kg）を静脈内投与
- ①②とも，添付の溶解液に溶解し，必要に応じて日局生理食塩液にて希釈する．投与は，発症後できるだけ早期に行うこととし，総量の10％は急速投与（1〜2分間）し，その後残りを1時間で投与する

◆ 体内動態
- 急性心筋梗塞患者7名に本薬の43.5万国際単位/kgを静脈内投与した．総量の10％を急速静注後，残りを1時間静脈内投与したときの血漿中アルテプラーゼ濃度は，投与開始55分後に1,303国際単位/mLに達し，その後半減期6.3分（α相）および84.2分（β相）で速やかに消失した
- 健常成人男子に本薬を1.45万，2.9万および5.8万国際単位/kgの用量で，1時間静脈内持続投与時，投与後24時間までに未変化体は尿中に排泄されない

◆ 警告
- 本薬の投与により脳出血による死亡例が認められているため，添付文書に十分留意し，適応患者の選択を慎重に行ったうえで，本薬投与による頭蓋内出血等の出血性有害事象の発現に十分注意して経過観察を行う
- 虚血性脳血管障害急性期患者への使用は，重篤な頭蓋内出血を起こす危険性が高いので，以下の基準を満たす状況下に使用する
    - ⅰ）随時CTやMRIの撮影が可能な医療施設のSCU，ICUあるいはそれに準じる体制の整った施設
    - ⅱ）頭蓋内出血が認められた場合等の緊急時に，十分な措置が可能な設備および体制の整った医療施設
    - ⅲ）虚血性脳血管障害の診断と治療，CT等画像診断に十分な経験をもつ医師のもとで使用する
- 虚血性脳血管障害急性期患者への使用により，胸部大動脈解離の悪化あるいは胸部大動脈瘤破裂を起こし死亡に至った症例が報告されているため，胸痛または背部痛を伴う，あるいは胸部X線にて縦隔の拡大所見が得られるなど，胸部大動脈解離あるいは胸部大動脈瘤を合併している可能性がある患者では，適応を十分に検討する

◆患者への注意事項

副作用初期症状

- 頭痛，吐き気，吐く，意識がもうろう，急に手足（片側あるいは両方）がうまく動かせない，ろれつが回らない［脳出血］
- お腹の上部が痛い，気持ちが悪い，便に血が混じる（便が黒い），血を吐く，息が苦しい［消化管出血，肺出血，後腹膜出血等の重篤な出血］
- 頭痛，めまい，吐き気，吐く，ふらつき，意識がなくなる［出血性脳梗塞］
- 急な片側の手足や顔の麻痺，しびれ，頭痛，しゃべりにくい，見えにくい［脳梗塞］
- 顔色が蒼白になる，寒気，冷や汗，めまい，意識がなくなる，息が苦しい，蕁麻疹，痒み，皮疹，動悸，息切れ［ショック，アナフィラキシー様症状］
- 動悸，胸痛，息が苦しい，唇・口中・耳・爪や指先が青紫色になる［心破裂，心タンポナーデ］
- 舌・唇が腫れる，息が苦しい，顔がむくむ［血管浮腫］
- 動悸，胸痛，胸部の不快感，めまい，気を失う，息切れ［重篤な不整脈（心室細動，心室頻拍等）］

生活との関係，食・OTCとの相互作用

- 以下の場合には，注射の前に主治医に伝えること
    - 発症から3時間を超えている
    - 出血している．出血するおそれがある（以前，黒い便が出た．血が混じった尿が出た．血を吐いた）
    - くも膜下出血の疑い
    - 血液を固まりにくくする薬を服用中

製剤・包装の問題

- 蛋白製剤に過敏症の既往歴があるときは医師に伝える

◆重大な副作用

消化管出血〔3.9％（脳），0.6％（心）〕
脳出血〔5.8％（脳），0.4％（心）〕
肺出血〔0.08％（心）〕
後腹膜出血〔0.05％（心）〕
出血性脳梗塞〔31.1％（脳）〕
脳梗塞〔2.9％（脳）〕
ショック〔0.1％（心）〕
心破裂〔0.2％（心）〕
心タンポナーデ〔0.08％（心）〕
血管浮腫
重篤な不整脈（心室細動，心室頻拍等）

※（脳）：虚血性脳血管障害急性期使用時の発現頻度，（心）：急性心筋梗塞使用時の発現頻度

アルテプラーゼ（遺伝子組換え）

◆相互作用（禁・慎）

慎	血液凝固阻止作用を有する薬剤，血小板凝集抑制作用を有する薬剤，血栓溶解薬，アプロチニン

◆禁忌の患者

【虚血性脳血管障害急性期に伴う機能障害の改善（発症後3時間以内）】

禁	出血している患者（頭蓋内出血，消化管出血，尿路出血，後腹膜出血，喀血）
	くも膜下出血の疑いのある患者
	脳出血を起こすおそれの高い患者 ・投与前に適切な降圧治療を行っても，収縮期血圧が185 mmHg以上または拡張期血圧が110 mmHg以上 ・投与前の血糖値が400 mg/dLを超える ・投与前CTで早期虚血性変化（脳実質の吸収値がわずかに低下あるいは脳溝の消失）が広範に認められる ・投与前CT（またはMRI）で正中線偏位などの圧排所見が認められる ・頭蓋内出血の既往または頭蓋内腫瘍，動静脈奇形，動脈瘤などの出血性素因 ・脳梗塞の既往（3カ月以内） ・頭蓋内あるいは脊髄の手術または傷害を受けた患者（3カ月以内）
	出血するおそれの高い患者 ・消化管出血または尿路出血の既往（21日以内） ・大手術後，日の浅い患者（14日以内） ・投与前の血小板数が100,000/mm³以下
	経口抗凝固薬やヘパリンを投与している患者においては，投与前のプロトロンビン時間−国際標準値（PT−INR）が1.7を超えるかまたは活性化部分トロンボプラスチン時間（aPTT）が延長している患者
	重篤な肝障害
	急性膵炎
	投与前の血糖値が50 mg/dL未満
	発症時に痙攣発作が認められた患者

【急性心筋梗塞における冠動脈血栓の溶解（発症後6時間以内）】

禁	出血している患者（頭蓋内出血，消化管出血，尿路出血，後腹膜出血，喀血）
	出血するおそれの高い患者 ・頭蓋内出血の既往または頭蓋内腫瘍，動静脈奇形，動脈瘤などの出血性素因 ・脳梗塞の既往（3カ月以内） ・頭蓋内あるいは脊髄の手術または傷害を受けた患者（3カ月以内） ・消化管出血または尿路出血の既往（21日以内） ・大手術後，日の浅い患者（14日以内）
	重篤な高血圧症
	重篤な肝障害
	急性膵炎

使い分け・処方変更のポイント

同効薬
- ウロキナーゼ*（12万単位，24万単位）（ウロキナーゼ）
- モンテプラーゼ*（遺伝子組換え）（クリアクター®）　（*：本書に該当項目あり）

他の同効薬と比べた本薬の特徴は？

- フィブリン選択性を有し血栓上でプラスミノゲンをプラスミンに活性化するため，血栓溶解効率はウロキナーゼより改善されたが，**半減期が短く大量投与が必要**.

こんな症例に最適！

- 発症から3時間以内に治療可能な虚血性脳血管障害で慎重に適応判断された患者に対して強く推奨されている[1].

本薬が適さない症例と対策（用法用量の調節，代替薬の選び方と処方変更時のポイント）

【虚血性脳血管障害急性期に伴う機能障害の改善（発症後3時間以内）】

■ 出血している患者（頭蓋内出血，消化管出血，尿路出血，後腹膜出血，喀血）／くも膜下出血の疑いのある患者／脳出血を起こすおそれの高い患者／出血するおそれの高い患者

- 同効薬も禁忌．血管内治療〔経動脈的血栓溶解療法（IA）や機械的破砕，血栓吸引・血栓回収・血管形成術，ステント留置など〕を考慮[2].

■ 経口抗凝固薬やヘパリンを投与している患者においては，投与前のプロトロンビン時間-国際標準値（PT-INR）が1.7を超えるかまたは活性化部分トロンボプラスチン時間（aPTT）が延長している患者

- 最近承認された，MerciリトリーバーやPenumbraシステムが代替となりうる．ただし，PT-INRが3.0を上回る場合や，部分トロンボプラスチン時間（PTT）が標準の2倍を超える場合は，同様に禁忌．適正治療指針が日本脳卒中学会のホームページ（http://www.jsts.gr.jp/）に載っているので，参照のこと．

- 血管内治療〔経動脈的血栓溶解療法（IA）や機械的破砕，血栓吸引・血栓回収・血管形成術，ステント留置など〕を考慮[2].

■ 急性膵炎／重篤な肝障害／投与前の血糖値が50 mg/dL未満／発症時に痙攣発作が認められた患者

- アスピリン160〜300 mgは，発症早期（24時間以内）の脳梗塞急性期に対しグレードAに推奨されている[1].

- Merciリトリーバーや Penumbra システムが代替となりうる（重篤な肝障害および血糖値が50 mg/dL未満の患者では禁忌）．
- 血管内治療〔経動脈的血栓溶解療法（IA）や機械的破砕，血栓吸引・血栓回収・血管形成術，ステント留置など〕を考慮[2]．

【急性心筋梗塞における冠動脈血栓の溶解（発症後6時間以内）】

■ 出血している患者（頭蓋内出血，消化管出血，尿路出血，後腹膜出血，喀血）／出血するおそれの高い患者

- 同効薬も禁忌．血管内治療〔経動脈的血栓溶解療法（IA）や機械的破砕，血栓吸引・血栓回収・血管形成術，ステント留置など〕を考慮[2]．

■ 重篤な高血圧症／重篤な肝障害／急性膵炎

- アスピリン160〜300 mgは，発症早期（24時間以内）の脳梗塞急性期に対しグレードAに推奨されている[1]．
- Merciリトリーバーや Penumbra システムが代替となりうる（重篤な肝障害では禁忌）．
- 血管内治療〔経動脈的血栓溶解療法（IA）や機械的破砕，血栓吸引・血栓回収・血管形成術，ステント留置など〕を考慮[2]．

治療効果がみられなかった患者には？

- 使用を中止し，同効薬から選択．または，血管内治療を考慮．

副作用が発現した患者には？

- 使用を中止し，同効薬から選択するが，同効薬においても同様の副作用が発現する可能性が高いので注意．血管内治療も考慮．

◆ 文　献
1) 脳卒中合同ガイドライン委員会：脳卒中治療ガイドライン2009 <http://www.jsts.gr.jp/jss08.html>
2) 山本　剛：日本臨床，69(2)：307-312, 2011

［三木晶子，澤田康文］

第10章 血栓溶解薬

モンテプラーゼ（遺伝子組換え）

● クリアクター®

◆ 製剤・包装
クリアクター® 静注用40万・80万・160万（IU）（溶解液10 mL，溶解液注入針添付）

◆ 効能効果
- ①急性心筋梗塞における冠動脈血栓の溶解（発症後6時間以内）
- ②不安定な血行動態を伴う急性肺塞栓症における肺動脈血栓の溶解

◆ 用法用量
- 効能効果の各項目（①，②）に対応して，
   - ①通常，成人には体重kgあたり27,500 IUを静脈内投与
   - ②通常，成人には体重kgあたり13,750～27,500 IUを静脈内投与．なお，1回最大投与量は27,500 IU/kgまで
- 急性肺塞栓症においては，ヘパリン投与などによる抗凝固療法を基礎治療として行う．基礎治療としてヘパリンを併用する場合，出血の危険性があるため出血の確認とヘパリンの投与量の調整を行う．ヘパリン投与量は，活性化部分トロンボプラスチン時間（aPTT）が正常値の2倍前後（1.5～2.5）になるように注意して調整する
- 投与に際しては，1 mLあたり80,000 IUとなるように日本薬局方生理食塩液で溶解し，1分間あたり約10 mL（800,000 IU）の注入速度で投与する．なお，本薬の投与は発症後できるだけ早期に行う．静脈内投与により使用し，点滴静注では使用しない

◆ 体内動態
- 健康成人男子に738,000 IU（6.0 mg）を3分間で単回静脈内投与したとき，投与開始後5分の平均血漿中濃度は1,643.45 ng/mLで，以後，ほぼ二相性に消失した．消失半減期はα相が23.66分，β相が7.82時間
- 健康成人男子に492,000 IU（4.0 mg）を3分間で単回静脈内投与したとき，尿中にモンテプラーゼは検出されなかった

◆ 警告
- 本薬の投与により脳出血が発現し，死亡が認められている
- 本薬の投与に際しては添付文書に留意し，適用患者の選択および急性肺塞栓症患者に投与する場合には投与量の選択を慎重に行う．また，投与中および投与後の患者の出血の有無を十分確認するとともに，血液凝固能などの血液検査・臨床症状の観察を頻回に行う

◆ 患者への注意事項

副作用初期症状
- 頭痛，吐き気，吐く，意識がもうろう，急に手足（片側あるいは両方）がうまく動かせない，ろれつが回らない［脳出血］
- お腹の上部が痛い，気持ちが悪い，便に血が混じる（便が黒い），血を吐く，息が苦しい［消化管出血，肺出血，後腹膜出血等の重篤な出血］
- 頭痛，めまい，吐き気，吐く，ふらつき，意識がなくなる［出血性脳梗塞］
- 急な片側の手足や顔の麻痺，しびれ，頭痛，しゃべりにくい，見えにくい［脳梗塞］

- 顔色が蒼白になる，寒気，冷や汗，めまい，意識がなくなる，息が苦しい，蕁麻疹，痒み，皮疹，動悸，息切れ［ショック，アナフィラキシー様症状］
- 動悸，胸痛，息が苦しい，唇・口中・耳・爪や指先が青紫色になる［心破裂，心タンポナーデ］
- 舌・唇がはれる，息が苦しい，顔がむくむ［血管浮腫］
- 動悸，胸痛，胸部の不快感，めまい，気を失う，息切れ［重篤な不整脈（心室細動，心室頻拍等）］

生活との関係，食・OTCとの相互作用

- 以下の場合には，注射の前に主治医に伝える
    - 出血している．出血するおそれがある（以前，黒い便が出た．血が混じった尿が出た．血を吐いた）
    - くも膜下出血の疑いがある
    - 血液を固まりにくくする薬を服用している

製剤・包装の問題

- 蛋白製剤に過敏症の既往歴があるときは医師に伝える

◆重大な副作用

脳出血，消化管出血（0.1〜5％未満）
心破裂，心室中隔穿孔（0.1〜5％未満）
再灌流不整脈として心室細動，心室頻拍（0.1〜5％未満）
心タンポナーデに至る心嚢液貯留（0.1％未満）
ショック

◆相互作用（禁・慎）

慎	本薬の投与は約2〜3分間で終了するが，作用は投与終了後も持続するので，他の血栓溶解薬を投与する場合は，本薬投与60分後以降に開始し，その投与量をできる限り少量にとどめる． ・血液凝固阻止作用を有する薬剤 ・血小板凝集抑制作用を有する薬剤 ・血栓溶解薬

◆禁忌の患者

禁	出血している患者（消化管出血，尿路出血，後腹膜出血，頭蓋内出血，喀血）
	頭蓋内あるいは脊髄の手術または障害を受けた患者（2カ月以内）
	頭蓋内腫瘍，動静脈奇形，動脈瘤
	出血性素因
	重篤な高血圧症

使い分け・処方変更のポイント

同効薬
- ウロキナーゼ*（12万単位, 24万単位）（ウロキナーゼ, ウロナーゼ）
- アルテプラーゼ*（遺伝子組換え）（アクチバシン®, グルトパ®）

（＊：本書に該当項目あり）

他の同効薬と比べた本薬の特徴は？

- アルテプラーゼに比較して長い半減期，高いフィブリン選択性，プラスミノゲンアクチベーターインヒビターに対する抵抗性から，より**高い血栓溶解効率が得られたことが報告**されている[1]．

こんな症例に最適！

- 不安定な血行動態を伴う急性肺塞栓症における肺動脈血栓の溶解．

本薬が適さない症例と対策（用法用量の調節，代替薬の選び方と処方変更時のポイント）

効能効果の各項目（①，②）に対応．

■ **出血している患者（消化管出血，尿路出血，後腹膜出血，頭蓋内出血，喀血）／頭蓋内あるいは脊髄の手術または障害を受けた患者（2カ月以内）／頭蓋内腫瘍，動静脈奇形，動脈瘤／出血性素因／重篤な高血圧症**

- ①本薬のみが承認．代替薬なし．
- ②他の血栓溶解薬もすべて禁忌．血栓溶解薬使用不可の場合には，血管内治療（経動脈的血栓溶解療法や機械的破砕，血栓吸引・血栓回収・血管形成術，ステント留置など）を考慮[2]．

治療効果がみられなかった患者には？

- 使用を中止し，同効薬から選択．または，血管内治療を考慮[1]．
- 経カテーテル的に血栓溶解薬を投与[3]．

副作用が発現した患者には？

- 使用を中止し，同効薬から選択するが，同効薬においても同様の副作用が発現する可能性が高いので注意．血管内治療も考慮．

◆ 文 献
1) 山本 剛：血栓と循環, 18 (4)：292-297, 2010
2) 山本 剛：日本臨床, 69 (2)：307-312, 2011
3) Torbicki, A., et al.：Eur Heart J, 29：2276-2315, 2008

［三木晶子，澤田康文］

医薬品索引
（医薬品名，医薬品分類名）

数字・欧文

数字

- Ⅰa群抗不整脈薬 ································ 58
- Ⅰb群抗不整脈薬 ································ 67
- Ⅰc群抗不整脈薬 ································ 79
- Ⅱ群抗不整脈薬 ································· 90
- Ⅲ群抗不整脈薬 ································· 94
- Ⅳ群抗不整脈薬 ································ 106

欧文

- αβ遮断薬 ······································· 240
- ACE阻害薬 ····································· 146
- ARB ··· 172
- ARB・利尿薬配合剤 ························· 196
- α遮断薬 ··· 254
- $β_1$選択性ISA（−） ·························· 225
- Ca拮抗薬 ······································· 200
- HMG-CoA還元酵素阻害薬 ················· 312
- Kチャネル遮断薬 ······························ 94
- K保持性利尿薬 ································ 138
- Naチャネル遮断薬 ····························· 58
- PDE3阻害薬 ····································· 45
- PDE5阻害薬 ··································· 290

和文

あ

- アーチスト® ··· 227, 232, 238, 242, **244**, 252
- アイトロール® ··············· 295, 299, **302**, 309
- アカルディ® ··················· 17, 21, 46, 50, **52**
- アクチバシン® ······················ 394, **396**, 403
- アスピリン ······ 306, 363, 368, 371, **383**, 390
- アスペノン® ················ 60, 64, **67**, 84, 87
- アセタノール® ················ 227, 232, 237, 242, 246, 252
- アセプトロール塩酸塩 ················ 227, 232, 237, 242, 246, 252
- アゼルニジピン ················ 201, **204**, 209, 213, 217, 222
- アゾセミド ···· 56, 117, **120**, 124, 127, 131, 139, 143
- アダラート® ············ 112, 201, 205, 209, **211**, 217, 222
- アデカット® ··· 148, 153, 157, 161, 165, 169
- アテノロール ·· **225**, 232, 237, 241, 246, 251
- アテレック® ··· 201, 205, **208**, 213, 217, 222
- アドシルカ® ···································· 378
- アトルバスタチンカルシウム ········313, 317, 321, **323**, 328, 331, 334, 337, 340, 343
- アドレナリン ············· 24, 27, 31, **33**, 37
- アバプロ® ······ 173, 177, 181, 185, 189, **192**
- アプリンジン塩酸塩 ········· 60, 64, **67**, 84, 87
- アプレゾリン® ································ **274**
- アミオダロン塩酸塩 ················ **94**, 103, 108
- アミサリン® ··················· 59, 68, 84, 87
- アムロジピンベシル酸塩 ················ **200**, 205, 209, 213, 217, 222
- アムロジン® ··· **200**, 205, 209, 213, 217, 222
- アメジニウムメチル硫酸塩 ················· 40, **42**
- アモスラロール塩酸塩 ················ 227, 232, 238, 242, 246, 252
- アラセプリル ··· 148, 153, 157, 161, 165, 169
- アラニジピン ··· 201, 205, 209, 213, 217, 222
- アリクストラ® ································· 350
- アリスキレンフマル酸塩 ···················· **260**
- アルガトロバン水和物 ························ 350
- アルダクトン® ···· 117, 121, 124, 128, 131, 135, **138**, 143
- アルテプラーゼ ······················ 394, **396**, 403
- アルドステロン阻害薬 ························ 264
- アルドメット ································· **271**
- アルプロスタジル ······························ 277

詳細に解説されているページを**太字**で示します

アルプロスタジル アルファデクス………… 390
アレステン® ………117, 127, 131, 135, 139
アレリックス®
 ……56, 117, 121, 124, 127, 131, 139, 143
アロチノロール塩酸塩
 …………… 227, 232, 238, **240**, 247, 252
アンカロン® …………………… **94**, 103, 108
アンギナール® ……………………………**305**
アンプラーグ® …………………371, 378, **380**
アンブリセンタン ……………………375, 378

い・う

イグザレルト® ……………346, 350, 354, **357**
イコサペント酸エチル
 …………… 313, 317, 321, 324, 328, 331,
 334, 337, **339**, 343, 363, 371, 378, 381
イソプレナリン塩酸塩 …… 24, 26, **29**, 34, 37
一硝酸イソソルビド ………295, 299, **302**, 309
イノバン® ………………… **23**, 26, 30, 34, 37
イミダプリル塩酸塩
 …………… 148, 153, 158, **160**, 165, 169
イルベサルタン‥ 173, 177, 181, 185, 189, **192**
イルベタン® ‥ 173, 177, 181, 185, 189, **192**
陰イオン交換樹脂 ……………………………336
インダパミド ………117, 127, 131, **134**, 139
インデラル®
 ……92, 112, 227, 232, 237, 242, 246, 252
インヒベース®
 …………… 148, 153, 158, 162, 165, 169
ヴォリブリス® ……………………………375, 378
ウラピジル ……………………………255, 258
ウロキナーゼ …………… **389**, **393**, 399, 403
ウロナーゼ ……………………**389**, **393**, 403

え・お

エースコール®
 …………… 148, 153, 158, 162, **164**, 169
エカード®配合錠 ……………………………198
エスモロール塩酸塩 ……………………………92

エゼチミブ ……………………………313, 317,
 321, 324, 328, 331, 334, 337, 340, **342**
エチレフリン塩酸塩 ……………………40, 43
エドキサバントシル酸塩水和物 ………… 350
エナラプリルマレイン酸塩
 …………… 148, **151**, 157, 161, 165, 169
エノキサパリンナトリウム ………………… 350
エパデール ………313, 317, 321, 324, 328,
 334, 337, **339**, 343, 363, 371, 378, 381
エピネフリン ……………… 24, 27, 31, **33**, 37
エフオーワイ® ……………………………… 350
エブランチル® ……………………………255, 258
エプレレノン‥117, 128, 131, 135, 139, **264**
エホチール® …………………………………40, 43
エホニジピン塩酸塩エタノール付加物
 ………… 201, 205, 209, 213, 217, 222
エポプロステノールナトリウム
 ……………**283**, 288, 291, 375, 378
エリル® ……………………………………… 363
エンドセリン受容体拮抗薬 ………………… 286
オイテンシン® ……………………………56, **115**
オザグレルナトリウム ……………………363, 390
オドリック® ‥ 148, 153, 158, 162, 166, 169
オノアクト® ……………………………………**90**
オパルモン® ‥ 279, **281**, 363, 371, 378, 381
オルガラン® ………………………………… 350
オルプリノン塩酸塩水和物
 ……………………… 17, 21, **45**, 50, 53
オルメサルタン メドキソミル
 …………… 173, 177, 181, 185, **188**, 193
オルメテック®
 …………… 173, 177, 181, 185, **188**, 193

か・き

カタクロット® ……………………………363, 390
カタプレス® ………………………………**267**
カテコラミン系製剤 ……………………………39
カテコラミン製剤 ………………………………23
カプトプリル‥ **146**, 153, 157, 161, 165, 169
カプトリル® ‥ **146**, 153, 157, 161, 165, 169

ガベキサートメシル酸塩	350
カルスロット®	201, 206, 209, 213, 217, 222
カルテオロール塩酸塩	227, 232, 237, 242, 246, 252
カルデナリン®	**254**, 258
カルバン®	227, 232, 238, 242, 247, 252
カルビスケン®	227, 232, 237, 242, 246, 252
カルブロック®	201, **204**, 209, 213, 217, 222
カルベジロール	227, 232, 238, 242, **244**, 252
カルペリチド	17, 21, **55**
カルボキシル基	162
冠血管拡張薬	305
カンデサルタン シレキセチル	173, **176**, 181, 185, 189, 193
カンデサルタン シレキセチル・ヒドロクロロチアジド	198
カンレノ酸カリウム	117, 121, 124, 128, 131, 139, 143
キシロカイン®	60, 68, **71**, 77, 87
キナプリル塩酸塩	148, 153, 158, 162, 166, 169
キニジン硫酸塩水和物	59, 68, 87
狭心症治療薬	293

く〜こ

グアナベンズ酢酸塩	**269**
クエストラン®	313, 317, 321, 324, 328, 331, 334, 340, 343
クリアクター®	394, 399, **401**
クリバリン®	363
グルトパ®	394, **396**, 403
クレキサン®	350
クレストール®	313, 317, 321, 324, 328, **330**, 334, 337, 340, 343
クロニジン塩酸塩	**267**
クロピドグレル硫酸塩	306, 363, **366**, 371, 385
ケアロード®	284, 288, 291, **374**
経口抗凝固薬	345
血管拡張薬	274, 277
血管拡張・利尿薬	55
ケルロング®	226, 232, 237, 241, 246, 252
コアテック®	17, 21, **45**, 50, 53
降圧薬	146
抗凝固薬	345
抗血小板薬	361
合成カテコラミン製剤	27
抗トロンビン薬	353
コディオ®配合錠	198
コナン®	148, 153, 158, 162, 166, 169
コニール®	201, 206, 209, 213, **216**, 222
コバシル®	148, 153, 158, 162, 166, **168**
コメリアン®	306
コレスチミド	313, 317, 321, 324, 328, 331, 334, **336**, 340, 343
コレスチラミン	313, 317, 321, 324, 328, 331, 334, 340, 343
コレバイン®	313, 317, 321, 324, 328, 331, 334, **336**, 340, 343

さ・し

サイアザイド系利尿薬	126
サイアザイド系類似（非サイアザイド系）利尿薬	134
サプレスタ®	201, 205, 209, 213, 217, 222
サムスカ®	56, 117, 121, 124, 128, 131, 139, **142**
サルポグレラート塩酸塩	371, 378, **380**
サンリズム®	60, 64, 81, 84, **86**, 108
ジギタリス製剤	16
シグマート®	295, 299, 303, **308**
ジゴキシン	**16**, 21
ジゴシン®	**16**, 21
脂質異常症治療薬	312

詳細に解説されているページを**太字**で示します

ジソピラミド ………………………………**58**
ジソピラミドリン酸塩
　………………**58**, 64, 68, 84, 87, 108
ジヒデルゴット® ………………………40, 43
ジヒドロエルゴタミンメシル酸塩………40, 43
ジヒドロピリジン系 ……………………… 200
ジピリダモール ……………………112, **305**
シベノール® ……………… 59, **63**, 84, 87, 108
シベンゾリンコハク酸塩
　………………… 59, **63**, 84, 87, 108
昇圧薬 ……………………………………16, 37
硝酸イソソルビド …………295, **298**, 303, 309
硝酸薬 ……………………………………… 293
小腸コレステロールトランスポーター阻害薬
　………………………………………… 342
シラザプリル水和物
　…………… 148, 153, 158, 162, 165, 169
ジラゼプ塩酸塩水和物………………………306
ジルチアゼム塩酸塩 ……………………112, **219**
シルデナフィルクエン酸塩
　……………………284, 288, **290**, 375, 378
シルニジピン ‥201, 205, **208**, 213, 217, 222
シロスタゾール
　………306, 363, 368, **370**, 378, 381, 385
シンバスタチン ……………………313, **316**,
　321, 324, 328, 331, 334, 337, 340, 343
シンビット® ……………………………98, **102**
心不全治療薬 ……………………………… 16
シンレスタール® …………………………313, 317,
　321, 324, 328, 331, 334, 337, 340, 343

す〜そ

スタチン …………………………………… 312
スピロノラクトン
　…117, 121, 124, 128, 131, 135, **138**, 143
スプレンジール®
　……………… 201, 206, 209, 213, 217, 222
スロンノン® …………………………………350
ゼストリル® … 148, 153, **156**, 162, 165, 169
セタプリル® … 148, 153, 157, 161, 165, 169

ゼチーア® ……………………………313, 317,
　321, 324, 328, 331, 334, 337, 340, **342**
セララ® ……… 117, 128, 131, 135, 139, **264**
セリプロロール塩酸塩
　…………… 227, 232, 237, 242, 246, 252
セレカル® …… 227, 232, 237, 242, 246, 252
セレクトール®‥227, 232, 237, 242, 246, 252
セロケン® …… 226, 232, **235**, 241, 246, 252
ソタコール® ………………………………98, 103
ソタロール塩酸塩 ……………………………98, 103
ソルダクトン®
　……… 117, 121, 124, 128, 131, 139, 143

た・ち

第Ⅹa因子阻害薬……………………………… 357
ダイアート®
　…56, 117, **120**, 124, 127, 131, 139, 143
多価不飽和脂肪酸 ………………………… 339
タダラフィル ……………………………… 378
タナトリル® ‥ 148, 153, 158, **160**, 165, 169
ダナパロイドナトリウム………………………350
ダビガトランエテキシラートメタンスルホン酸塩
　……………………………346, 350, **353**, 358
ダルテパリンナトリウム………………350, 363
短時間作用型β₁選択的遮断薬 …………… 90
タンボコール® ……… 60, **79**, 84, 87, 108
チクロピジン塩酸塩
　…………306, **361**, 368, 371, 378, 381, 385
チバセン® …… 148, 153, 158, 162, 165, 169
中枢性交感神経抑制薬……………………… 267
チリソロール塩酸塩
　…………… 227, 232, 237, 242, 246, 252

て・と

ディオバン® ‥ 173, 177, **180**, 185, 189, 193
デタントール® ……………………………255, 258
テナキシル® ………… 117, 127, 131, **134**, 139
テノーミン® ‥ **225**, 232, 237, 241, 246, 251
デフィブラーゼ® ……………………………… 381

テモカプリル塩酸塩
　　　……………… 148, 153, 158, 162, **164**, 169
テラゾシン塩酸塩水和物……………255, 258
デラプリル塩酸塩
　　　……………… 148, 153, 157, 161, 165, 169
テルミサルタン
　　　……………… 173, 177, 181, **184**, 189, 193
テルミサルタン・ヒドロクロロチアジド‥198
透析患者…………………………………… 162
糖尿病性腎症……………………………… 162
ドキサゾシンメシル酸塩………………**254**, 258
トコフェロールニコチン酸エステル‥313, 317,
　　　321, 324, 328, 331, 334, 337, 340, 343
ドパミン塩酸塩………………**23**, 26, 30, 34, 37
ドプス® ……………………………………40, 43
ドブタミン塩酸塩
　　　………………24, **26**, 30, 34, 37, 46, 50
ドブトレックス®
　　　………………24, **26**, 30, 34, 37, 46, 50
トラクリア® ………… 284, **286**, 291, 375, 378
トラセミド
　　…56, 117, 121, **123**, 127, 131, 139, 143
トランデート®
　　　……………… 227, 232, 238, 242, 247, **250**
トランドラプリル
　　　……………… 148, 153, 158, 162, 166, 169
トリアムテレン
　　…117, 121, 124, 128, 131, 135, 139, 143
トリクロルメチアジド
　　…117, 121, 124, 127, **130**, 135, 139, 143
トリテレン®
　　…117, 121, 124, 128, 131, 135, 139, 143
トリパミド…………117, 127, 131, 135, 139
ドルナー®
　…279, 282, 284, 288, 291, 363, **377**, 381
トルバプタン
　　…56, 117, 121, 124, 128, 131, 139, **142**
ドロキシドパ ………………………………40, 43
トロンボモデュリン……………………… 350

な〜の

ナディック® …227, 232, 237, 242, 246, 252
ナトリックス® ……… 117, 127, 131, **134**, 139
ナドロール…227, 232, 237, 242, 246, 252
ナファモスタットメシル酸塩……………… 350
ニカルジピン塩酸塩
　　　……………… 201, 205, 209, 213, 217, 222
ニコデール® …201, 205, 209, 213, 217, 222
ニコランジル………… 295, 299, 303, **308**
ニソルジピン‥201, 205, 209, 213, 217, 222
ニトレンジピン
　　　……………… 201, 205, 209, 213, 217, 222
ニトロール® ………… 295, **298**, 303, 309
ニトログリセリン …………**293**, 299, 303, 309
ニトロダーム® ………………**293**, 299, 303, 309
ニトロペン® ………………**293**, 299, 303, 309
ニバジール® …201, 205, 209, 213, 217, 222
ニフェカラント塩酸塩……………………98, **102**
ニフェジピン……………………………… 112
ニフェジピン徐放剤
　　　……………… 201, 205, 209, **211**, 217, 222
ニプラジロール
　　　……………… 227, 232, 237, 242, 246, 252
ニュートライド
　　…117, 121, 124, **126**, 131, 135, 139, 143
ニューロタン®
　　　………… **172**, 177, 181, 185, 189, 193
ニルバジピン‥201, 205, 209, 213, 217, 222
ノバスタン® ……………………………… 350
ノボ・ヘパリン
　　　……………… 346, **349**, 354, 358, 363, 390
ノルアドリナリン® ……… 24, 27, 31, 34, **36**
ノルアドレナリン………… 24, 27, 31, 34, **36**
ノルバスク® …**200**, 205, 209, 213, 217, 222
ノルモナール® ……117, 127, 131, 135, 139

は・ひ

バイアスピリン® ……306, 363, 368, 371, **383**

詳細に解説されているページを**太字**で示します

バイカロン®
　‥‥117, 121, 124, 127, 131, 135, 139, 143
ハイトラシン®‥‥‥‥‥‥‥‥‥‥‥‥255, 258
ハイパジール‥227, 232, 237, 242, 246, 252
バイミカード®
　‥‥‥‥‥‥‥ 201, 205, 209, 213, 217, 222
バイロテンシン®
　‥‥‥‥‥‥‥ 201, 205, 209, 213, 217, 222
バソプレシン拮抗薬‥‥‥‥‥‥‥‥‥‥‥142
バソメット®‥‥‥‥‥‥‥‥‥‥‥‥‥255, 258
バソレーター®‥‥‥‥‥‥‥**293**, 299, 303, 309
バトロキソビン‥‥‥‥‥‥‥‥‥‥‥‥‥381
パナルジン®
　‥‥‥‥‥306, **361**, 368, 371, 378, 381, 385
バファリン‥‥‥‥‥‥‥‥‥‥‥‥‥‥‥**383**
バファリン配合錠A81
　‥‥‥‥‥‥ 306, 363, 368, 371, **383**, 390
パルクス®‥‥‥‥‥‥‥‥‥‥‥‥‥‥‥**277**
バルサルタン‥173, 177, **180**, 185, 189, 193
バルサルタン・ヒドロクロロチアジド‥‥198
パルナパリンナトリウム‥‥‥‥‥‥‥‥363
バルニジピン塩酸塩
　‥‥‥‥‥‥‥ 201, 206, 209, 213, 217, 222
ハンプ®‥‥‥‥‥‥‥‥‥‥‥‥‥17, 21, **55**
ビソプロロールフマル酸塩
　‥‥‥‥‥‥‥ 226, **230**, 237, 241, 246, 251
ピタバスタチンカルシウム‥‥‥‥‥313, 317,
　　321, 324, **327**, 331, 334, 337, 340, 343
ヒドララジン塩酸塩‥‥‥‥‥‥‥‥‥‥**274**
ヒドロクロロチアジド
　‥117, 121, 124, **126**, 131, 135, 139, 143
ヒポカ®‥‥‥‥‥201, 206, 209, 213, 217, 222
ピメノール®‥‥‥‥‥‥‥‥‥‥‥‥60, 84, 87
ピモベンダン‥‥‥‥‥‥‥‥17, 21, 46, 50, **52**
ピルシカイニド塩酸塩水和物
　‥‥‥‥‥‥‥‥60, 64, 81, 84, **86**, 108
ピルメノール塩酸塩水和物‥‥‥‥‥60, 84, 87
ピレタニド
　‥‥‥56, 117, 121, 124, 127, 131, 139, 143
ピンドロール‥227, 232, 237, 242, 246, 252

ふ

ファスジル塩酸塩水和物‥‥‥‥‥‥‥‥363
フィブラート系薬‥‥‥‥‥‥‥‥‥‥‥333
フェノフィブラート‥‥‥‥‥‥‥‥313, 317,
　　321, 324, 328, 331, 334, 337, 340, 343
フェロジピン‥201, 206, 209, 213, 217, 222
フォンダパリヌクスナトリウム‥‥‥‥‥350
フサン®‥‥‥‥‥‥‥‥‥‥‥‥‥‥‥‥350
ブナゾシン塩酸塩‥‥‥‥‥‥‥‥‥255, 258
ブメタニド‥‥‥‥‥‥‥‥‥‥‥‥‥‥‥56
フラグミン®‥‥‥‥‥‥‥‥‥‥‥‥350, 363
プラザキサ®‥‥‥‥‥‥‥‥346, 350, **353**, 358
プラゾシン塩酸塩‥‥‥‥‥‥‥‥‥255, **257**
プラバスタチンナトリウム‥‥‥‥‥**312**, 317,
　　321, 324, 328, 331, 334, 337, 340, 343
プラビックス®‥‥‥‥‥‥306, 363, **366**, 371, 385
フランドル®‥‥‥‥‥‥‥‥295, **298**, 303, 309
プリンク®‥‥‥‥‥‥‥‥‥‥‥‥‥‥‥**277**
フルイトラン®
　‥‥117, 121, 124, 127, **130**, 135, 139, 143
フルバスタチンナトリウム‥‥‥‥‥313, 317,
　　320, 324, 328, 331, 334, 337, 340, 343
フレカイニド酢酸塩‥‥‥‥‥60, **79**, 84, 87, 108
プレタール®
　‥‥‥‥‥306, 363, 368, **370**, 378, 381, 385
ブレビブロック®‥‥‥‥‥‥‥‥‥‥‥‥‥92
プレミネント®‥‥‥‥‥‥‥‥‥‥‥‥‥**196**
プレラン®‥‥‥‥148, 153, 158, 162, 166, 169
フローラン®‥‥‥‥‥‥**283**, 288, 291, 375, 378
プロカインアミド塩酸塩‥‥‥‥‥59, 68, 84, 87
ブロクリン®‥‥227, 232, 237, 242, 246, 252
プロサイリン®
　‥‥279, 282, 284, 288, 291, 363, **377**, 381
プロスタグランジン製剤‥‥‥‥‥‥‥‥277
プロスタンディン®‥‥‥‥‥‥‥‥‥‥‥390
フロセミド‥‥‥‥‥‥‥‥‥‥‥‥‥‥‥56,
　　115, 121, 124, 127, 131, 135, 139, 143
プロタノール®‥‥‥‥‥‥‥‥24, 26, **29**, 34, 37
プロノン®‥‥‥‥‥‥‥‥60, 68, 81, **83**, 87, 108

プロパフェノン塩酸塩
　……………………60, 68, 81, **83**, 87, 108
プロブコール ………………………313, 317, 321, 324, 328, 331, 334, 337, 340, 343
プロプラノロール塩酸塩
　……92, 112, 227, 232, 237, 242, 246, 252
プロプレス® … 173, **176**, 181, 185, 189, 193
プロレナール®
　………………279, **281**, 363, 371, 378, 381

へ・ほ

ベザトール®
　…313, 317, 321, 324, 328, 331, **333**, 340
ベザフィブラート
　…313, 317, 321, 324, 328, 331, **333**, 340
ベザリップ® …………………………………**333**
ベタキソロール塩酸塩
　……………………226, 232, 237, 241, 246, 252
ベック® ………201, 205, 209, 213, 217, 222
ベナザプリル塩酸塩
　……………148, 153, 158, 162, 165, 169
ベニジピン塩酸塩
　……………201, 206, 209, 213, **216**, 222
ベハイド®
　…117, 121, 124, 127, 131, 135, 139, 143
ヘパリン …………………………………… 349
ヘパリンナトリウム
　………………346, **349**, 354, 358, 363, 390
ベバントロール塩酸塩
　……………227, 232, 238, 242, 247, 252
ベプリコール® ……………………………**106**
ベプリジル塩酸塩水和物 ………………**106**
ベラサス® ………………284, 288, 291, **374**
ベラパミル塩酸塩 ………………………**110**
ベラプロストナトリウム ……………… 279, 282, 284, 288, 291, 363, **374**, **377**, 381
ペリンドプリルエルブミン
　………………148, 153, 158, 162, 166, **168**
ペルサンチン® ………………………112, **305**
ペルジピン® …201, 205, 209, 213, 217, 222
ヘルベッサー® …………………………112, **219**

ベンゾチアゼピン系 ………………219, 222
ベンチルヒドロクロロチアジド
　…117, 121, 124, 127, 131, 135, 139, 143
ボスミン® ……………… 24, 27, 31, **33**, 37
ボセンタン水和物 ……284, **286**, 291, 375, 378

ま～も

マニジピン塩酸塩
　……………201, 206, 209, 213, 217, 222
マルチチャネル遮断薬 ………………… 106
ミオコール® ……………**293**, 299, 303, 309
ミカルディス®
　………………173, 177, 181, **184**, 189, 193
ミケラン® ……227, 232, 237, 242, 246, 252
ミコンビ®配合錠 ……………………… 198
ミドドリン塩酸塩 ……………………**39**, 43
ミニプレス® ………………………255, **257**
ミリステープ® …………**293**, 299, 303, 309
ミリスロール® …………**293**, 299, 303, 309
ミルリーラ® ……………17, 21, 46, **49**, 53
ミルリノン ………………17, 21, 46, **49**, 53
ムノバール® …201, 206, 209, 213, 217, 222
メインテート®
　……………………226, **230**, 237, 241, 246, 251
メキシチール® …………60, 68, 72, **75**, 84, 87
メキシレチン塩酸塩 ……60, 68, 72, **75**, 84, 87
メチクラン …………117, 127, 131, 135, 139
メチルジゴキシン ………………………17, **20**
メチルドパ水和物 ………………………**271**
メトプロロール酒石酸塩
　……………………226, 232, **235**, 241, 246, 252
メトリジン® ……………………………**39**, 43
メバロチン® ……………………………**312**, 317, 321, 324, 328, 331, 334, 337, 340, 343
メフルシド
　…117, 121, 124, 127, 131, 135, 139, 143
モンテプラーゼ ………………394, 399, **401**

詳細に解説されているページを**太字**で示します

ゆ

ユベラN® 313, 317, 321, 324, 328, 331, 334, 337, 340, 343

ら・り

ラシックス® 56, **115**, 121, 124, 127, 131, 135, 139, 143
ラジレス® **260**
ラニラピッド® 17, **20**
ラベタロール塩酸塩
　.................. 227, 232, 238, 242, 247, **250**
ランジオロール塩酸塩 **90**
ランデル® 201, 205, 209, 213, 217, 222
リクシアナ® 350
リコモジュリン® 350
リシノプリル水和物
　.................. 148, 153, **156**, 162, 165, 169
リズミック® 40, **42**
リスモダン® **58**, 64, 68, 84, 87, 108
リドカイン 60, 68, **71**, 77, 87
利尿薬 115
リバーロキサバン 346, 350, 354, **357**
リバロ® 313, 317, 321, 324, **327**, 331, 334, 337, 340, 343
リピディル® 313, 317, 321, 324, 328, 331, 334, 337, 340, 343
リピトール® 313, 317, 321, **323**, 328, 331, 334, 337, 340, 343
リプル® **277**
リポバス® 313, **316**, 321, 324, 328, 331, 334, 337, 340, 343

リマプロスト アルファデクス
　.................. 279, **281**, 363, 371, 378, 381
硫酸キニジン 59, 68, 87

る〜ろ

ループ利尿薬 115
ルネトロン® 56
ルプラック®
　.....56, 117, 121, **123**, 127, 131, 139, 143
レニベース® ... 148, **151**, 157, 161, 165, 169
レニン阻害薬 260
レバチオ® 284, 288, **290**, 375, 378
レピパリンナトリウム 363
ローガン® 227, 232, 238, 242, 246, 252
ローコール® 313, 317, **320**, 324, 328, 331, 334, 337, 340, 343
ローヘパ® 363
ロサルタンカリウム
　.................. **172**, 177, 181, 185, 189, 193
ロサルタンカリウム・ヒドロクロロチアジド
　..**196**
ロスバスタチンカルシウム 313, 317, 321, 324, 328, **330**, 334, 337, 340, 343
ロプレソール® .. 226, 232, **235**, 241, 246, 252
ロンゲス® 148, 153, **156**, 162, 165, 169

わ

ワーファリン **345**, 350, 354, 358
ワイテンス® **269**
ワソラン® **110**
ワルファリンカリウム **345**, 350, 354, 358

事項索引
（疾患名，重要語）

数字・欧文

数字

2型糖尿病 ……… 170, 174, 190, 194
5-HT$_2$レセプター ……… 381

欧文

ATP感受性Kチャネル開口作用 ……… 309
cAMP ……… 363
cGMP分解酵素 ……… 292
COPD ……… 233
coronary steal現象 ……… 306
Fast drug ……… 77
K保持性 ……… 124
Na$^+$/K$^+$-ATPase ……… 18, 21
Na利尿作用 ……… 56
NO ……… 295, 300, 303, 309
PDE5 ……… 292
PPAR α ……… 334
PPAR γ ……… 194
PPAR γ活性化作用 ……… 186
PTCR療法 ……… 394
RAS ……… 262
SH基 ……… 148
slow kinetic ……… 88
TIA ……… 372

和文

あ

アスピリンアレルギー ……… 368
アスピリン不応例 ……… 385
アディポネクチン ……… 194
アデニル酸シクラーゼ ……… 363
アドレナリン反転 ……… 35
アナフィラキシーショック ……… 35
アルドステロン拮抗作用 ……… 139
アンジオテンシン受容体 ……… 173, 178, 181, 185, 189, 193
アンチトロンビン（AT）Ⅲ ……… 350
一過性脳虚血発作 ……… 170
一酸化窒素 ……… 295, 300, 303
インスリン抵抗性 ……… 128, 132, 136, 186
陰性変時作用 ……… 222
陰性変力作用 ……… 222
右心不全 ……… 140
うっ血性心不全 ……… 118, 122, 125
うつ病 ……… 228
エンドセリン ……… 288

か

拡張型心筋症 ……… 247
下肢浮腫 ……… 214
褐色細胞腫 ……… 256
カルシウムセンサイザー ……… 53
カルボキシル基 ……… 153, 158, 170
川崎病 ……… 386
冠血管拡張作用 ……… 46, 50
間欠性跛行 ……… 282, 372
冠血流増加作用 ……… 309
肝硬変 ……… 118, 122, 125, 140
冠動脈アテローム性硬化 ……… 190
冠動脈疾患 ……… 170
寒冷ストレス ……… 210
冠攣縮性狭心症 ……… 222, 310
気管支拡張作用 ……… 34
揮散性 ……… 295
器質的心疾患 ……… 69
急性心不全 ……… 18, 56
急性肺塞栓症 ……… 403
狭心症 ……… 108, 182, 214, 218, 223, 247, 295, 300, 303, 386
胸痛発作 ……… 295, 300, 303
虚血性心疾患 ……… 27
虚血性心臓病 ……… 223
虚血性脳血管障害 ……… 363, 399
起立性低血圧 ……… 40, 43
経皮経管的冠動脈再開通 ……… 394
血管拡張作用 ……… 372
血栓塞栓症 ……… 351
原発性アルドステロン症 ……… 148
高LDL-C血症 ……… 318, 322, 329, 332, 338, 343
高TG血症 ……… 335, 340
抗炎症作用 ……… 186
高血圧 ……… 117, 128, 132, 136, 190, 194
高血圧緊急症 ……… 276
抗血小板作用 ……… 306
抗コリン作用 ……… 60
抗酸化作用 ……… 186
鉱質コルチコイド受容体 ……… 265
好中球減少症 ……… 148
高尿酸血症 ……… 174, 198
後負荷 ……… 46, 50
高齢者 ……… 128, 132, 136
骨格筋血流量 ……… 35
骨粗鬆症 ……… 128, 132, 136
孤立性心房細動 ……… 60

さ

左室肥大 ……… 214
酸素消費量 ……… 35
視覚異常 ……… 18
持続性心室頻拍 ……… 73
持続性心房細動 ……… 108
歯肉肥厚 ……… 214
消化器障害 ……… 18
上室性不整脈 ……… 92
脂溶性 ……… 185
静脈血栓 ……… 347

食塩感受性……128, 132, 136
食道アカラシア……214
女性化乳房……266
徐脈……223
腎機能改善作用……218
腎機能障害……144, 233
心筋梗塞
……170, 182, 186, 386
心筋保護作用……56
心血管死……170
腎血管性高血圧……148
心血管保護作用……218
腎疾患……128, 132, 136
心室期外収縮……73
心室性不整脈……77
腎障害……128, 132, 136
腎シンチ・スキャン……148
心停止……170
心肥大退縮効果……178
心不全……128, 132, 136,
    140, 178, 182, 238, 310
腎不全……175,
    178, 182, 186, 190, 194
心保護作用……238
腎保護作用……194, 210
ずり応力反応性血小板凝集反応
……372
精神ストレス……210
セロトニン……381
喘息……228
前負荷
……46, 50, 295, 300, 303
前立腺肥大症……255, 258
早朝高血圧……242, 255

た

第Ⅹa因子……359
胎児不整脈……81
大動脈瘤……228
痛風……174, 198
低Na血症……144
低血糖……60

低レニン性高血圧
……128, 132, 136
電解質代謝異常の補正……140
透析患者……154, 175,
    178, 182, 186, 190, 194
糖尿病……128, 132, 136, 178
糖尿病合併高血圧症……214
糖尿病性腎症……174
トロンビン……354, 359
トロンボキサンA_2受容体
……174

な

内因性のカテコラミン
……34, 37
日中型の心房細動……85
尿酸……174
尿蛋白減少作用……306
妊娠高血圧症……252
妊娠中の高血圧……276
ネフローゼ症候群
……118, 122, 125
脳血管障害……128, 132, 136
脳梗塞……372, 385
脳卒中……128, 132, 136,
    170, 174, 178, 182, 186

は

肺うっ血……27
肺気腫……228
肺塞栓……347
肺動脈血栓……403
肺動脈性肺高血圧症……285
排尿障害……60, 255, 258
バソプレシンV_2受容体……144
皮疹……148
非心原性TIA……385
ビタミンK……346
肥満・メタボリックシンドローム
合併高血圧……186, 194
貧血……233
頻脈……214

頻脈性不整脈……81, 88, 92
フィブリン
……390, 394, 399, 403
腹圧性尿失禁……40
副交感神経刺激……18, 21
プラスミノゲン
……390, 394, 399, 403
プラスミン……390, 394, 399
プロスタグランジンE_1
……279, 282
プロスタグランジンI_2
……285, 375, 378
プロタミン……351
ペルオキシゾーム増殖因子活性
化受容体α……334
房室ブロック……223
発作性上室性不整脈……112
発作性心房細動……81, 85, 88
本態性振戦……242
本態性低血圧……43

ま

末梢静脈系……295, 300, 303
慢性心不全……18, 53, 140,
    153, 158, 178, 233, 247
慢性腎不全……43
慢性心不全適応β遮断薬……247
慢性閉塞性肺疾患……233
味覚異常……148
無顆粒球症……148
モーニングサージ
……186, 190, 194

や

陽性変時作用
……24, 27, 31, 372
陽性変力作用……24, 27, 31

ら

利尿作用……24, 214
ループ利尿薬抵抗例……144
レノグラム……148

医学とバイオサイエンスの 羊土社

羊土社 臨床医学系書籍ページ　http://www.yodosha.co.jp/medical/

- 羊土社では,診療技術向上に役立つ様々なマニュアル書から臨床現場ですぐに役立つ書籍,また基礎医学の書籍まで,幅広い医学書を出版しています.
- 羊土社のWEBサイト"羊土社 臨床医学系書籍ページ"は,診療科別分類のほか目的別分類を設けるなど書籍が探しやすいよう工夫しております.また,書籍の内容見本・目次などもご覧いただけます.ぜひご活用ください.

▼ メールマガジン「羊土社メディカルON-LINE」にご登録ください ▼

- メディカルON-LINE(MOL)では,羊土社の新刊情報をはじめ,お得なキャンペーン,学会・フェア情報など皆様に役立つ情報をいち早くお届けしています.
- PC版は毎月3回の配信です(研修医号,エキスパート号,医学総合号).各号のテーマに沿って情報を配信いたします.また,手軽にご覧いただける携帯版もございます(毎月1回配信).
- PC版・携帯版ともに登録・配信は無料です.登録は,上記の"羊土社 臨床医学系書籍ページ"からお願いいたします.

処方変更で迷わない！
循環器治療薬の使い分けと代替薬の選び方

2012年9月15日　第1刷発行	編　集	澤田康文 (さわだやすふみ)
	発行人	一戸裕子
	発行所	株式会社　羊　土　社
		〒101-0052　東京都千代田区神田小川町2-5-1
		TEL　03 (5282) 1211
		FAX　03 (5282) 1212
		E-mail　eigyo@yodosha.co.jp
©YODOSHA CO.,LTD. 2012 Printed in Japan	URL　http://www.yodosha.co.jp/	
	装　幀	関原直子
ISBN978-4-7581-0747-1	印刷所	株式会社　加藤文明社

本書に掲載する著作物の複製権,上映権,譲渡権,公衆送信権(送信可能化権を含む)は(株)羊土社が保有します.
本書を無断で複製する行為(コピー,スキャン,デジタルデータ化など)は,著作権法上での限られた例外(「私的使用のための複製」など)を除き禁じられています.研究活動,診療を含み業務上使用する目的で上記の行為を行うことは大学,病院,企業などにおける内部的な利用であっても,私的使用には該当せず,違法です.また私的使用のためであっても,代行業者等の第三者に依頼して上記の行為を行うことは違法となります.

JCOPY ＜(社)出版者著作権管理機構　委託出版物＞
本書の無断複写は著作権法上での例外を除き禁じられています.複写される場合は,そのつど事前に,(社)出版者著作権管理機構(TEL 03-3513-6969, FAX 03-3513-6979, e-mail : info@jcopy.or.jp)の許諾を得てください.

循環器関連おすすめ書籍

患者抄録で究める 循環器病シリーズ1
高血圧

小室一成／編

循環器専門医を目指す医師に最適の新シリーズ．成因・病態・合併症・患者指導・治療法などの専門医レベルの診療知識の解説と専門医申請時の提出書類と同形式での症例提示で，病態と治療戦略を結ぶ考え方が身につく！

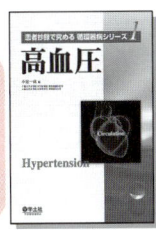

- 定価(本体7,800円＋税)
- B5判　341頁　ISBN978-4-7581-0737-2

改訂版
確実に身につく
PCIの基本とコツ

目で見てわかるデバイスの
選択・基本手技と施行困難例へのテクニック

南都伸介／編

豊富な画像とイラストで手技が目で見てわかる！新デバイス，役立つ新技術を大幅に追加し，エキスパートがその使い分け，操作のコツをわかりやすく解説しています．あらゆる状況にも対処できる確かな力が身につく！

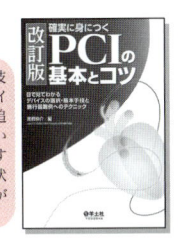

- 定価(本体8,500円＋税)
- B5判　355頁　ISBN978-4-7581-0746-4

循環器治療薬
の選び方・使い方

症例でわかる薬物療法のポイントと根拠

池田隆徳／編

種類の多い循環器治療薬について，どんな状況のとき何を選び，どれくらい処方するのか，症例を示して根拠とともにわかりやすく解説．副作用や服薬指導などの具体的な注意点も一目でわかり，臨床ですぐに役立つ．

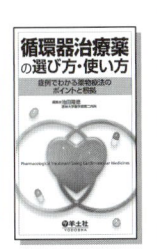

- 定価(本体4,500円＋税)
- B6変型判　383頁　ISBN978-4-7581-0736-5

格段にうまくいく
EVTの基本とコツ

症例でわかるデバイスの選択・操作と
トラブルシューティング

横井宏佳／編

EVT初心者にも熟練者にもおすすめの入門＆実践マニュアル．豊富な図や写真による手技の解説，デバイスの使い分け，症例ごとの戦略などが役立ちます．トラブルシューティング，PCIと比較したアドバイスもあり！

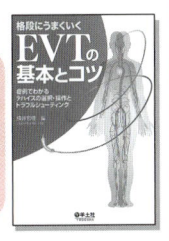

- 定価(本体8,500円＋税)
- B5判　334頁　ISBN978-4-7581-0745-7

発行　羊土社　〒101-0052　東京都千代田区神田小川町2-5-1　TEL 03(5282)1211　FAX 03(5282)1212
E-mail：eigyo@yodosha.co.jp
URL：http://www.yodosha.co.jp/

ご注文は最寄りの書店，または小社営業部まで

羊土社おすすめ書籍

高齢者の薬 よろずお助け Q&A100

高齢者はここが違う！症例に合わせた薬の安全処方─使い分けとさじ加減

桑島 巌／編

高齢者への処方では，多剤併用，肝・腎機能，基礎疾患，さらに服薬アドヒアランスまで，多様な背景を考慮しなければならず，悩むことが多い！そんな悩みに，高齢者医療に熟練した著者らがお答えします！

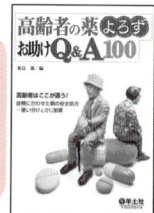

- ■ 定価（本体3,800円＋税）
- ■ A5判　■ 276頁　■ ISBN978-4-7581-1724-1

つまずき症例で学ぶ 薬の処方 徹底トレーニング

これだけは知っておきたい"つまずきポイント"と"処方のコツ"

藤村昭夫／編
安藤 仁，岡山雅信／編集協力

大好評Web連載を書籍化！処方のクリニカルパールが満載！症例ベースのトレーニング形式で，知っておきたい処方のコツが学べます！日常診療でよく出合う，処方判断の難しい81症例を厳選！

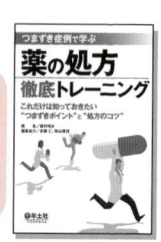

- ■ 定価（本体4,200円＋税）
- ■ A5判　■ 381頁　■ ISBN978-4-7581-1715-9

Dr.岩田健太郎の スーパー指導術

劇的に効果が出る"教えるコツ""教わるコツ"

岩田健太郎／著

もっと楽しく効果的に研修医指導を行うための「教えるスキル」「教わるスキル」，研修医に伝わる怒り方，個性に合わせた接し方，カンファレンスを刺激的にするコツなど，今日から実践できる指導のヒントが満載！

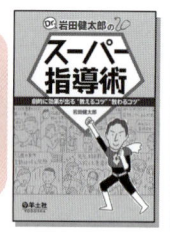

- ■ 定価（本体3,300円＋税）
- ■ A5判　■ 206頁　■ ISBN978-4-7581-1725-8

やさしい英語で 外来診療

聞きもらしのない問診のコツ

大山 優／監　安藤克利／著
Jason F Hardy，遠藤玲奈／協力・ナレーター

英会話は苦手…という方にオススメ！外来の流れに沿って，シンプルでも患者さんにしっかり伝わる口語表現を解説，症状ごとに必要な情報を確実に聞き取るコツがよくわかる！日常ですぐ活かせる一冊です．音声CDつき！

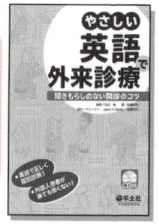

- ■ 定価（本体3,400円＋税）
- ■ A5判　■ 246頁　■ ISBN978-4-7581-1726-5

発行　羊土社 YODOSHA　〒101-0052　東京都千代田区神田小川町2-5-1　TEL 03(5282)1211　FAX 03(5282)1212
E-mail：eigyo@yodosha.co.jp
URL：http://www.yodosha.co.jp/

ご注文は最寄りの書店，または小社営業部まで